矽谷生物駭客

抗體內發炎的震撼報告

防彈飲食

戴夫·亞斯普雷 Dave Asprey／著　魏兆汝／譯

The Bulletproof Diet

Lose up to a Pound a Day
Reclaim Energy and Focus
Upgrade Your Life

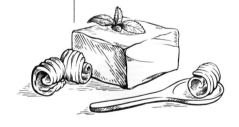

本書並非醫療手冊，內容僅供讀者參考。書中所提供的資訊是為了幫助讀者做出知情的健康抉擇，並非為了取代任何可能需經醫師處方的治療法。如果讀者懷疑自己身體可能出了問題，請立即尋求專業醫療幫助。書中提及的特定公司、組織或學術單位，並不代表作者或出版者的背書，也不表示這些團體為本書內容、作者或出版者背書。

書中提及的網站網址及電話號碼在出版時皆為正確資訊。

獻給我的孩子，安娜和艾倫。

願你們能在人人都快樂的世界中長大，在那裡，大家都吃著可以讓自己成長茁壯的真正食物。然後你們再進一步駭入破解那個世界。

目錄

推薦序

戴夫．亞斯普雷可能是我所認識最能啟發他人的生物駭客。他用生物駭客技巧破解了自己的身體，讓身體和腦力的清晰程度都達到了新境界，而他的故事則讓別人也能掌控好自己的健康。他靠著艱難的反覆實驗，開發出一套幫他瘦下四十五公斤的系統。現在，他不只擁有六塊肌的好身材，還有令人稱羨的敏銳思緒及充沛精力。

把你的身體當作是一個化學實驗室，把你吃下的食物與進食後的感覺連在一起（換句話說，這就是「生物駭客」的技巧），可能是讓你甩油並保持理想健康狀態的最強方式。長久以來，我一直堅決主張人體的運作更像一個化學實驗室，而不是銀行帳戶。計算卡路里進出的減肥法已經成為營養學裡過時的方法了，因為雖然卡路里很重要，但荷爾蒙的影響更大。食物是一種資訊，而不是數學公式。

舉麩質（gluten）為例。你可能已經讀過攝取麩質可能會帶來的問題，也知道一個設計良好的無麩質飲食會對健康有益。但只有在你把攝取麩質的結果和麩質對自己生活產生的負面影響直接連在一起時，你才會有充分的動機去做出改變。當你感覺到自己的手指變得腫脹，或親眼看到皮膚長出疹子，會讓你對麩質如何影響自己的身體產生全新的理解，而不光是怪自己吃了某些不健康的東西。戴夫的目標就是要找出這些病症發生在他身上的原因和機制，然後一勞永逸地解決這些問題。

我對戴夫的認識，可能跟你一樣，都來自一杯很特別的無毒升級咖啡。咖啡可以提振我的精神，而我一直認為咖啡是一種健康食品，如果要我把咖啡分類到某個食品類別的話，那就會是「我的最愛」。但一般咖啡總是讓我多少覺得有些不安，因為喝了一般咖啡後，我會變得精力充沛，之後就會陷入昏睡。

然後我聽戴夫談到真菌毒素（mycotoxins），或稱為黴菌毒素（mold toxins），如何變成讓人陷入這種昏睡的「氪石」（Kryptonite）[a]。戴夫自己也是咖啡的忠實愛好者，他自製出咖啡豆的特別混合配方，排除了那些糟糕的汙染物。這聽起來都很棒，但當他說要在咖啡內加入草飼牛的奶油時，讓我開始感到十分好奇。肯定也有其他人跟我一樣，聽到的第一個反應是：「咖啡裡加奶油……你確定嗎？」

就我的理解，戴夫的靈感來自一次喜馬拉雅山的登高健行之旅。他在那次旅行中喝到加了犛牛奶油的酥油茶，讓他精神大振。他用咖啡取代茶，經過多次實驗後，製作出我們現在稱為「防彈咖啡」的飲品，讓你可以藉由這個廣受喜愛飲品提振精神，卻不會有隨之而來的昏睡感。

戴夫親自為我泡了我的第一杯防彈咖啡。那杯香濃滑順且令人上癮的滾燙飲料，口感棒極了，還抑制了我的飢餓感好幾個小時。你是說，我可以每天早上都喝這種東西，還能燃燒體脂肪？更何況，這些好像有魔力的咖啡豆讓我思緒更清晰、也更有活力，而且還沒有一般咖啡那些不好的副作用。

a 編按：氪石是漫畫《超人》中的一種剋星物質，會讓超人失去超能力，在本書中作者用來指稱那些會讓人失去活力與健康的食物。本書以下譯註都以英文字母標示隨頁註，原書附註則以數字標示，統一羅列於本書書末附註。

現在，我在所有我舉辦的活動上都提供防彈咖啡，而我自己參加會議，或任何需要維持數小時高專注力的時候，也會確保有充足的防彈咖啡可以喝。我的同事甚至曾說出：「在有防彈咖啡之前，我們到底是怎麼捱過來的？」

防彈咖啡是很神奇，但戴夫的生物駭客技巧可不只這樣。戴夫還以自己的成功塑身經驗，設計了一套運用尖端科學知識的智能型飲食計畫，幫人調整荷爾蒙到理想狀態、讓思緒更清晰，並使你變成一個整日燃燒體脂肪的人。對忙碌的專業人士而言，這個計畫完全不用動腦筋：只要在早餐時享受讓你有飽足感的防彈咖啡，然後另外兩餐吃能滿足你的高營養餐點就行了。沒什麼比這更簡單了。

有了《防彈飲食》，你也可以藉由這套發揮最佳表現的計畫，變得身材精瘦、身體健康、思緒專注。這本開創性的書針對食物不耐症和其他可能的潛在問題，提供了一項簡單易行的指南，讓你能平衡荷爾蒙，也讓你能像個搖滾明星一樣，拿出精神奕奕的表現。

食物是防彈計畫的前哨。戴夫稱作「防彈指南」的飲食方針則提供你一個計畫，能在嚐到美味的同時，排除不良成分、消除飲食衝動，並讓你更有活力，可以有更多更棒的表現。防彈指南讓你不必再摸索，就能知道究竟有哪些食物可以享用、哪些必須加以限制或完全不吃。其中許多食物可能會讓你嚇一跳，尤其是如果你覺得水果很健康，或某些油類會造成血管阻塞。

說到錯誤觀念，許多傳統、過時或完全不正確的營養迷思都威脅著你的健康，而這些都在《防彈飲食》中被一一破除。在戴夫的書裡，你會學到膳食脂肪可以讓你變瘦，因此想要燃燒脂肪並不需要計算卡路里，或是水果會不易燃脂，還有為什麼你不該整天東吃點西吃點零食。

這些都和你一直以來聽到的相反，對吧？戴夫的一些建議甚至乍聽之下可能有些瘋狂。戴夫也很大膽宣稱，如果你採用了防彈飲食，就會立即收到效果，也就是在頭兩週，你會「兩天瘦一公斤，而且不必餓肚子」，這誰不想要呢？

想要有這些結果，你不用餓到自己，也不用花大把時間上健身房（事實上，這本書會告訴你這些事其實對瘦身不利）。相反地，藉由學會掌控你的飲食、喝對咖啡，你會更少有發炎的現象、會提升性欲、會變得更年輕，並甩掉身上老是減不下來的體量。

總之，《防彈飲食》彙整出一套經過千錘百鍊的計畫，就算（特別是）過去的飲食計畫曾讓你失望透頂，你也可以靠著防彈飲食獲得成功。《防彈飲食》也提供了有根據、設計良好、容易執行的計畫，幫你有效率且不費力地燃燒脂肪，擁有充沛的精力，彷彿搖滾巨星一樣，並將生命提升到美好的新境界。誰能料到，一杯簡單的咖啡就能成為這一切美好改變的基石呢？

——J．J．維珍（J. J. Virgin）《紐約時報》暢銷書《維珍節食法》（*The Virgin Diet*）、《維珍節食法烹飪書》（*The Virgin Diet Cookbook*）、《打擊糖份飲食法》（*The Sugar Impact Diet*）作者

前言：防彈管理

INTRODUCTION
THE BULLETPROOF EXECUTIVE

大約二十年前，我是個年輕的新興矽谷創業家，擁有數百萬資產。一切應該都要棒得不得了，但卻有一個問題——我又肥又胖，體重接近四百磅（約一百三十六公斤）。我曾經在連續十八個月內，將每天攝取的卡路里限制在一千五百到一千八百大卡之間，一週運動六天，每次運動九十分鐘。我充滿意志力地積極投入這套瘦身計畫，雖然我的確變得更強壯了，但身上的贅肉卻甩不掉。在三十歲時，我被診斷出第二期凝血酶（thrombin）引發血小板凝集的急性發作。簡單來說，我的血液就像泥漿一樣又濃又黏，醫生則擔心我會因中風或心臟病發作而死掉，而且不是在未來某個不確定的時間點，而是很快就可能會發生。

雖然我在事業方面很成功，但大多數的時間我都覺得很難受，因此一點也開心不起來。我總是感到疲累，被壓力吞噬，還受不了我的慢性鼻竇炎、咽喉炎永遠沒有好的一天。我總是思緒不清，維持專注也很困難。我在賓州大學華頓商學院（Wharton School of the University of Pennsylvania）努力要取得MBA學位時，同時也在一間新創公司工作，當時我的考試成績爛透了。我可能會答對幾個問題，但是無論我多努力，都會因為疏忽大意而答錯其他題目。那感覺就像是我大腦裡有什麼東西背叛了我。我知道要如何唸書、回答問題，但當我努力想專心時，我就是無法盡情發揮實力。

這實在很嚇人。光是肥胖就已經夠令我難受了，如果我不只胖，腦袋也不好，那我根本就不可能靠一份我自己也喜歡的工作謀生了！這件事促使我開始研究最新的腦造影技術，最後我決定接受在當時還有爭議的單光子發射電腦斷層掃描[b]，好知道大腦背叛我的原因。在預約的那天，我來到矽谷腦

b 編按：（single photon emission computed tomography，SPECT）以單光子射出為其工具，如Tc-99m，可照出三度空間影像。

造影中心（Silicon Valley Brain Imaging），技術人員將放射性的糖注射進我的手臂。接著我的大腦利用了那些糖之後，放射性的示蹤劑就顯示出，我的前額葉皮質（大腦裡最高度演化也最晚才演化出來的部分）在我試圖專注時竟然沒有任何活動。當時，我不只失去了正值壯年時期應有的健康，連大腦裡基礎的「硬體」也失靈了。最糟的是，我完全不懂這一切背後的原因。畢竟，醫生和所有主流醫療專家告訴我的，我都照做了。

我來自以自然科學角度思考的背景，這點透露了我解決問題的方式。我的祖父母相識時，兩人都是曼哈頓計畫（Manhattan Project）[c]的成員，而我的祖母因她在核子科學方面的研究，贏得了頗具聲望的終身成就獎。我在八歲時，就得到了自己專用的電腦，這使我成為少數四十多歲、卻有超過三十年電腦經驗的人。我在大學主要修習決策支持系統（decision support systems）[d]，這是人工智慧領域裡的一門獨立學科。自我有記憶以來，科學和科技的力量就一直是我生活的一部分，所以當我在健康和事業方面遭遇危機時，我也向這股力量尋求協助，希望能找到解答。

我是一位網路世界的早期開創者（也就是所謂的「駭客」[e]），在到華頓商學院就讀前，我在加

c 編按：美國政府在一九四二到一九四五年間進行的一項首顆原子彈計畫。許多歐洲流亡科學家都參與了此項計畫。

d 編按：決策支持系統（decision support system, DSS）是一項電腦程式應用系統，可以分析商業資料，幫助使用者更容易做決策。

e 譯註：駭客（hacker）最早期的定義，是描述首先使用早期電腦的工程師及網路專才，網際網路的運作可說是由這群人的貢獻而誕生。現今駭客多指技術專才或有志解決問題及超越極限的人。惡意侵入他人電腦系統的人應作「怪客」（cracker），將其稱作駭客可說是一般媒體誤用了。

州大學矽谷進修中心主導一項教學計畫。從一九九七到二〇〇二年，我教那裡的工程師如何管理網路。這在當時是件眾所皆知的困難任務，因為工程師（就像醫學專家一樣）非得徹底瞭解他們所使用系統中的枝微末節才肯罷休，但當時的技術無法提供足夠資訊。對於網路系統的操作，你經常只能在無法充分理解所有相關環節的狀態下，「先做再說」。這樣看來，人體和網路其實並沒有那麼大的差異，兩者都是極為複雜的系統，而且有很大一部分的資料是我們手上缺乏、有所誤解或被隱藏起來了。當我用這個角度來思考人體的問題時，我發現我或許可以學著運用破解電腦和網路系統的技巧，來破解我自己的生物系統。

這是一個重要的轉捩點，也是我進行生物駭客之旅的起始點——「生物駭客」（biohacker）是項操作技藝，使用科技改變人體內在和外在環境，藉此掌控並使身體按照期望表現。我可以藉著監控自己的健康，來揭露影響我感受、外貌、身體機能表現、甚至是人際關係和整體幸福感的隱藏變因，這個概念令我非常興奮。電腦駭客會列出一個電腦系統的詳細內容，然後試圖找出一個可用來取得控制權的小漏洞，而通常他會一一去試每個可能的破綻，直到找出那個讓他得逞的漏洞為止——這和進行生物駭客的過程沒什麼兩樣。

我從測量自己的生理數據開始，然後用身體做實驗，找出周遭環境可能哪裡有問題，並觀察影響我身體的因素是什麼。無論你觀察到的異狀有多微小，都別覺得自己可能是想太多或發神經。我做了血液生化檢驗，也透過腎上腺荷爾蒙測試，檢測自己的壓力指數。彙整了實驗結果後，我開始使用「聰

防彈飲食不只讓人快速減重、覺得精力充沛，也是份指南，讓人由內而外提升身心狀態，同時抑制經常伴隨著高壓生活、高度期待、高水準表現而來的發炎情形和罪惡感。

明藥」[f]來重新啟動大腦，增加營養補給品，並嘗試了無數的飲食法，看看哪些有效、哪些無效，並找出背後原因。

從那時開始，我拜訪了加拿大森林深處的破解大腦私人機構、安地斯山脈的心靈診所，還有位於西藏的偏遠修道院。我在家中的辦公室安裝了一台腦電波儀（electroencephalogram，EEG）[g]，也取得了證照，能使用一種叫「心率變異分析」（heart rate variability）的生物反饋（biofeedback）技術，學會如何才能控制神經系統的壓力反應。當我使用這些技術來管理大腦時，很明顯就能發現我吃下的食物會直接影響我的生理狀態和思考能力。當我的生理狀態改變時，我的身心表現也跟著改變。用這些儀器來監測大腦，讓我能很清楚知道哪些食物對心理狀態有益、哪些有害。

這些就是防彈飲食的起源。藉由測試這麼多不同的變因、與回饋聯繫起來和抽絲剝繭相關研究，我瞭解到發炎、毒素、荷爾蒙、神經傳導物質、腸道細菌和許多其他因素，在減重、飢餓和精力當中扮演了很複雜的角色。有很多這些發現都只出現在鮮為人知的研究期刊中，並沒有被廣泛運用；有些

---

f 編按：在本書作者另一本書中提到他使用「聰明藥」（認知功能增強劑）或是「益智劑」（nootropics），也服用普衛醒（modafinil），來重新開啟大腦功能，並非禁藥。

g 編按：EEG的原理是觀測人類大腦皮質神經元（neuron）活動時所產生微弱的生理電位。由於人體大腦皮質細胞互相連接，因此其周圍的神經元都可產生相同的電位變化，藉由貼附電極，便可觀察電位記錄其腦波，根據不同震動週波數分別命名為α、β、δ、θ等腦波。

則是我自己細心觀察的結果，和其他生物駭客也一同觀察到的現象。這些發現都很驚人，但都讓我以近乎兩天一公斤的速度減重，氣色也更好，且工作表現、復原能力、專注能力都更上層樓。我發現該如何為我的身體和大腦進補，同時也很重要的是，擺脫那些在我生活中會不知不覺阻礙我的食物。

我的研究成果相當違反直覺，因此一開始我以為那只是我個人的特例。也許是我個人對食物的生物化學反應有什麼特異之處；但是當我和朋友、家人分享我的發現時，看到他們減重也很快，而且專注力和意志力也隨之提升，這時我就知道我確實發現到什麼了。現在輪到你從我經年累月的研究和經驗中獲益了。遵循防彈飲食法則，你便能夠減重、提升整體表現，藉由提升精力和恢復能力，為你的人生增加優勢。十多年以來，我一直維持少了約四十五公斤後的體重，甚至找回了六塊肌，同時身體年齡變年輕了，免疫系統也大幅增強。四十多歲的我真的比二十多歲的我還要來得好，你也可以。

事實是，雖然我說自己減去了約四十五公斤，但其實減掉的遠不只這些，因為每次我嘗試新的飲食法，減掉一堆體重後，又會復胖，甚至變更重，然後我就繼續嘗試另一種飲食法，再次減重、復胖。低卡路里飲食法、高蛋白質飲食法、低脂飲食法、液體飲食法、分區飲食法、阿金減肥法，全部我都試過，甚至花了將近一年嘗試生素食減肥法。減重復胖的循環持續了幾年，我一次又一次減少又增加同樣的重量，同時檢視這些飲食法如何影響我的精力、心情和飲食衝動。

如果你體重過重，會不會覺得以上描述聽起來很熟悉？你是否在衣櫃裡藏著一條「胖牛仔褲」，因為你深知無論試了多少種飲食法，一旦你再也沒有意志力、破了戒，然後因為吃掉那塊你告訴自己絕對不會吃的披薩，因而產生罪惡感，這種時候，你就還是會穿上那條牛仔褲。多年來，我的胖牛仔褲都躺在我的衣櫃中，等著我再次減重失敗。那條胖褲子腰圍四十六吋。

直到我駭進了防彈飲食，我才終於能夠永遠丟掉那些胖牛仔褲，不用再把意志力浪費在食物上。而現在，一旦你開始實行防彈飲食、開始減重，並達到你該有的潛能，你也能丟掉你的胖牛仔褲。

很可能當你拿起這本書時，你其實不只是想減掉幾公斤。你的生活充滿壓力，你也想拿出更好的表現，同時想要輕鬆減重還不復胖，而且這種減重方法不只讓你感覺好、也吃得更好。想像一下你要談合約，但前一晚因為要照顧你生病的孩子而熬夜，第二天還得專注在工作上，或試著想出新方案解決複雜問題時，你還得抵抗飲食衝動，同時你的身體感覺像待在水泥攪拌機裡好幾天了。如果你就像我一樣，你的人生很精彩，或者你只是想要人生能那樣精彩，那麼看起來和感覺起來病懨懨、又累又胖、又虛弱就絕對免談，你也不該擁有那樣的生活。

我們活在一個步調快速的世界，許多人浪費時間感到怠惰與困惑，希望自己看起來、感覺起來和表現起來更好，但是卻不知道該怎麼辦，也不知道為什麼自己無法達成那樣的目標，這些人以為這只是因為他們欠缺意志力或不夠努力。防彈飲食正是這些人的解藥：不只讓你快速減重、覺得精力充沛，也是份指南，讓你由內而外提升身心狀態，同時抑制經常伴隨著高壓生活、高度期待、高水準表現而來的發炎情形和罪惡感。在防彈飲食中，罪惡感是過去式。大部分的人會因為有飲食衝動而充滿罪惡感，不過生物駭客找的則是誘發渴望的可能環境因素。防彈飲食就是要去除這些潛在的誘發因素，讓你永遠不需要再為了因食物產生的罪惡感而浪費時間。

由於我在抗老研究領域擔任領導者有十年的經驗，也就是矽谷健康研究所（Silicon Valley Health

Institute）的總裁、董事長以及董事會成員，因此我的個人經驗更具說服力。我曾在研究所主持過論壇，有超過百名頂尖醫療專家和研究人員參與，也在我全國同步播出的健康類排名第一播客頻道「防彈電台」（*Bulletproof Radio*）上，跟超過一百位研究人體機能表現的頂尖專家討教。本書資訊不只以這些專家知識最精華的部分為根據，還有我在自己身上花費超過三十萬美金進行生物駭客實驗的成果。

對你來說，開始過防彈生活也許意味著睡得更少卻有更多精力、做最少的運動就能瘦身、頭一次覺得大腦裡的電燈被打開了——你終於擁有展現出自己最棒、最強大一面的力量了。當你不再因飢餓感、缺乏精力或飲食衝動而覺得心煩意亂，你會有什麼成就？無論你是超級巨星、創業家或是需要事半功倍的忙碌父母，這是你尋求解答的機會。我在書中各處放了我自己的小故事和趣聞，說明防彈飲食如何在我身上發揮成效，但你可以全部忽略，因為你會瞭解到為自己量身訂作專屬的防彈飲食，「你」才能達到最理想的境界。記住，你才是最重要的人，對某個人（可能是我）來說或許有效，也許對你來說卻不是最精確的配方，但核心原則都一樣！

我並不是唯一一個因為防彈飲食而受益的人。在我日漸壯大的諮商事業中，我運用本書的資訊來幫助知名人士、運動員、企業家、執行長、職業撲克選手及避險基金經理人，讓他們在各自領域的頂端能好好表現，而在職業領域的最上層，只要表現有些微提升，就可能決定輸贏。菁英運動員、健美模特兒、好萊塢名人和名列美國告示牌排行榜的音樂家也都尋求防彈飲食的協助，來獲得最佳專注力、最大精力以及最上鏡的外表；網路上有超過五萬人正採用防彈飲食的原則，來實現改變人生的夢想，就是我自己和找我諮詢的顧客也同樣經歷過的體重減輕、身體機能提升，而他們分享的成果非常驚人

——這些使用者不但精力好得不得了，腦力也獲得提升，減重速度還經常能在一段時間內維持兩天瘦一公斤。

你可能會很驚訝地發現，你的飲食竟然能對你的身心表現有那麼大的影響，我一開始也覺得很驚訝。事實就是，環境中有許多因素會影響你的表現，但你如果想要控制身體、讓身體如期望般表現，那沒有任何因素的影響比「飲食」還要大。就算是運動，和飲食一比也會相形失色。也許聽起來有些誇張，但飲食不只是體重的地基，更建構出智力、壓力指數、疾病風險、生理表現、老化，甚至是意志力。

人如其食，你「就是」你所吃的食物。如果只要做出更明智的選擇，將正確的食物擺在餐盤上，以上這些就能全部獲得改善，那會是怎樣的感覺？你一開始遵行防彈飲食，只要兩週就能體會到，同時還能兩天就瘦一公斤h，而且絕不會有肚子餓或被剝奪不能吃什麼的感覺。你準備好要進入防彈狀態，開始過能經常維持高水準表現的生活了嗎？現在就開始吧！

h 編按：指起初兩週內會有顯著成效。

1

駭進飲食
助你瘦身、人生升級

BIOHACK YOUR DIET TO LOSE WEIGHT
AND UPGRADE YOUR LIFE

過去我還很胖的時候，有時一早起床就會感到雙手非常地虛弱無力。看著鏡子，我看到的是浮腫的臉和下巴。我有多重下巴，但更尷尬的是還有「男乳」，尺寸會在一個罩杯之間忽大忽小。這些當然都是過重造成的。但我不明白的是，為什麼在某些日子症狀會特別糟糕。幾天之內，我的體重可能會增加或減少好幾公斤，甚至腰圍也會有很大的變化，大小差到一個備胎那麼多。

就因為我注意到這些現象，因此促使我想找出可能是哪些環境因素造成的。我腦中有個嘮叨的聲音一直問說：「如果有某個因素導致你雙手無力，那它還造成了什麼其他問題？」我開始調查可能的原因，卻發現我的無力雙手、腰間備胎、雙下巴、浮腫皮膚，甚至是男乳，並不是源自「發福」，而是**「發炎」**（**inflammation**）的徵兆（確實，發炎部位暗藏了不少脂肪！）。身為一位抗老專家的生物駭客（**biohacker**）i，我知道發炎是老化的主因之一，但當時我尚未意識到，我身上其他所有的症狀其實也都和發炎有關。

很多年來，我只要步行一小段路，腳就常常會起水泡。走到我唸 MBA 的學校只有約四百公尺的距離，但有時我卻因剛冒出的水泡，得一拐一拐地去上課。根據我的研究，水泡其實是慢性發炎的徵兆，而腦霧 j（就是想講某個詞卻要想半天或記憶力變差）則可能是大腦發炎的症狀。看來「發炎」似乎解答了我多年以來的問題，也就是找到了影響我身心表現的失落環節。在終於破解發炎問題後，我不只跟水泡說掰掰，完成了人生首次橫越尼泊爾和西藏的喜馬拉雅山壯遊，腦力也提升了。

i　譯註：作者自稱是以駭客精神研究生物學的人。

j　譯註：Brain fog 也就是腦霧，意指注意力和記憶力減退，嚴重者稱為「意識模糊症」。

「發炎」是身體對病原體、毒素、壓力、創傷最自然的應對方式。當身體受到刺激時，就會以組織腫脹的自癒方式回應；**發炎是身體組織正常自我修復必須的步驟**。在你進行重量訓練之後，身體會自動修復受損的肌肉；或是你被割傷時，血液中的白血球會增加好治癒傷口，這些都是健康的發炎，稱為「急性發炎」。凡是受過傷或動過手術的人，就一定親身體驗過身體在遭受外傷時會如何腫脹。但是，當發炎轉變為「慢性」（持續幾個月或幾年），問題就嚴重了。想像一下，若你做了膝蓋手術或根管治療，而那浮腫和痛楚卻遲遲不退是何光景。過多的發炎會讓你氣色不佳、感覺不舒服，甚至相當危險。

有研究報告多次指出過度的發炎反應是許多疾病的關鍵成因。心血管疾病、各種癌症及糖尿病加起來約占美國人死因的七成，而這三種疾病的共通點就是發炎；[1,2] 發炎也和許多自體免疫疾病以及一些精神疾病有關。發炎是一種潛在的危害。[3] 依我自己的經歷來說，一般人很難具體感受到問題的嚴重性，發炎也會削弱你的專注力，因為大腦對體內任何一處的發炎都極為敏感。在你感到有實際疼痛或不適以前，沒被注意到的發炎症狀老早就先影響了你大腦的判斷能力。沒錯，現在趕快治療腦霧以及持續性浮腫，因為這些現象代表著可能會有更嚴重的問題在等著你。

我發現發炎不只限制了身體機能的表現，連大腦反應也會受到某種程度的影響。到底是什麼引起這些發炎？我開始研究發炎的成因，並找到一大堆研究資料，將矛頭指向多數普通飲食中會造成慢性發炎的大量「抗營養素」[k]。抗營養素之所以會造成發炎，是因為它們會刺激腸道，誘發免疫反應，

---

[k] 譯註：抗營養素：食物中影響營養吸收或有害的成分。

戴夫，謝謝你所做的一切。我一個半月前發現你，現在就完全認不出以前的我了。我採用了你所有的建議，我的世界因此徹底改變，難以置信。我甚至無法開始解釋我的人生發生了多麼重大的改變，實在太不可思議了。——喬治

或者破壞身體修復和排毒的機能，於是你的身體就好像受了傷一樣，開始發炎、試圖自癒。情況還會更糟：被刺激的腸道會讓沒有消化完全的食物殘渣和細菌進入血液，讓身體在攻擊這些外來物時，引發更多發炎現象。當抗營養素持續破壞腸道，身體就被迫不斷對這些發散有害訊息的敵人發動攻擊，而不幸地，這種情況都會發生在吃了大量致炎加工食品的飲食西化者身上。身體發動攻擊時，會釋放出一連串稱作細胞激素（cytokine）的微小發炎蛋白到血液中，這些激素最終則會進入大腦。發炎的大腦可一點都不快樂，表現水準低於平常的大腦會讓你的行徑像個混蛋，即便你不想這麼做。

抗營養素對你每天過得如何的影響可能超乎你想像。抗營養素可以讓你的飲食衝動（food craving）[1]嚴重到無法專心做任何事，或奪取你體內的營養、讓荷爾蒙無法正常發揮功能，也會拖垮體內的不同系統，長期下來慢慢導致你的表現下滑。根據攝取抗營養素的多寡還有個人的先天體質，你的身體可能會啟動自體免疫反應，由於免疫系統會開始攻擊體內的重要系統，這會造成更大的危害[4]。

要減少身體的免疫反應，關鍵在於少吃有抗營養素的食物，並徹底避免吃到會引發免疫反應的食物。多數人都會注意食物是否含有毒素，這是可能被添加到

1 譯註：Food craving，指的是因生理或心理原因，產生超越一般食慾、對某特定種類食物有「不吃就覺得難受」的強烈渴望，因此在書中以「飲食衝動」稱呼，以和一般食慾區分。

食物中的一種抗營養素，如防腐劑、農藥及色素，但只有少數人知道這些毒素會讓人有想吃東西的衝動，並降低心理方面的表現；更少人會注意到，食物中天然的抗營養素可說是暗藏在每日生活中的氪石。這些毒素會在植物和植物性產品生長或儲藏時形成，主要功用就是不要讓動物、昆蟲和菌類吃掉植物，讓植物能繁殖下去。沒錯，植物演化的目的並非成為人類的食物，而是要演化出複雜的防禦系統「不要」被我們吃掉！

避開這些地雷食物，你的身心才能在最佳狀態下運作，你會體會到什麼是高水準表現的「防彈狀態」。別誤解我說的話，人類確實吃了好幾個世代的高抗營養素食物，不過還是存活了下來，但是防彈飲食的目的與掙扎求生相反，是要活出生命。

自然界中的抗營養素主要可分為凝集素（lectin）、植酸鹽（phytate）、草酸鹽（oxalate）以及黴菌毒素（mycotoxin）。

凝集素

凝集素是一種蛋白質，會永久附著在遍佈細胞上的醣類，妨礙小腸代謝或損壞小腸絨毛（這是在小腸壁上像手指的突起物，負責吸收營養），甚至損害關節。凝集素的種類有數千多種，幾乎所有生命體的體內都有凝集素。

並不是所有的凝集素都有毒或對小腸有害。我們要注意的凝集素，是特別指那些由植物製造的化合物，它們會傷害關節、刺激腸道、造成細菌過度繁殖，並讓身體對瘦素（leptin）產生抗性，最後這點會讓過重者的大腦無法接收到「吃飽了」的訊號5。很多動植物食品中都有這些凝集素，但某些植物的含量遠超過其他食品，如豆類、堅果類和穀類。吃進越多凝集素，就越有可能會對身體造成傷害，選擇高凝集素的食物實在沒什麼好處。

有些人對特定種類的凝集素比一般人敏感。如果你吃的食物中有會讓你過敏的凝集素（或是吃了很多比較沒那麼敏感的凝集素），就會導致發炎，你可能會有腦霧、關節痠痛、皮膚變糟、甚至偏頭痛等症狀。舉例來說，許多人會對番茄、茄子、椒類及馬鈴薯等茄科植物（nightshade family）中所含的凝集素過敏，這種凝集素經常會誘發自體免疫反應，被認為和相當多的類風溼性關節炎病例有關，還可能造成皮膚問題。

幸好「大部分」的凝集素用高溫就可以破壞，也可用特定的烹飪方法減少或去除。但有些食物中的凝集素無法靠加熱去除，包括剛才提到的茄科植物。防彈飲食法會教你如何少吃高凝集素食物，幫你避開凝集素帶來的問題。一旦你對飲食的操作進到「維持模式」時，你就可以自行測試，吃特定高凝集素食物對你有沒有影響。最終目標就是要打造出最有彈性、還能提供最多精力及專注力的個人化飲食計畫。

植酸鹽

植酸鹽是另一個植物演化出來避免被動物和昆蟲吃掉的防禦系統。它的運作方式是和動物用來維持健康的膳食礦物質結合，特別是鐵、鋅、鎂和鈣。植酸鹽會減緩或阻止礦物質的吸收[6]，減少你從食物中獲取的營養。全穀物、堅果類及種子食物是這類抗營養素的主要來源。植酸鹽其實是一種抗氧化物的分子，能保護其他分子不被氧化或破壞。攝取抗氧化物通常是件好事，但是像植酸鹽這類抗氧化物則既有益也有害。你的身體能應付些許植酸鹽，而要將植酸鹽從飲食裡完全排除可說是不可能，但最好減少攝取含有大量植酸鹽的食物，這樣你才吸收得到礦物質。

烹煮某些高植酸鹽食物之後，把水瀝乾，或浸泡在酸性的檸檬水或醋當中，可將植酸鹽降到最低，但許多含有植酸鹽的穀類和種子食物，即使煮過後仍然會讓腸道不舒服。有些動物的腸胃裡有可以分解植酸鹽的特殊細菌，像牛和羊，但人、豬和雞並沒有這種細菌，因此這是最好避免直接攝取植酸鹽食物、並吃更多草飼牛羊的一個理由，讓動物替你先過濾掉植酸鹽。這樣一來，你可以獲得含有植酸鹽食物的營養，卻不會受到毒素的危害。

草酸鹽

草酸（oxalic acid）（草酸鹽類）是另一種植物用來保護自己不被動物、昆蟲、菌類吃掉的抗營養素。含有草酸的植物包括十字花科的生蔬菜，如羽衣甘藍（kale）、牛皮菜（chard）、菠菜，以及蕎麥、黑胡椒、歐芹（parsley）、罌粟種子、大黃（rhubarb）、莧菜、甜菜、巧克力、多數堅果、多數莓類以及豆類。

當草酸鹽和血液中的鈣結合時，會形成帶刺的微小草酸結晶。這些結晶可能會沉澱在身體任何地方，造成肌肉痠痛；如果沉澱在腎臟，則可能會造成腎結石。聽起來可能有些難以置信，但如果草酸結晶在陰唇內形成，會讓有些女人在性愛中感到疼痛。在我太太拉娜開始進行防彈飲食之前，她曾因為這種和草酸結晶有關的症狀，忍受著莫大的痛苦。目前這個被稱為陰唇痛症（vulvodynia）的成因在西方醫學界中仍是個謎，有人推論與酵母菌感染、使用抗生素以及情緒問題有關。

對草酸過敏的人就算只吃到一點點草酸鹽，口腔、眼睛、耳朵或喉嚨都可能會有灼燒感；攝取更多則可能造成肌肉無力、腹痛、噁心、嘔吐和腹瀉，對體內有大量草酸鹽的人來說更是如此。以前我奉行生素食飲食法時，吃了一大堆生的羽衣甘藍、綠花椰菜和牛皮菜，經歷了草酸鹽造成的無力，我一直很難找到原因解釋那種虛弱感，直到我瞭解草酸鹽的影響後才找到答案。

跟植酸鹽一樣，把草酸鹽食物浸泡在酸性溶液中，或烹調過後**把煮菜的水瀝乾淨**，可將草酸鹽的量降到最低，因此我建議你不要生吃羽衣甘藍、菠菜、牛皮菜，無論是做沙拉或打成果菜汁都不推薦。謹慎選擇你要吃的堅果和巧克力也很重要，我會在之後的篇幅裡仔細說明這個部分。食物的品質比你想的還要來得重要！

我以前每天都會喝一般咖啡，也注意到只是喝了一杯冰的黑咖啡，約三、四個小時後，我的精神狀態就會變差。自從改喝加了奶油和 MCT 油的防彈咖啡後，我每天都充滿能量，也挺確定這治好了我輕微的腎上腺疲勞。真是太了不起了！——**柯林**

黴菌毒素

最後一個出現在平日飲食中的主要抗營養素叫做黴菌毒素（又稱真菌毒素）。其實多數人長期下來每餐都會吃進少量的黴菌毒素，但你看不到、也很難發現這種毒素。你如果吃進越多這種毒素，時間一久，對你的傷害越大——若不是我對有毒黴菌特別熟悉，也許根本不會發現這點。

從小到大，我都不知道自己住過的幾間房子有發黴的問題。因為不斷暴露在有黴菌的環境下，我的免疫系統對環境和食物中的黴菌比一般人還要敏感。有一次我到英國出差，在進入地鐵時，注意到空氣十分潮溼，而等到我走過通道上了車，就開始覺得好像宿醉一樣，甚至眼前出現幻覺——這次經驗顯示了我對黴菌敏感到這種程度。就在我離開地鐵後，我非常想吃含糖和脂肪的食物，然後我的大腦幾乎花了一整天的時間才恢復正常。

我那天後來在劍橋的會議進行得並不順利，不過我倒覺得，黴菌讓我造成的過度反應也不全然是壞事。這次經驗讓我在幫客戶時，能找出為什麼他們會有好像莫名其妙就下滑的身心表現，也讓我學到更多當人暴露在黴菌中的生物化學知識，無論那個人是像我一樣對黴菌過敏的人（約佔二十八%的人口）還是其他一般人。當你覺得自己並非處於最佳狀態時，必然事出有因！

我一直都知道待在充滿黴菌的環境裡會讓人的認知能力下降，但卻是咖啡讓我開始對食物裡的黴菌毒素產生興趣。自從發現喝咖啡有助於提升我的大學成績後，我就愛上咖啡了。就讀資訊科學時，我被迫要修一門早上八點的微積分。由於我和「晨型人」完全相反，因此冒險踏入上課前先喝三杯濃縮咖啡的世界，並取得了修習微積分兩年之間唯一一次的A。我立刻就上癮了，隨後很快創立了我自己第一個冒險型創業，並在無意間成了史上電子商務的首例。那次創業可說是以咖啡促成的，和今日所有優良的創投企業似乎沒什麼兩樣。我還做了一件T恤放在網路上販售（那可是在有網路瀏覽器之前的時代！），上面寫著「咖啡因：我的首選藥物」，旁邊還放了咖啡因的分子結構圖。二十年後的今天，你仍然可以在網路上買到這個設計的各種仿冒品。

你可以想像，當幾年後我開始注意到咖啡對我不再那麼有用時，我有多沮喪。我喝了咖啡，感到精神振奮，接著就會開始感到疲累又煩躁，彷彿需要更多咖啡。我不斷增加喝下去的咖啡量，有時會讓我頭痛。為了擺脫這些症狀，我戒喝黑咖啡整整五年，那段時間真是漫長又艱苦難熬。直到有一天，咖啡對我發出的誘惑強烈到迫使我「喝一杯就好」，而那杯咖啡讓我感覺棒透了。我既沒有昏睡過去，也沒有緊張不安，更沒有頭痛，就只有咖啡以往帶給我的專注力。我高興到不行，因為現在喝咖啡好像沒事了。

而第二天發生的事，則成了促使我寫這本書的一部分動機。我後來又喝了一杯咖啡，這一次，我感到焦慮、虛弱，片刻之後，我的關節甚至開始疼痛，這一點也不「防彈」。但我的生物駭客思維卻讓我理解到這次事件的主要變因不在於我，而是「咖啡」！我隨即開始鑽研咖啡的生物化學成分，也研究咖啡背後的農業和經濟，發現各種咖啡都有不同的特點，而且咖啡通常會帶有自然生成的黴菌毒素——原來我對某些咖啡的反應和咖啡本身無關，而是對咖啡裡的黴菌有反應！

就算只是攝取很少量的黴菌毒素，都可能讓人的身心表現失去水準。大量的黴菌毒素則可能造成心肌病、癌症、高血壓、腎臟病，甚至腦損傷等嚴重傷害。用錯誤方法烘焙可能會讓咖啡變苦（讓人非加糖不可），或是咖啡樹生長時如果受到像是病原黴菌的不良壓力影響，也會讓咖啡變苦。

每批咖啡豆中所含的黴菌汙染量可能都不盡相同，對大量生產的咖啡製造者來說這個情況更是明顯。咖啡的黴菌毒素問題其實非常嚴重。有一項研究針對巴西的咖啡生豆進行檢驗，發現超過九十%的咖啡生豆在加工前就帶有黴菌[7]，而其他研究則顯示，將近半數的現煮咖啡是含黴菌的[8]。咖啡的黴菌問題如此嚴重，以至於世界各國政府得為咖啡中的其中一種黴菌毒素制定ppb級（十億分之一濃度）的安全標準，包括歐盟、南韓和日本；但美國和加拿大則沒有建立任何限制，因此你有更高的機率喝到含有黴菌毒素的咖啡，而毒素含量可能高到足以影響你的表現，甚至是你的健康。就連歐洲國家的限制都只適用在兩種黴菌毒素，還是出於經濟上的原因，並非要強化人體機能的表現。

在本書稍後的篇幅裡，你會看到一些尚未發表的全新研究，比較毒素含量極低且經實驗測試的咖啡豆，和一般販售的商業咖啡豆，對人在認知上的表現有什麼影響。結果十分驚人，也清楚證明了喝下品

在我主辦的「優勝者藍圖」（Champion's Blueprint）高階主管培訓工作坊上，與會人士有頂尖的企業領袖和全球500大的CEO，我總是會提供大家防彈咖啡，確保我的客戶能夠拿出最佳腦力和體力，來應付為期數天的緊湊領袖課程。防彈咖啡總能為大家帶來清晰的理解力和最強的集中力，卻不會過度亢奮，是高效學習、溝通和領悟的最佳後援。基本上，如果大家的大腦有火力全開，我的活動會進行得更順利！——**傑夫．史賓賽博士（Dr. Jeff Spencer），領袖學作家、知名環法自行車賽教練、前奧運自行車選手和高階主管訓練師**

質純正的咖啡，和可能是你今天喝掉的東西，大腦的運作方式會有多大差別。不只是咖啡裡的黴菌毒素，隱藏在環境或食物中的黴菌毒素，都會影響每個人的認知能力表現。

很明顯地，你買的是哪種咖啡豆極為重要。便宜的咖啡豆之所以價格低廉，不僅是因為用了品質較低的咖啡豆，也是因為含有更多損壞的咖啡豆，這代表更容易受黴菌毒素影響。肉眼看不見的這些黴菌毒素，是咖啡製造商在加工咖啡生豆時，「走捷徑」產生的隱形副產品。加工過程使用的方法會增添風味，但也在無意中增加了咖啡的毒素含量。

平均來說，低咖啡因的咖啡比一般咖啡含有更多的黴菌，部分原因在於咖啡愛好者不敢將去除咖啡因的加工手續用在高品質咖啡豆上，所以就用低品質咖啡豆製作低咖啡因的咖啡；另一方面也是因為咖啡因有天然抗真菌的作用，可防止黴菌或其他有機體在咖啡豆上生長，而當你把咖啡因去除後，如果烘焙完的咖啡豆沒有好好儲存，就沒辦法防禦可能會形成的黴菌。

就算是昂貴的有機咖啡豆，如果用了不良的加工方法，還是有機會讓黴菌形成。用「日曬法」（naturallty processed）製作時，咖啡豆會被放在室外，這可能會讓咖啡豆沾上鳥屎和其他汙染物而發黴。「水洗法」（wet process）有時可能會好些，因為採用這種方法時，咖啡農會把咖啡豆扔進大缸裡，加水後讓咖啡豆發酵，方便去除豆子以外的部分。你無法預料每批咖啡豆上會長出什麼，但通常都會有黴菌毒素。我的研究結合了反覆測試（trial-and-error），讓我知道如何選出比較可能提振精神而不會陷入昏睡的咖啡，但結果並不總是完全可靠。我最後創立了一套方法，能選出讓大腦發揮最佳表現的咖啡，同時也用實驗測試來確認。現在我終於可以喝咖啡，還每次都能感覺棒透了，而即便這只是將日常生活中的一種毒素來源去除，數以萬計的人也都確實體驗到了差異。

黴菌毒素不只出現在咖啡裡，也常存在於各種農作物裡。早在農作物收成前，黴菌就已經生長在其中，並分泌出毒素，因此這個到處都有的問題在農業界裡早就不是新聞了。除了咖啡，你的飲食中黴菌毒素的最主要來源為小麥、玉米和其他穀物，不過花生、水果、巧克力和葡萄酒也常常會帶有些許黴菌毒素的汙染。吃了發黴穀物的牛，黴菌毒素也會累積到牛奶裡。事實上，比起只有穀物本身的黴菌毒素，穀飼動物食品通常會含有更高的黴菌毒素，因為比起人類食用穀物的黴菌毒素含量限制，動物飼料穀物的含量限制較為寬鬆，而吃玉米或穀物的動物會將黴菌毒素堆積在脂肪裡[9]。其實，低碳水化合物飲食法之所以有效，其中一個沒被公開承認的原因，就是當你將穀物從飲食中排除，吃下的黴菌毒素就減少了。你不只是你吃的食物，還是你食物吃的食物！

黴菌毒素總是暗著來，因為你無法確定某批食物裡是否真的有黴菌。舉例來說，某袋堅果可能完全沒有被汙染，但另一袋來自不同批的堅果卻含有足以讓你感到虛弱的黴菌毒素，即便你完全吃不出來。大腦讓我們成為地球上最容易受黴菌毒素影響的哺乳類動物，瞭解黴菌毒素可能會造成無法解釋的疲勞和注意力渙散是很重要的事。這在我那些需要高水準表現的客戶裡是很常見的問題，而排除高風險食物通常就能先改善大腦的專注能力。由於防彈飲食會徹底去除那些已知通常含有黴菌毒素的食物，也告訴你黴菌毒素早在讓你生病前就已經影響你的身心表現，因此這就是為什麼防彈飲食法比一般原始人飲食法m或低毒素飲食法（韋斯頓・普萊斯、GAPS飲食法n等等）更有效果。

破解飢餓荷爾蒙

我和黴菌的「過往」讓我有機會研究生物駭客學，比起我原先打算的還要更深入。我開始實際操作生物駭客的技巧時，檢測了自己的荷爾蒙指數，發現我的甲狀腺、腎上腺、睪固酮、雌激素都有問題。我甚至被診斷出患有橋本氏甲狀腺炎（Hashimoto's disease），病患的免疫系統會攻擊甲狀腺。就我的狀況來說，不是黴菌就是麩質，或兩者一起引發了橋本氏甲狀腺炎，因為黴菌會讓免疫系統對麩質造成的傷害更為敏感。為了治好我的甲狀腺，我開始研究飲食和荷爾蒙之間的關係。我發現飽和脂肪與膽固醇是構成人體內所有荷爾蒙的基本成分，這點讓我開始以攝取更多飽和脂肪作為實驗。而我採取的其中一個重大改變，是開始吃更多草飼牛牛奶製成的奶油。這其實很令我害怕，因為這違反了我這輩子聽過所有怎麼吃才健康的觀念，但我做了研究，也瞭解了背後的科學知識，而且我想要改善我的荷爾蒙，因此我深吸一口氣，不再讓自己害怕吃奶油。我知道如果我錯了，血液檢查報告就會顯示出

m　譯註：原始人飲食法（Paleo diets），也稱「舊石器時代飲食法」，參考原始人採集狩獵的飲食，內容以低糖、無穀類的食物為主。

n　譯註：牙醫韋斯頓・普萊斯（Weston A. Price）活躍於二十世紀初，為提倡探討天然食物的營養和牙齒以及人體健康關係的知名學者。GAPS（Gut and Psychology Syndrome）飲食法，也有人稱作「消化道痊癒飲食」，以腸道健康為出發點，探討飲食與功能性大腦化學物質之間的關係。

我身體有更多發炎情形，到時候再停止吃奶油就行了。

神奇的事很快就發生了。我的專注力提升了，體重也開始減輕，血液報告也顯示發炎不增反減……但是為什麼呢？單是取得想要的結果並不能滿足我。身為一個生物駭客，瞭解事情發生的原因非常重要。於是，我繼續研究和飢餓感有關的荷爾蒙。從A開頭的阿金減肥法（Atkins）到Z的分區飲食法（Zone），每種飲食法都專注在控制胰島素（insulin）上，而胰島素是調節血糖的荷爾蒙。不過我想要更進一步瞭解，是什麼在控制胰島素？這個問題讓我認識了被稱為「**瘦素**」（leptin）的荷爾蒙，這種荷爾蒙在減重中扮演著非常重要的角色，因為瘦素負責調節能量消耗、食慾、人體運動，還會在你吃的分量足以應付身體的能量需求時，向大腦發出「別再吃了！」的信號。一九九四年被發現的瘦素，在那之後已經為減重研究中一些最讓人困惑的問題提供了解答。

瘦素是由脂肪細胞所分泌，而你體內的瘦素濃度和體脂肪成正比，也就是說，越胖的人體內的瘦素就越多。如果你和以前的我一樣過重，體內長期有高濃度的瘦素在循環，你就會對瘦素產生抗性。在這種情況下，你的大腦會持續被瘦素轟炸，無法接收到「吃飽了」的信號。這會讓你變得慵懶遲緩、體重增加、覺得沒有飽足感。瘦素抗性也是胰島素抗性的前兆，這代表瘦素

> 你們拯救了我的人生。我以前是個大胖子，也放棄抵抗不健康的生活。因為我愛喝咖啡，所以就試了防彈咖啡，結果就自動開始減重，還擺脫了飲食衝動，增加了新獲得的專注力與活力。有了這樣的進展，我開始注意自己的飲食，並遵循防彈飲食。現在的我苗條又健康，還熱愛生活，整個人年輕了一半。你大大地改變了我的人生，我要由衷地說聲謝謝你。——**荷西**

可能是控制胰島素敏感度的因素之一[10]；胰島素敏感度本身可能會導致第二型糖尿病及肥胖。

很顯然，瘦素是個值得專心研究的目標，但我要如何破解呢？有好幾種因素都會干擾瘦素敏感度。前面也提過，如果你吃的食物大多含有凝集素毒素，就可能造成瘦素抗性；此外，攝取大量果糖也可能會提高體內的三酸甘油脂，進而造成瘦素抗性。三酸甘油脂會妨礙瘦素的傳輸，阻止瘦素進入下視丘[11]，而下視丘是大腦中最需要接收瘦素信號才能抑止飢餓感的構造。

我在防彈飲食的設計中限制了果糖攝取量、排除食物中的毒素、減少食物報償和想吃東西的衝動，這些都讓三酸甘油脂的攝取量保持在最低，也都會讓瘦素濃度恢復正常，使人能夠輕鬆減重。恢復瘦素敏感度能讓你只有在真正需要食物的時候，才會覺得餓，這是防彈飲食中另一個破解飢餓並讓你保持專注與活力的方法。「防彈間歇性斷食法」（之後就會詳細說明）是做起來輕鬆卻又能恢復瘦素敏感度的重要方法，其中一個原因就在於瘦素濃度會在短期禁食期間降低，並在進食後恢復正常濃度[12]。

當駭客要破解一個系統時，會直覺地去找出控制條件的變因。就是這樣的思維，讓我開始研究健康人體中荷爾蒙系統令人驚嘆的協調性，想找出不只是調節瘦素或胰島素的中央控制系統。結果我找到還有一種叫**血管活性腸肽**（vasoactive intestinal peptide，以下簡稱 VIP）的分子會和瘦素一起作用。許多人體組織都會分泌 VIP，包括腸道、胰臟以及大腦中兩個重要的調節系統：腦下垂體和下視丘。研究顯示，當動物沒有足夠的 VIP 時，血糖、胰島素和瘦素都會升高，動物就會開始想吃甜食[13]。

VIP 不只是神經調節物質和神經傳導物質，還有許多重要功能，例如調節荷爾蒙和電解質濃度來

> 防彈飲食改善了我的整體生活，還讓我學到了許多終身受用的事情，從如何讓頭腦更清晰、讓人更積極，到選擇更好的食物和生活方式。防彈飲食也讓我能以新方法思考關於健康的一切，也就是「破解」身體和頭腦，以取得最佳表現。
>
> **——大衛・雷諾茲（David Reynolds），V8 超級房車賽選手**

改變腸胃道的活動、改變胰臟及腸道分解脂肪和醣類的方式、刺激膽汁分泌、控制胃酸分泌，**VIP**還能改善你的大腦功能、睡眠品質和血糖控制。換句話說，如果**VIP**的濃度不在健康狀態，你整個人都會不舒服。

VIP是中樞神經系統的關鍵調節物質，同時也跟調整生理時鐘、學習和記憶、免疫力、發炎、對壓力和腦損傷的反應有關[14]。身為一個生物駭客，我知道如果單獨這樣一個荷爾蒙就能影響這麼多系統，絕對值得注意，所以我趕緊將調整**VIP**放進防彈飲食的重點項目中。**VIP**對於大腦的正常運作不可或缺，也能保護腸道不發炎。身體在承受壓力時，像是遭受毒素汙染，就會抑制**VIP**的製造。比方說，老鼠接觸到麴黴屬（常見於食物和發黴建築中的有毒黴菌）的毒素時，**VIP**濃度就下降了[15]；一般人接觸到有毒黴菌，**VIP**濃度也有可能會降低。

因為**VIP**濃度由瘦素調節，瘦素濃度也受**VIP**調節，因此瘦素無法正常運作時，**VIP**也會跟著出問題[16]。防彈飲食可以讓人體的瘦素敏感度恢復，也因此就調整好**VIP**了。防彈飲食之所以可以在那麼多人身上收到效果，**VIP**和瘦素就是兩大幕後功臣，也是為什麼採取防彈飲食的人不只會感覺很棒，很多人還常說好像感覺整個人煥然一新。這些人睡得更好、思考更快、記得更多，還隨時處於最佳狀態。

改善身體排毒機能

大幅降低毒素攝取量好減少我身體發炎的情形，多吃健康脂肪並少吃果糖好讓我體內的瘦素和VIP濃度恢復正常，兩者皆徹底改善了我的氣色和活力，但我身上還是有一些古怪症狀。以前我不時會有偏頭痛，但完全不知道原因是什麼；偏頭痛偶然發生時，我至少得休息好幾個小時，這離我所追求的「最佳狀態」可差遠了。同時，通常蕁麻疹也會一起發作，讓我癢得受不了。就好像有什麼東西同時引發了偏頭痛和蕁麻疹，但我並不確定兩者有沒有關連。作為一個稱職的生物駭客，我仔細記錄了自己的飲食和症狀，研究可能的原因，直到我找到了**生物胺**（biogenic amine，簡稱BA）。

生物胺是會影響大腦功能的神經傳導物質，而「**組織胺**」（histamine）是其中一種生物胺，因為會引發季節性過敏症狀而廣為人知。人體製造生物胺時，會保持在一定的量，但多數人不知道的是，某些食物中也能找到像組織胺的生物胺。一般情況下，吃進生物胺不會造成大問題，但如果你的身體無法順利代謝生物胺，或腸道細菌在消化過程中製造多餘的胺類，生物胺就會開始在血液累積。如果腸道細菌製造出多餘的生物胺，而肝臟卻沒有足夠酵素來分解，這時身體為了要試著代謝掉這些生物胺，就會進入「恐慌模式」，開始分泌腎上腺素、增加心臟輸出的血液量、提高血糖濃度、讓血壓升高[17]，這會導致發炎、頭痛，還有一大堆你意料之外的症狀。

細菌分解蛋白質時會產生組織胺還有其他生物胺，蛋白質的來源不限種類，包括蔬菜、種子或像豬和魚的動物。食物中有組織胺的最常見單一主要來源是大豆發酵食品，特別是醬油。在偏頭痛和蕁麻疹發作特別頻繁的那陣子，我正好吃了很多壽司。我把生物胺從飲食中排除後，這些症狀就消失了，我也馬上注意到自己的專注力大幅提升。許多讀者都說他們開始進行防彈飲食後，季節性過敏症狀都變少了，我自己也是，往年每到季節就折磨我的過敏，發作次數都大幅減少。這都是因為防彈飲食會調節製造組織胺的腸道細菌，同時也減少攝取高組織胺的食物。

腸道細菌解密

即使我已經破解了蕁麻疹和偏頭痛問題，還是受其他症狀困擾。「我對生物胺過於敏感」的事實告訴我，我的身體代謝掉生物胺的能力並沒有達到正常標準，這點（再加上我一直以來都放著淨空房間等級的臭屁）代表我的腸道細菌一定哪裡有問題。其實這一點都不讓人訝異。兒少時期的我身體不好又過重，許多年以來都深受慢性鼻竇炎和咽喉炎困擾，有超過十年的時間幾乎每個月就要使用抗生素一次。我知道抗生素對人體有害，所以吃了好幾年的優格，以為這樣就可以治好腸道問題。

當我發現這樣做其實無效時，就試了所有能想到的方法。全世界所有昂貴的益生菌我大概都買過了，全部算起來，光是買益生菌就花了我至少五萬美金。我在二〇〇六年首次檢驗了自己糞便中的菌種。我甚至在「寄生蟲療法」被發現的頭一年，就馬上去試過了。要用這種療法，你得要聯繫一間專門培育豬鞭蟲（**porcine whipworm**）這種寄生蟲蟲卵的泰國公司，訂購蟲卵後要把卵吞下肚，才能讓牠們在腸道內孵化。對某些人來說，這種療法會藉著大幅降低全身發炎的情形，來達成治療腸道的目的。聽起來很激進，的確也是如此，但這個方法很安全，因為這種寄生蟲無法在人體內繁衍，約六週後就會自行消失。雖然對一些病得很重的人來說，這個方法讓他們重獲新生，但在我身上卻沒有什麼效果。

我在腸道菌落上所做的研究，說明了為什麼使用益生菌沒讓我得到想要的成效，尤其是在減重方面。這些研究也讓我瞭解我可以利用人體上的一個脆弱部分，破解我的身體如何儲存脂肪。最終，這也成了防彈飲食成功的一個關鍵因素。幾項以老鼠為實驗的研究，提供了卓越的洞見，解釋了體重不單只是因為卡路里進出的多寡，也受到腸道細菌的影響：胖老鼠的腸道細菌被放到瘦老鼠的腸道後，瘦老鼠會多吃十%的食物，並產生胰島素抗性；如果反過來將瘦老鼠的腸道細菌放進胖老鼠的腸道裡，胖老鼠則會變瘦[18]。和老鼠一樣，胖子和瘦子的腸道細菌也有所不同。究竟是壞腸道細菌造成肥胖，還是肥胖產生壞腸道細菌，目前還沒有答案[19]，但已經證實了如果腸道內是有問題的細菌，就會造成胰島素抗性和發炎情形[20]。

肥胖的人（和動物）體內有過多的厚壁菌門（Firmacutes）細菌，其中包括優格和多數益生菌補充品內含有的乳桿菌屬（Lactobacillus）細菌。你確實需要這些細菌，但如果這些菌種的活性太高、數量太多，或是來自有問題的亞型，就會讓你開始堆積脂肪。天生就瘦的人體內有較少的厚壁菌和較多的擬桿菌門（bacteriodes）細菌。你買不到含有擬桿菌的益生菌補充品，但可以靠著攝取這個菌種的天然食物來源，輕鬆在體內養出來，而類桿菌的糧食就是**多酚類物質**（polyphenol）。

多酚是抗氧化物，也是擬桿菌的益菌生（prebiotics）。顏色鮮豔的蔬菜裡含有多酚，但在西式飲食中，目前已知能提供最豐富多酚的就是咖啡！巧克力也含有大量多酚。將這些超級食物加入我的飲食中，有助於我餵養「瘦子」細菌。這個中控系統的漏洞，讓防彈飲食得以打破「卡路里規則」。

原來無論是好的還壞的腸道細菌早就「破解」了你的身體系統。我們和腸道細菌的共生關係，讓我們不得不倚賴這些細菌，但這並不代表牠們的所作所為都對人體有益，特別是如果你想自己決定要儲存多少脂肪。在正常情況下，你的肝臟會自行分泌一種荷爾蒙，能以健康方式控制脂肪的儲存。沒有腸道細菌的動物都依靠肝臟製造這種荷爾蒙，所以這些動物才怎麼吃都不會胖；有腸道細菌的動物則比較容易變胖，因為腸道細菌「也」會製造儲存脂肪的荷爾蒙，而你的身體根本不需要這多餘的荷爾蒙。遵循防彈飲食法則，讓你能用兩種方式直接破解腸道細菌問題。首先要製造更多「瘦子」細菌，接著操控細菌製造的脂肪儲存荷爾蒙，讓牠們轉而為你燃燒脂肪。恭喜你將奪回主控權。本書第四章會說明更多相關技巧。

有更多好的細菌是很好的開始，但我也想對綁架我體內脂肪儲存系統的「胖子」細菌下戰書。這點讓我想到椰子油的奇妙之處，因為椰子油因抗菌效果而出名。我更進一步找到了一種更強效的椰子油，是含有更多叫作**中長鏈三酸甘油脂**（medium chain triglyceride，以下簡稱 MCT）的**椰子油萃取液**。我最後把注意力放在一種叫 C8 的 MCT 上，這種萃取物的效果遠比一般椰子油要強上十八倍。有趣的是，人類的母乳中也含有很高比例的這種油脂，讓腸道較不容易長出壞菌。

防彈飲食能讓人迅速甩脂的好處，多半是因為有意調整了腸道細菌。這運用了最先進的科學，而未來十年我們也會更深入瞭解這些知識。為了達到這個目的，我自費在二〇一三年一月於舊金山舉辦的第一屆防彈生物駭客大會（Bulletproof Biohacking Conference）進行了 uBiome 檢測。是由 **uBiome** 這間公司率先提供的服務，能讓客戶檢測並瞭解自己的腸道細菌，緊追在後的有「美國腸道計畫」

（American Gut Project）。這是破解人體奧秘的最前線科學，關鍵就在你的糞便當中o。

高效排毒系統　讓大腦快樂起來

我更瞭解腸道細菌在排毒作用中所扮演的角色後，就覺得花點時間再去瞭解體內其他排毒信號非常合理。無論是哪個領域的駭客，都想找出能干擾或是接管傳送控制信號系統的方法。駭客如果準備要入侵某個國家時，第一個步驟一定是找出如何掌控通訊系統的基礎設施，就能切斷內部溝通。我以同樣的方式來研究人體內部的信號，尋找掌管排毒機制的溝通信號，這樣我就能增強排毒的信號。

膽汁由肝臟製造後，流至膽囊儲存，直到要消化脂肪才出動；膽汁同時也是啟動體內排毒的信號。膽汁能幫助分解和吸收脂肪，所以肝臟能分泌多少膽汁，就會影響減重和排毒的結果。膽汁也在消化過程中將毒素分解，讓毒素能和消化道內的抗氧化物及解毒物質結合。膽汁和毒素的這種混合物進入腸胃道後，多數膽汁都會被重新吸收，而毒素（希望是）都會被留下來，等著被排出。如果膽汁不夠，身體就無法讓毒素充分結合、排出夠多的毒素，這會導致毒素開始在體內累積。

吃進脂肪，會給身體帶來製造更多膽汁的信號，所以攝取更多健康脂肪，可以增加膽汁的分泌量，排出更多毒素，就像幫汽車換機油一樣。毒素會干擾膽汁的製造，這又是防彈飲食特別小心要避開毒素的另一個原因。這是個弔詭的關係：毒素會減少膽汁的產量，但要排出毒素又需要一定量的膽汁。

---

o 譯註：腸道細菌的研究通常會採取糞便作為檢體，因此才說關鍵在糞便當中。

防彈飲食對這個問題的破解之道，就是提供能刺激膽汁分泌的充足飽和脂肪，同時避開會干擾肝臟機能的毒素。

我孜孜不倦地破解身體，揭開瘦身不復胖並保持高水準表現的秘密，最後創造出一套有科學根據的飲食法，而這套飲食法顛覆了以前所有我聽過關於健康、減重的說法。「多吃奶油、少吃水果」怎麼可能讓我的活力和氣色達到前所未有的巔峰狀態？原來一代傳一代的現有飲食觀念，大多是行銷、誤傳和恐懼的綜合體，另一方面，藥物研究很理所當然地就只專注在容易測出數據的單一變因，如體脂肪重或膽固醇，這通常會導致我們忽視人體的複雜系統。但現在，你不再需要靠廣告或媒體的短篇文章來瞭解健康相關的訊息了。多虧你有幸能重新作主，再次掌控自己身體機能，你可以直接測出哪些對你身體的生物化學有幫助、哪些沒幫助。加入我的行列，一同奪回你身體、心智、表現的主控權吧。

2

你以為的好食材
反讓你發胖、生病、變遲鈍

WHAT YOU THINK IS GOOD FOR YOU
MIGHT BE MAKING YOU FAT, SICK, AND STUPID

在我成功破解防彈飲食後，我發現要成功減重、維持不復胖、還充滿活力，原來可以那麼輕鬆，我簡直氣壞了。起初當我花費三個月減下將近二十三公斤的肥肉時，體重計上的數字讓我非常興奮，但內心深處卻有種被背叛的感覺。長久以來，我拼命運動、一直吃低脂且低熱量的食物，當這些都沒效果時，我心中滿是罪惡感。為什麼醫生沒告訴我變瘦又不會復胖的這些方法其實很簡單？為什麼我爸媽沒教我這些？為什麼沒有人公開宣揚這些方法？

原來已經有不同領域的一小群科學家開始建構起這方面的資訊了，但要將這些資訊傳遞給一般大眾，可能要花上數十年的時間。我遂決定，我的任務就是要見見這些科學家、親身試驗他們的研究成果，並將這些知識轉換成人人都能應用在生活中的的實用技巧。而這本書，就是我的任務成果。

你的飲食應該要提供能滿足身體的五項基本需求：提供大腦能量、為身體提供燃料、提供細胞營養、沒有多餘毒素，以及或許是最重要的，飽足感。但多數低脂且低熱量的飲食法完全無法滿足上面「任何」一項。事實是，許多所謂「瘦身」食品根本才是讓肥胖在世界各地流行的原因。現在來看看瘦身產業中最歷久不衰的常見迷思，再用防彈思維一一擊破。

飲食迷思1：如果你的體重沒有下降，是你不夠努力！

身為一個從小就胖、還曾重達四百磅的人，這個迷思最讓我受傷。相信我，胖子都知道自己很胖。我們無時無刻都很清楚這個事實。我們不是懶惰，絕對不是；我們每天、整天都在對抗身體想吃東西的生理慾望，卻還是一點一滴地輸掉這場意志力的較勁。問題是，想減肥的人、甚至許多醫生都不幸誤解了「意志力」。他們都相信，成功的祕訣是用源源不絕的意志力，就能下定決心減重，並向過量飲食說「不」。但經過證實，意志力是有限的資源，你可能每天都會耗盡意志力，而且並不是你說恢復就會恢復。

「**決策疲勞**」（decision fatigue）是有文獻證明的一種心理現象，意指在一段長時間內不斷做決策，則決策品質會隨時間下降[1]。比方說有研究顯示，法官在法庭中做出的判決，時間越晚就越不利於被告。決策疲勞也可能會在你每次用意志力選擇「減重」而不是你更想吃的食物時，讓你做出比較不是最理想的選擇。

防彈飲食成效這麼好又容易維持的最大原因，就在於它讓你恢復意志力，而不是削弱意志力。藉由滋養細胞、平衡荷爾蒙、為與食慾永無止盡又精疲力竭的抗爭劃下休止符，防彈飲食將會讓你擁有前所未有的活力。防彈飲食會讓你感到飽足，而沒有食物選擇權被剝奪的感覺；當你覺得飽足，就不需要浪費意志力在食物這類瑣碎的事情上。你一開始的確會需要用點意志力，從你習慣吃的食物切換到更好的選擇，但這種轉換過程不會太久。只要幾天的時間，你就會因為防彈飲食帶來的驚人

> 在今日的世界，我們不再享有放任健康不管的奢侈權利了。如果一個人採行「現代」飲食和生活方式，生病不只是可以預料，還完全是已經預定好了。不過，由於知識與科學的發展，現在已經揭露了我們都能採用的一些關鍵方法，以確保會有一輩子活力十足的健康。戴夫・阿斯普雷對於並非沒有道理的結果所展現的熱情，其背後是願意投身全面性研究、積極檢測、實際運用的一顆心。
>
> **——彼得・賽吉（Peter Sage），超凡企業家、耐力運動員和暢銷書作者**

感受，而為你自己做出的「防彈決策」感到高興。

人體演化到現今的模樣，是為了讓我們人類這個種族能撐過發生在地球上的任何災難，包括冰河期、饑荒和瘟疫。單單是飲食和繁殖並不需要用到整顆大腦，所以演化後大腦的各個部分所需要的能量也都不一樣，其中最耗能量的就是高階處理功能。這表示無論是營養不足、毒素或其他壓力源造成的能量問題，都會先影響大腦要消耗最多能量的部位。換句話說，比起消耗能量較少的生物生存需求，像意志力這種高階功能對能量變化更敏感。

防彈飲食成效這麼好又容易維持的最大原因，就在於能讓你恢復意志力，而不是削弱意志力。

隨著新的大腦造影技術揭露了腦中不同結構的細微差別和彼此間的關係，很顯然並不能用單一模型或架構來簡化大腦本身。我發現「**三重腦理論**」（**triune brain model**）是可以讓人理解大腦如何利用食物的最實用方法。

一九六〇年代，神經學家兼精神科醫師的保羅．麥克林（**Paul D. Maclean**）發展出這個理論來解釋大腦結構，就是將大腦依演化的三個不同階段分成三部分。目前科學界對於用這種模型來瞭解大腦還有所爭議，但這個理論可以幫你理解防彈飲食如何破解大腦，讓你不用再浪費精力於制止自己不要多吃。

你可以把大腦的第一部分想成是你的「爬蟲腦」，這個部分負責控制低階功能，如體溫調節和電生理系統。只要是有脊椎的生物就有爬蟲腦，而無論其他負責高階功能的腦需要多少能量，這個爬蟲腦必須要有足夠養分才能活下去。如果這部分的腦能量和養分不足，你就會死，一切就結束了。

所有哺乳類動物都有稱作「邊緣腦」（limbic brain）的第二部分，我喜歡將這部分的腦想像成是覆滿長毛並流著口水的「拉布拉多獵犬腦」。這個腦控制著讓人類能繼續存活的本能，像是找食物和繁殖行為。儘管你的拉布拉多獵犬腦只是想幫你生存下去，最終卻在三個主要方面跟你唱反調。第一個是拉布拉多腦很容易就會分心：我們就跟狗狗一樣，總是在到處尋找可以玩丟木棍撿回來遊戲的機會，而不是專注在眼前的事物。如果你覺得要保持專注十分困難，那就是你的拉布拉多腦觸發了「打或逃反應」（fight-or-flight response），確保你的安全。

拉布拉多腦唱反調的第二種方式也和種族生存有關，這回是為了繁衍後代：這個腦會用不合時宜的需求分散你的注意力，好讓你花上許多時間和精力來滿足這些需求（至少這部分會很愉快！）。拉布拉多腦找你麻煩的最後一招，是本書主要聚焦的部分：拉布拉多腦會讓你想吃掉任何你手邊碰得到的所有東西，要讓你對所有食物來者不拒，才不會餓死。

當你吃下的食物包含對身體系統有害的物質，就可能會啟動打或逃反應（可透過測量心跳得知），伴隨著想吃含糖食物的強烈渴望，好在短時間內快速提供身體能量，應付威脅。你經歷的這種飲食衝動，我定義為比一般飢餓感更想吃東西的強烈渴望。很不幸地，對許多人來說，飲食衝動太常發生，導致他們早已忘了沒有和衝動同時出現的正常飢餓是什麼感覺。

當你在抵抗飲食衝動時，就是在使用第三個也是最後一個腦，麥克林稱之為「新皮質腦」（neocortex brain），而我喜歡叫「人類腦」。記住，爬蟲腦會最先獲得所需的營養和熱量，再來是拉布拉多腦，所以人類腦只能撿剩菜吃。如果你吃的食物只夠滿足前兩個腦，或吃了不對的食物，你的人類腦就會第一個耗盡能量，也就是說你的意志力也會跟著耗盡。接下來你就會發現，自己向飲食衝動投降，而真正意識到的時候，你已經吃掉半桶的班傑瑞冰淇淋[p]了。

傳統的瘦身飲食法無法同時為三個腦提供足夠燃料。當你開始進行這些瘦身法時，只要一看到食物，你的拉布拉多腦就會說：「你太餓了！會有生存危機！『現在』就把食物吃掉！」這時，你就會被迫以意志力回答說：「不行！壞狗狗！」這個現象會不斷重覆發生，但通常過了半天，你就會進入決策疲勞的狀態，意志力也耗盡了。

舉例來說，如果你吃低脂且低熱量的早餐，身體會分泌胰島素，讓體內細胞可以利用你剛消化的糖分，因此會造成血糖下降。由於認為身體用來維生的燃料快不夠了，你的拉布拉多腦會開始陷入恐慌，開始纏著你，要你吃些甜食好提高血糖。這就是人體演化到讓你不會餓死的最終結果，但對你卻不再有用：身體接收到了緊急訊息，但你只是乖乖地吃下了該吃的食物！等到你要吃午餐時，意志力早就消耗完了，於是你只好向披薩或炸雞或其他速食投降。也許你試過只吃一小塊糖果當零脂肪午餐，好騙過拉布拉多腦。聽起來似曾相識嗎？

另一個常出現的情況是，你吃了一頓豐盛的早餐，裡頭卻含有你過敏的毒素或食物。吃下讓你過敏的食物會啟動「打或逃反應」，而你的拉布拉多腦則會要求你吃糖，才能獲得逃跑所需的額外能量。如果食物含有毒素，肝臟會用血糖來氧化毒素，於是可供給大腦的血糖就減少了，結果就是你會覺得要立即補充糖分。

p 譯註：班傑瑞（Ben & Jerry's）為美國的冰淇淋品牌，以口味甜膩著名。

想用飲食操控大腦，就必須知道是哪些食物造成血糖下降或刺激了「打或逃」反應，讓你的拉布拉多腦認為你在挨餓。防彈飲食法中，食物被分成三類，稍後會更加詳細說明。首先是幾乎可以隨便你吃的「防彈食物」，再來是要小心留意的「可疑食物」，因為這類食物可能會引發飲食衝動，最後則是「氪石食物」，這類食物幾乎都會妨礙你的表現並讓你變得虛弱，因此應該要全力避開。

有些像**高果糖玉米糖漿**（high fructose corn syrup，HFCS）的這種食物，對所有人來說都是氪石食物，不過每個人也都有屬於自己的氪石食物。舉例來說，對大部分的人來說，巧克力是健康的防彈食物，但對會敏感的人而言，就會是氪石食物。多數人都活在無知的幸福中，沒有意識到他們一直在吃的某些食物，其實都會偷偷導致虛弱和飲食衝動。只要使用防彈飲食的免費敏感食物追蹤應用程式（稍後也會詳細說明），或做一次食物過敏源的血液檢查，你就會知道是哪些可疑食物該為你的表現下滑負責。這才能幫你進入真正的防彈狀態。

飲食迷思2：你沒你想的那麼餓

飢餓感會降低你的表現、消耗你的精力，還會讓你易怒、疲累、做事沒效率。飢餓感也會啟動拉布拉多腦，降低你的意志力。一直保持飢餓，並不代表很堅強或很有決心，而且一點也不防彈。諷刺的是，當我體重三百磅（一三六公斤）時，我總是感到肚子餓，做事效率比現在還要差，因為我整天都在想著要吃東西。我那時是個自大的年輕百萬富翁，在午餐前提早將會議結束時說的理由是：「我現在得去吃飯，所以會議結束了，真是抱歉。」接著，我會去吃一頓讓我增加更多飲食衝動的午餐。我無意當個混蛋，但飢餓感就是占了上風，而我的拉布拉多腦獲勝了。

所有人都得承認，餓著肚子會浪費一堆時間。飢餓感讓你沒辦法專注力在重要的事情上，也讓你在任何事情上的犯錯機會大增。飢餓感也削弱你的意志力和進取心。當你肚子餓時，比起多花一個鐘頭寫企劃書，你更有可能決定回家看電視。多數減肥的人會花時間想著有多餓或因為不能專注而放棄手邊的工作，如果你把所有這些浪費的時間加起來，可能就至少占了一天的好幾個小時。想像一下，如果你每天都多出幾個小時，那你一週可以再完成多少工作！並且，如果你沒那麼餓，對待別人的態度會不會就更好了！

「飢餓」，最簡單的說法就是想吃東西，是保護人類不會挨餓致死的本能，也就是拉布拉多腦的一部分。控制飲食的目的不該是忽略飢餓感，也不該是每九十分鐘就吃個低熱量的小點心來充飢；防彈飲食法反而讓控制這個本能的荷爾蒙恢復平衡，來破解飢餓感。飢餓感的生物化學機制很複雜，受身體各處分泌的荷爾蒙所掌管。體內主要有兩種功能相反的荷爾蒙負責掌控飢餓感：**飢餓素**（ghrelin）q由胃黏膜中的細胞製造，能激發飢餓感、抑制飽足感；前面提過的**瘦素**由脂肪細胞製造，會抑制飢餓感、產生飽足感。當小腸偵測到你吃下食物中的蛋白質時，會讓瘦素促使你產生飽足感，

q 編按：Ghrelin 是一九九九年由 Kojima M 帶領的團隊發現的一種28個胺基酸組成的多胜肽的類生長激素，主要是由胃部的內分泌細胞生成，它可以促進食慾、促進脂肪堆積，也能促進生長激素分泌激素。飢餓時，胃中的 Ghrelin 分泌量也會增加，當血清中 Ghrelin 濃度上升，瘦素濃度就會下降；飽食後則會相反。Ghrelin 有如食慾的油門，瘦素有如煞車。

而當胰臟偵測到腸道中的脂肪時，就會釋放一種不讓飢餓素產生以抑制飽足感的荷爾蒙。相反地，水果中糖分的主要形式是果糖，在不讓飢餓素荷爾蒙製造出來的表現上，果糖可說是比幾乎任何食物都要來得糟糕。

感到強烈的飢餓，或覺得「我現在就得吃，不然就要昏倒了」，都代表你當天稍早吃的東西並沒有真的滿足你，因為那些食物無法不讓飢餓素產生或製造瘦素。另一方面，如果你的些微飢餓感是像「我接下來幾個小時得吃點東西了」，那這並不會影響你的表現，也比較容易應付——由於防彈飲食會妥當管理好你的飢餓荷爾蒙，你就只會感受到這種的飢餓。

是時候該把浪費在餓肚子的時間討回來、好好利用了。吃下含有高品質脂肪的食物和足夠的熱量，防彈飲食會讓你不再受令表現下滑又消耗腦力的飢餓感困擾，同時還能比以往更快速地輕鬆減重。飢餓感不該被置之不理，而你其實很容易就能操控飢餓感。舉手向飲食衝動投降，並不代表你很軟弱，你只是吃錯了食物，或沒吃夠對的食物罷了！遵循防彈飲食法則，你就能奪回生理需求的主控權，讓飢餓感再也不會分散你的注意力！

飲食迷思3：低脂飲食很健康

一九五〇年代，一位名叫安瑟・凱斯（Ancel Keys）[r]的科學家用了一些蠻有說服力的研究，主張

[r] 編按：安瑟・凱斯是美國生理學家，一九五三年發表了一份名為「七國研究」的觀察報告。在報告中他宣稱發現了飲食

「飽和脂肪（saturated fat）會導致心臟疾病」，這個說法震撼了營養學界。低脂飲食風潮立即席捲全球，而且很不幸地至今仍沒有消退到到儘管後來有人發現凱斯發表的數據並不符合他的研究模型2。換句話說，凱斯竄改了研究結果，因此表面上數據支持飽和脂肪導致心臟疾病的理論，但事實是真正的科學完全不支持他的說法。

食品化學專家馬上開始研發低脂食品。要將脂肪從食物中移除，就必須以其他成分代替。這時有兩種選擇：糖或蛋白質。好吧，糖比蛋白質好吃又便宜，所以多數低脂的「瘦身」食品中都添加了多餘的糖或玉米糖漿。這些低脂食物事實上對身體一點也不好，不但缺乏營養，給人飽足感的脂肪被糖和澱粉取代，味道還像硬紙板一樣難吃，讓你的拉布拉多腦覺得饑荒就要來了。

脂肪每公克含有的熱量比任何其他營養素都還要多，所以若要把熱量傳送帶到需要的身體部位，脂肪的效率最高。相較於蛋白質和糖，脂肪也比較不會影響到胰島素濃度。低脂食品所含的糖份，則會使胰島素暴升，會耗盡精力也讓體重上升。脂肪提高的壓力荷爾蒙皮質醇濃度也不像蛋白質或碳水化合物那麼高，而這種皮質醇會讓血糖上升、抑制免疫系統。

再三嘗試多種減肥法卻仍失敗的主因之一，就是減肥的人覺得像在經歷酷刑，因此就輕易放棄，回去吃他們真心喜歡吃的食物。但其實你只要採用防彈飲食，就可以一邊減重，一邊享受美味又讓你

中的脂肪含量與心血管疾病有明確的關連性，於是提出了飲食／心臟假說，在坊間形成飽和脂肪與心臟病有關聯的流行觀點，讓美國心臟協會（AHA）也開始建議美國人減少飲食中的脂肪攝取。但日後發現他的研究數據是經過操弄，從二十二國篩選成七國，不盡客觀，且後續許多醫學的臨床實驗研究皆否定他的說法，並且證實膽固醇跟心臟疾病沒有關係。

飽足的食物，而且只要是吃「對的食物」，你的拉布拉多腦要你吃多少，就可以吃多少。如果你可以吃到真正的食物，而不是那些會騙你吃更多的化學添加食品，在你吃夠時，拉布拉多腦自然會喊停，你就不會想吃超過身體所需的量。

脂肪是防彈飲食的基礎，但不是所有脂肪都一樣好。本書後面的章節將讓你更瞭解哪種脂肪會消除飲食衝動、哪種會引發飲食衝動。不幸的是，當低脂飲食開始流行時，大家也開始排斥所有的脂肪，而不是只排斥壞脂肪——這種想法已經深植人心太久了。與其再次陷入同樣的零脂痛苦當中，你現在可以從含有大量健康脂肪的飲食中，獲得健康，還能每天早上醒來時，都會對當天要吃的食物充滿期待。

就算是全世界最有效的飲食法，如果你無法持續，就不會成功。防彈飲食之所以長期下來還那麼有效的一個簡單原因，就是因為食物好吃，也不用讓你的拉布拉多腦將意志力浪費在抵抗飲食衝動上，因此得以長久維持下去。如果有一種飲食法，比起之前的飲食法更能讓你氣色變好、體重下降、表現超棒，還能吃到更好吃的食物，你怎麼會放棄呢？

飲食迷思4：吃下脂肪會讓你變胖

多虧了安瑟·凱斯，我們不只無法擺脫不健康的零脂食品，還因為相信脂肪會讓人又肥又病，而變得不敢吃脂肪。事實上，「吃脂肪會發胖」只不過是個迷思而已。

我在設計並測試防彈飲食時，想知道攝取更多的脂肪熱量會多快讓我變胖。當時我推測，如果過防彈飲食讓我的感受、外表都得到前所未有的提升。因為有這種改變，所以我想分享這個經驗給每個想聽見並想清醒的人！我絕對是防彈飲食的信徒和推廣者。該是拋棄舊觀念的時候了，各位！——**戴維斯**

去接收的飲食觀念無誤的話，我每多吃三千五百大卡就應該會胖個半公斤，何況我還吃下了一堆脂肪。為了要讓防彈飲食在最不利的情形下進行實驗，我從二〇〇九年八月六日起停止運動，每晚睡少於五小時（這也應該會讓人發胖），然後每天從防彈飲食中攝取四千到四千五百大卡的熱量，其中約有七十%的熱量來自防彈飲食中的脂肪。

根據多數營養學家的理論，如果我一整個月都這樣吃，應該會增加好幾公斤；結果反而出現相反的情形。突然間，我的狀態變得超好：大腦運作得毫不費力、不需要睡更久、甚至有了六塊肌！我簡直無法相信，也得承認我花了很多時間在鏡子前面，驚嘆著我的肚子怎麼變得那麼平，因為我明明就真的在自己體內塞滿了食物。

因為當時的生活實在太棒了，我不想停止實驗，結果我維持了這樣的飲食兩年。我用額外的精力創辦了「防彈管理部落格」（*The Bulletproof Executive blog*），同時在一間大科技公司擔任副總裁，並因工作表現受到表揚。根據卡路里的計算公式，我兩年後的體重應該要高達二七二公斤，但我真正增加的卻只有幾公斤的肌肉。我最後還是放棄每天攝取那麼多卡路里，因為要吃這麼多挺費功夫，更別說還很花錢，這麼做也沒什麼必要，甚至還不太明智。

多虧錯誤百出的研究，脂肪被汙名化，但好的脂肪既健康，也是生命不可或缺的一部分。所有營養素會先在體內被轉化，才能被利用。好的脂肪不只有營養，使用時也不會產生其他雜質，還能提供讓大腦和身體以最佳狀態運作的充分能量。脂肪是製造健康細胞膜和荷爾蒙的基本成分，而且是生殖能力、體溫調節、避震機能的必要之物。像維生素A、E、D、K的這類維生素是脂溶性，因此需要透過脂肪才能被吸收進體內。

簡單來說，健康的脂肪是人體的一個重要成分，因為我們都是由脂肪構成。女性的健康體脂率約為二十九%，男性則是十五%。人體的每個部分都有由脂肪形成的組織，包括大腦，這表示低脂飲食會讓大腦飢餓。我們的大腦和身體需要像omega-3這樣的「必需脂肪」來維持正常運作，不過人體無法自行製造。我們必須透過飲食，攝取適當比例和一定分量的脂肪。許多人對脂肪避之唯恐不及，但其實吃對了，就完全不會變胖或有任何健康威脅。防彈飲食中的健康脂肪有助於平衡體內荷爾蒙，所以不但不會增重，反而能減重。

飲食迷思5：減少卡路里是最好的減肥方法

也許你在想：如果不是脂肪讓我發胖，那罪魁禍首一定就是攝取太多卡路里了！的確，許多飲食法都主張減肥的黃金公式是「吃進卡路里少，用掉卡路里多」。這在饑荒的情形下似乎確實有點道理，因為你的確可以把自己餓瘦，至少在一小段時間內可以，而如果把人關在能量代謝實驗室s中，透過

s 譯註：能量代謝實驗室（metabolic chamber）為一密閉空間的實驗裝置，藉由將受測者放置其中，可檢測其換氣量來推

測量實際用掉的卡路里，並據此提供食物，就可以真正讓卡路里達到「入不敷出」。但我們現在知道，失敗的飲食法會打亂你的飢餓荷爾蒙和新陳代謝，讓你只要一回到正常飲食，就更容易變胖。胰島素抗性、瘦素抗性、低睪固醇和甲狀腺異常，都是低熱量飲食可能引發的問題。

先撇開卡路里不談，吃東西的首要目的，應該是要為大腦和身體提供所需的燃料和營養。你知道大腦每天用掉的熱量，其實高達你每天攝取熱量的二十五%嗎？知道了這點，以「少吃多動」的方式減重會讓你覺得疲勞、沒有動力，就一點也不讓人驚訝了吧。你的拉布拉多腦會拿走所有的熱量，而你的人類腦就只能在快沒油的情況下運作。

我不是說卡路里並不重要，事實正好相反。如果你要感覺自己能掌控身體的生理機能，就必須吃進足夠的熱量。你的拉布拉多腦在應付有限熱量和激烈運動的壓力時，就跟應付饑荒或其他天災的方式一樣：節約能源。這點會造成腦霧、疲勞、體重增加和甲狀腺損壞，也會讓你整天餓著肚子。

減少太多卡路里並不能幫你減重，除此之外，「吃少，用多」這個公式也是漏洞百出，因此也就讓生物駭客有機可趁了！畜牧業有一個指標是「飼料效率」（feed efficiency）：只要給牛雌激素，就可以少用三十%卡路里，還是能讓牛長得一樣肥。這種方法為牧場老闆省下大把鈔票，也讓你吃到摻有雌激素的牛肉，而這些雌激素可能會讓你變胖，就跟牛一樣。如果只是一點荷爾蒙，就能少花三十%卡路里讓牛變得一樣肥，顯然卡路里的數字不是影響你體重增減的唯一因素。

測所代謝熱量的多寡。

另外很重要的一點是，體內有高達五十%的熱量消耗和一些無法輕易測量的情況有關，譬如室溫、睡眠、海拔高度，還有你多用力呼吸等等。所以對大部分的人來說，每天消耗掉的卡路里根本無法精確計算出來，甚至連這些熱量是來自脂肪還是糖都不得而知。還有很重要的一點是，要考慮到不同的食物對身體都會產生不同的影響，這個看似再清楚不過的簡單概念，完全違反了多數飲食法的理論。試著這樣想吧：如果一卡路里就只是一卡路里的熱量，你就可以只靠喝高果糖玉米糖漿或芥花油瘦身了。但結果發現，這些食物長期下來會破壞你的身體、大腦、表現，就算你真的攝取更少的卡路里，這些食物也不一定能減重。

當你開始專注在食物的品質以及食物提供的營養，而不是攝取了多少卡路里，身體就會以同樣的方式回應你：加速脂肪燃燒和營養吸收，並自然調節吃進的卡路里多寡。最後的成果就是體重減輕和清晰思緒，而許多進行防彈飲食的人也都已經有這樣的經驗了。

飲食迷思6：天然就是好

「要多吃蔬菜水果」，你是不是常常聽到這句話？「蔬菜水果」好像都快連在一起變成一個詞了。唯一的問題是，從營養學的角度來看，要找出水果和蔬菜之間的共通點，就好比要找出魚和腳踏車的共通之處。大家喜歡稱水果是「自然界的糖果」，好吹捧吃水果對健康的好處，但真相是，比起蔬菜，水果和糖果的共通點其實還比較多。水果主要是由糖、水和一點纖維所構成，而蔬菜雖然含糖量少，營養素卻很多。

水果最大的問題是，成分中主要的糖是「**果糖**」（fructose）。之前談到瘦素時就已經提過，肝臟會將果糖轉化成葡萄糖或為三酸甘油脂，而後者會再被轉化為脂肪儲存起來。果糖不只透過這個生化程序使你增肥，也不像蛋白質或脂肪一樣，吃了之後可以抑制食慾。果糖提供的飽足感甚至比其他糖類還要小，所以更容易比其他糖類吃得更多[3]。沒有什麼會比攝取含有大量果糖的食物讓人更快產生飲食衝動，這些高果糖食物包括水果乾、果汁、汽水，甚至是整塊水果。

吃果糖除了對腰圍不利，還會以各種方法造成心臟疾病和血管受損。先前也提過，第一種方式是果糖會增加三酸甘油脂，而三酸甘油脂是一個心臟疾病很好的預測指標。果糖也很容易與脂肪和蛋白質結合，譬如皮膚和血管的主要結締組織膠原蛋白。果糖和膠原蛋白結合時，會產生有毒的糖化最終產物[†]（Advanced Glycation End products，以下簡稱 AGEs）；糖化作用（glycation）就是指糖分子附著在蛋白質、DNA 和脂肪上。AGEs 的名稱取得很貼切，因為這些最終產物會影響老化過程，也會給體內帶來額外的氧化壓力（oxidative stress）[4]。AGEs 不只是皮膚產生皺紋的主因之一，也會造成血管老化，進一步導致動脈粥狀硬化（atherosclerosis）。

由於果糖會成為腸道內壞菌的養分，也會對身體造成傷害。當果糖進入腸道裡，致病細菌就會

---

† 譯註：糖化最終產物（Advanced Glycation End products，AGEs 或 AGE）又稱為「最終糖化蛋白」或「糖化終產物」，目前的研究顯示可能和糖尿病、癌症等器官病變有關。

優先選擇果糖為食物，因此得以繼續繁殖，這可能是造成「小腸細菌過度增生[u]」（small intestinal bacterial overgrowth，簡稱 SIBO）流行的原因之一[5]。有些偏好果糖的壞菌會製造出像尿酸這樣的代謝副產物。當體內有太多尿酸堆積時，就可能導致帶刺的尿酸結晶沉澱在關節、皮下，甚至是腎臟，造成腎結石。當你全身上下都有這種尿酸沉澱時，就會有痛風，一種極為疼痛又令人衰弱的關節炎。許多我在矽谷工作的朋友和同事，三十出頭就患上痛風，人數之多令人不安。他們的醫生都說，痛風是因為肉吃太多了，但我花了十年協助他們減少果糖的攝取量，好擺脫痛風，而少吃果糖確實比少吃肉還更有效，因為防彈飲食法只含有適當的蛋白質，並不屬於高蛋白飲食。

在主流醫學中，水果對健康的好處被過於誇大，而果糖對健康造成的風險則被完全忽視，不過還是有些醫生開始告誡大眾關於果糖的危險性。羅伯・魯斯提醫師（Dr. Robert Lustig）是舊金山加州大學的兒童內分泌專家，同時也是《雜食者的詛咒：當一卡路里不是一卡路里，食品工業的黑心糖果屋》（*Fat Chance: Beating the Odds against Sugar, Processed Food, Obesity, and Disease*）一書的作者，他得出的結論是：即使只攝取「一般」的果糖量，都會大大影響個人表現。只要每天攝取的果糖量超過一點，對大腦和身體來說就不好，這也是為什麼，防彈飲食將每天的果糖量限制在「不超過」二十五公克，而且越少越好。這個量大約等於兩個大蘋果所含的果糖量；我以前一天會吃上好幾塊水果，但身上約四十五公斤的贅肉就是怎麼甩也甩不掉，現在終於知道為什麼了！避免吃下多餘的果糖，是縮小腰圍

u 譯註：「小腸細菌過度增生」是小腸異常帶有大量細菌的情形，細菌和人體競爭吸收養分，導致身體營養不良，而正常情況下，小腸中細菌數應要比大腸少。小腸細菌過度增生被認為是腸躁症等疾病的原因之一。

和徹底消滅飲食衝動的最佳方法之一。「一日一蘋果，醫生遠離我」這句俗諺應該要改成「三日一蘋果，醫生生意火」才對。

飲食迷思7：多運動才會瘦

我的體重曾一度高達一百三十多公斤，為了瘦身花了好多時間與精力在健身房運動，真是浪費力氣！多虧了生物駭客學、自我實驗以及和世界級專家一同研究的機會，現在我根本不需要花那麼多時間在身材上，還能維持精壯的體格。我吃了一堆脂肪，卻一點都不需要擔心要怎麼去燃燒這些卡路里，因為我的身體能有效代謝脂肪來獲得能量。還好有生物駭客技巧，我才能設計出防彈飲食法和防彈間歇性斷食法（後面會詳細說明），身體才能輕鬆地從「燃燒糖類」切換成「燃燒脂肪」來獲取能量。

「減肥瘦身就是要燃燒卡路里」，這是談到減重時的一大錯誤觀念。因為要減重，控制飲食其實比運動還重要。不過，我透過生物駭客技巧得知最驚天動地的事實可能是：過度運動反而可能會讓體重上升。沒錯，做運動太多會有反效果，反而讓你瘦不下來。如果你為了瘦身每天運動，可能正是在挖洞給自己跳！

你的身體對激烈運動的反應就跟面對其他壓力源一樣：提高體內的皮質醇（cortisol）濃度。皮質醇是一種荷爾蒙，會提高血糖、抑制免疫系統，甚至減緩骨質生成。皮質醇濃度如果長期居高不下，最常見的結果就是體重增加、肌肉萎縮。這並不是說防彈飲食就禁止你活動和運動。四處活動對神經系統、大腦和排毒系統都有好處。我也喜歡保持活動狀態，因此也推薦後面會提到的一套防彈思維的運動養生法，讓你可以一週做一次高強度運動，就能得到許多人每天運動才有的成效。但是，在防彈飲食的原則裡，健身對減重來說不是必要的，因為是你吃的食物在幫你減重、增肌並維持好的身材。

飲食迷思8：咖啡對身體不好

你先前已經看到了黴菌毒素對健康的負面影響，而很不幸地，在咖啡裡黴菌毒素很常見。但許多人仍相信，就算沒有黴菌，咖啡本身就對身體不好。近百年來，咖啡一直都是某些陣營用錯誤觀念發動無情攻擊的目標，背後主導的就是販賣咖啡替代品的公司。事實上，你或許相信的許多咖啡負面影響，可能都來自一九二〇年代的一波廣告宣傳。當時，一間現在銷售穀物早餐麥片（Post Cereal）的公司，販賣一種用穀物製成的咖啡替代飲品，聲稱這個叫作 **Postum** [v] 的產品比咖啡要健康多了，即便 **Postum** 已不再是主流食品，這個比咖啡健康的迷思至今依然存在。

咖啡和健康的相關研究一直沒有定論：有些研究說咖啡對身體有益，有些說有害。聽起來好像很令人困惑，但原因其實很簡單：壞咖啡當然對你有害，而科學家研究時，並沒有特別區分用「哪種」咖啡做實驗。他們的實驗並沒有將加工方法或咖啡豆的來源列入控制變因，而且多數研究用的咖啡都

[v] 編按：一種用穀物和糖蜜製成，不含咖啡因的即溶粉狀沖泡飲品，嚐起來有點像即溶咖啡，液體外觀也相似，在二戰期間因咖啡短缺而迅速成為咖啡的替代品，今日仍在生產。

是超市賣的即溶咖啡，這種咖啡所含的黴菌毒素已被證實比現泡咖啡還要多，或是有的研究數據是來自實驗對象自行回報喝了多少咖啡，因此兩者皆代表了咖啡的品質完全沒有受到控管。簡而言之，說喝咖啡對人體有負面影響的研究（確實有不少這種研究結果），實驗時從來沒有去管咖啡裡是否有黴菌毒素。光是黴菌毒素的存在，就足以解釋許多得出負面影響結論的研究了。

當你排除黴菌的影響並能看到全貌後，就會很清楚比起你飲食中的任何一種食物，咖啡更像是「超級食物」。一項又一項研究都顯示咖啡（就算含有黴菌）能改善專注力、記憶力和個人表現，其他研究也顯示，咖啡能降低中風和糖尿病的風險[6]。就像我在第一章提到的，咖啡提供大量多酚給腸道好菌當養分[7]，紅酒及巧克力也是大家都知道富含多酚的食品，但其實咖啡的多酚含量更高。弗瑞德・哈金森癌症研究中心（Fred Hutchinson Cancer Research Center）發現，每天喝四杯或四杯以上咖啡的男性，攝護腺癌的復發機率少了五十九％。咖啡還有很強的生熱特性，也就是能刺激甩脂，甚至（如果喝得恰當）還能幫忙長肌肉，這點會在之後詳細說明。咖啡也是強大的抗氧化物，事實上，美國的日常飲食中，咖啡是提供最多抗氧化物的食品，目前甚至有研究將咖啡運用在抗癌上[8]。

只要將毒素少的咖啡跟對的脂肪混和在一起，你就會有一杯不受黴菌負面影響的美妙飲品，不但能止住飢餓感和飲食衝動、以另一種能量來源真正啟動大腦、幫你同時減重和打造肌肉、提高專注力和個人表現。這杯飲品就是「防彈咖啡」，也是防彈飲食法的核心，而我已經迫不急待想讓你品嚐了。

飲食迷思9：鹽是一種危險的物質

一九七九年，我七歲的時候，美國公共衛生署署長（Surgeon General）發表說：「研究報告明確指出……高鹽飲食和血壓升高之間存在著因果關係。」因為這事，當我限制自己的鈉攝取量時，總覺得高人一等；但問題是，人沒有鹽就不能活下去。人體內必須要有適量的鹽，再加上，當你處於壓力之下，身體就會需要更多鹽，因為鹽是腎上腺反應的一個重要元素。

你可能已經知道腎上腺負責製造很多種荷爾蒙，包括壓力荷爾蒙皮質醇。當你長期飽受壓力，導致腎上腺持續製造高濃度的皮質醇，腎上腺就會變得疲勞，因而無法製造其他重要的荷爾蒙。其中一種會被抑制的荷爾蒙是醛類脂醇（aldosterone），負責平衡人體內鈉和鉀的濃度。當腎上腺太疲勞以至於無法分泌醛類脂醇，你就可能因此出現脫水和低血壓的情形，導致你常常想吃鹽。我自己就從一次慘痛經驗中學到了這點，那時我經歷了一段過度使用腎上腺的時期，而檢測結果顯示我的

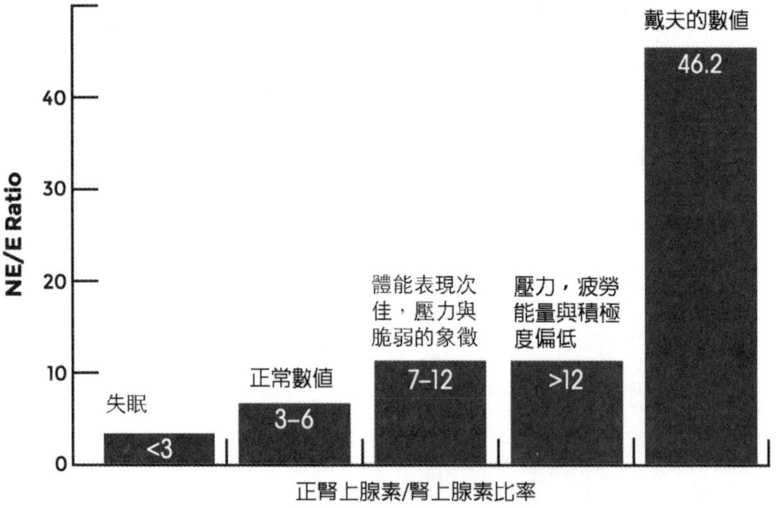

正腎上腺素（norepinephrine）比腎上腺素（epinephrine）濃度數值是46，只要超過8就代表腎上腺疲勞**（參見下表）**。

為了重新找回身體的健康與該有的恢復力，我不得不在飲食中添加額外的鹽。自那之後，為了增加一整天下來的活力，我一起床，就會喝加了半茶匙到一茶匙海鹽的水，因為那是身體最能有效運用鹽的時間。

鹽應該會對健康造成的負面影響有很多種說法，但科學研究顯示低鈉飲食反而才會危害健康。一篇刊載於《美國高血壓期刊》（*American Journal of Hypertension*）的文章，總結了二十三份研究報告，指出限制每日鈉攝取量在兩千五百毫克以下，不只會造成我剛解釋的醛類脂醇失調，也會讓血漿腎素活性（plasma renin activity）上升，大幅增加心臟病發作的風險；除此之外，胰島素抗性也會增加，讓你變胖，而交感神經活動（就是「打或逃」反應）也會變多，還有血清膽固醇會提高，三酸甘油脂濃度也會上升[9]。

目前專家建議每日鈉攝取量的上限是兩千三百毫克，但剛才那份報告的結論卻是，對多數人而言，每天攝取兩千五百到六千毫克的鈉才最適合；而不斷逼每個人攝取更少的鈉，反而增加了他們的壓力，還可能會導致心臟病發作。另一項研究則顯示，增加飲食中鈉的攝取量，可能會降低血漿脂蛋白B（plasma apolipoprotein B）[10]；冠狀動脈心臟病和這種脂蛋白的相關性比低密度脂蛋白（low density lipoprotein，以下簡稱LDL）[11]還要高。雖然許多醫生都聲稱鹽吃多了會導致高血壓，但研究顯示只有某些已經患有高血壓的人，才會對鹽產生這種反應[12]。形成高血壓的原因其實有很多，包括缺少鈣、鎂、鉀。

很多人覺得鈉和鹽是一樣的東西，但其實兩者並不同。通常稱作「食鹽」的東西，其實是混合了化學精製純鈉以及有毒的鋁製防結塊劑[w]。吃下這些添加劑可能造成血中有過多的鈉，進而導致風溼病、關節炎、痛風、腎結石和膽結石等問題。但高品質海鹽可以提供身體所需的鈉，協助維持體內的礦物質平衡，卻不會有毒鋁防結塊劑的危害。我買過最好的鹽，是來自美國猶他州或喜馬拉雅山的粉紅鹽（pink salt），皆從無汙染的古代海床開採而出。光是從食鹽改用任何一種海鹽就能讓你的表現大幅提升，而在你的飲食中加入更多鹽，則能幫你對抗壓力，還能感到強壯又無所不能。

飲食迷思10：「適度」是飲食的成功之道

俗話說「凡事適度就好」，但談到吃，這種古老的智慧完全不適用。無庸置疑地，對於鉛或氰化物這種物質要「適量」；而當你想拿出最好的表現，即便只是吃進適量的毒素都是很糟糕的想法，因為有毒素就會讓你疲累、有腦霧、幾個小時後就徹底摧毀你的表現。很重要的一點是，你放進嘴裡的每一丁點東西，或多或少都會影響你的表現。有些毒素可以讓你更強壯[x]，但像會損害DNA黴菌毒素的這類毒素，不論吃多少都無益。

---

[w] 譯註：在台灣，並非所有的食鹽產品都含有防結塊劑的成分。常見的防結塊劑包括矽鋁酸鈉、二氧化矽等，採買食鹽時可以查看包裝的成分表。

[x] 譯註：例如毒理學裡的「毒物興奮效應」（hormesis），討論某些高劑量毒物有害，而低劑量對生物體反而有益的現象。

防彈飲食法並不是一種「全有或全無」的方法，而是簡單易懂的指南，幫你做出更好的選擇，才能多吃到讓健康和表現更棒的食物，少吃那些無法助你達成目標的食物。就算你吃了一些有營養的氪石食物，並不代表你是壞人，你也還沒重回舊飲食習慣的懷抱。或許是你的拉布拉多腦一時占了上風，也可能是你有意選擇吃你很愛的食物，即使知道那個食物不會提升你的表現；但如果你不知道哪些食物符合防彈原則、哪些是就算只吃一點也會有害的氪石食物，那你做出的決定完全沒有根據。這包括對每個人來說都是「氪石食物」的一些食物，像是麩質、大豆和味精，以及對某些人是「防彈食物」、對其他人卻是「氪石食物」的「可疑食物」，譬如無麩質發芽穀類可能對某些人無害，但你如果會敏感，那就會是你的氪石食物。重點就在於你的體質！

只要採用之後說明的兩週飲食計畫，你就會知道要如何辨別哪些是你的防彈食物，也終於有機會為你的身體充飽能量。防彈飲食法就像是給了你一把鑰匙，讓你開啟通往精力充沛、氣色絕佳、掌控忙碌生活的大門。「凡事適度」只會讓你有平庸的表現。拒絕當個平庸的人，並將目標設得更高，因為平庸絕非防彈飲食之道。

3

別再計算卡路里了！多吃脂肪、相信飢餓感

STOP COUNTING CALORIES,
EAT MORE FAT, AND TRUS YOUR HUNGER

我花了很長時間跟矽谷健康研究所（Silicon Valley Health Institute，以下簡稱SVHI）的抗老及生化專家討論，並結合了自己的研究和生物駭客經驗，結果就是，一些飲食的基本原則，不只違反直覺，還完全顛覆了以往我對飲食的認知。身為SVHI的領導人之一，我有幸能向一群有醫學和營養背景的專家請教，他們讓我知道了營養學遠比只是計算卡路里還要複雜。他們向我說明，一般人在思考飲食的簡單模型完全無論用，無論我們有多想讓它們成真，或談論起這些模型有多容易。儘管和媒體一直報導的有所不同，但其實多吃對的脂肪和熱量似乎才是秘訣，能讓你獲得源源不絕的精力和體力、感覺棒到不行、大腦重新連上線，而且減重的輕鬆程度不禁令你要懷疑只是碰巧罷了。

我更深入研究，想找出到底是哪些脂肪和熱量來源能夠達到最好、最穩定的結果，「防彈飲食法」因此慢慢成形。我發現脂肪不分好壞，蛋白質也是，即使是碳水化合物也沒有絕對的好壞。食物和巨量營養素的複雜程度不是「好、壞」的二分法就能說明清楚的，但我設計的破解技巧會讓一切看起來很簡單。

美妙的脂肪

脂肪是最重要也最不容易引起發炎的巨量營養素，在防彈飲食裡，每日攝取的熱量應該要有五十到七十%來自對的脂肪，但這可不代表你找得到的脂肪都可以隨便吃下肚！有些「壞」脂肪真的會害你變胖，但是吃了大量的好脂肪就不會。事實上，當你吃進更多健康脂肪，身體會變得更容易自行將脂肪轉換成能量。我們經常被告誡說儘量不要吃脂肪，因為脂肪含有更多卡路里，但為了打造出能跑得更快的高性能汽車，我們會採用以高辛烷值汽油為燃料的設計，就是因為每加侖的高辛烷值汽油能比低辛烷值儲存更多能量。食物的辛烷值高低就是卡路里，如果你讓身體能燃燒脂肪產生能量，身體就會成為一台高性能的機器，並將因一種通常很難獲得的能量而變得完美無缺。

我們的細胞、器官、大腦都由脂肪構成，也需要高品質的脂肪才能達到最佳的運作狀態。脂肪也是包覆神經外層「髓鞘質」（myelin）的基本成分，這個物質能讓神經內的電流流動得更快，所以有更多髓鞘質，你的思考速度就真的能更快。聽到應該要多吃脂肪，大家常常會開始擔心膽固醇的問題，但膽固醇對生命實在太過重要，就連肝臟都會根據身體的需求製造膽固醇！膽固醇並不一定就是敵人。就算你設法在飲食中將膽固醇剔除、不要攝取到，身體還是會繼續製造一定量的膽固醇，因為許多基本功能都仰賴含有脂肪的膽固醇，包括協助建造細胞外層的保護膜、製造腸道內需要拿來消化食物的膽汁酸、提供打造荷爾蒙和維生素D的基本成分。

當你吃了足夠的正確脂肪，而且沒有多吃碳水化合物，你的身體就會學到如何有效燃燒脂肪作為燃料以及製造出健康的細胞膜，這是因為身體會先燃燒碳水化合物獲取能量。平均來說，男性每天應攝取至少一百二十到一百五十公克的脂肪（約八到十大匙），而女性每天則應至少攝取九十到一百二十公克的脂肪（約六到八大匙）。不過，其實你的體重、活動量、基因和饑餓感都會決定你到底真正應該要攝取多少，這也是為什麼我建議你每天要攝取的健康脂肪，應該要占所有卡路里的五十到七十%。

最穩定的脂肪是飽和脂肪，而最不穩定且容易被氧化、因此會導致發炎的脂肪是多元不飽和脂肪。

所以哪些才是「對」的脂肪呢？身為營養學家也是反式脂肪先驅研究者的瑪莉・安寧格（Mary Enig）博士，長久以來都是高健康脂肪飲食的支持者。她發展出兩種基本方法來瞭解脂肪的特性。首先是看脂肪分子的長度。食用脂肪的一個通則是：分子越短就越罕見，也越能抗發炎。所以防彈飲食會確保你吃足很難找到的短鏈和中鏈脂肪，包括奶油裡的酪酸（butyrate），以及幾種可在椰子油裡找到的中鏈三酸甘油脂。

第二種瞭解脂肪特性的方法是看脂肪的穩定性。氧氣在生命中不可或缺，但同時也會導致像生鏽或氧化的強烈化學反應，還是破壞脂肪的一個原因。最穩定的脂肪是飽和脂肪，因為飽和脂肪（saturated fat）分子含有更少會因為氧化而被破壞的空間。被氧化（被破壞）的脂肪會加速老化、造成體內發炎、製造出比較沒用的細胞膜。如果身體別無選擇，只能用被氧化的脂肪來製造細胞膜，這些被破壞的脂肪就會產生自由基，對體內系統帶來負擔。就是因為如此，身體才會選擇用飽和脂肪來製造細胞膜和荷爾蒙。第二穩定的脂肪是單元不飽和脂肪（monounsaturated fat），因為這種脂肪只有一處可能被氧化（mono = one），所以相對來說算是穩定。

不飽和脂肪（unsaturated fat）是最不穩定也最容易引起發炎的脂肪，但我們的身體還是多少需要一點，譬如說 omega-3 和 omega-6 這兩個不同種類的不飽和脂肪。omega-3 和 omega-6 脂肪有很獨特的化學結構，分別在體內執行不同的功能。特別是 omega-3 有抗發炎的好處，但由於多數精製植物油（之後會詳細說明）都是多元不飽和 omega-6 脂肪（polysaturated omega-6），因此一般西式飲食中，比較

難找到 **omega-3**，而西式飲食中最常見的蛋白質來源「家禽肉」也含有大量 **omega-6** 脂肪。因此防彈飲食致力讓你增加從魚類、磷蝦油攝取的 **omega-3**，同時減少（並非完全排除）攝取 **omega-6**，讓 **omega-3** 和 **omega-6** 的攝取量達成平衡也很重要。

上一章也提到，自從安瑟·凱斯用造假數據支持「脂肪會導致心臟疾病」的宣稱後，飽和脂肪就被汙名化到現在，不過有項研究詳盡分析了七十六份學術報告，研究對象加起來超過六十萬人，發現**攝取飽和脂肪事實上和可能會有冠狀動脈疾病的風險無關**[1]。這點在我獲得大量知識的抗老領域裡已經廣為人知，也被融入了防彈飲食法中。

較好的蛋白質

我曾花了許多年在高蛋白質飲食法上，只攝取少量的飽和脂肪和大量的單元不飽和脂肪，經歷了我在許多採行低碳水化合物飲食法客戶身上看到的同樣問題。他們都靠著增加蛋白質和減少碳水化合物瘦了很多，但在達到理想的目標前，體重就沒辦法再下降了，而且這時通常也會開始有腦霧的現象。

我在三個月內，靠著高蛋白質飲食法甩掉將近二十三公斤和發炎症狀，但我

> 我攝取的大量卡路里都來自健康脂肪（尤其是高品質的飽和脂肪），讓我的飽足感、活力和體能表現大為不同。身為一個好勝的障礙賽選手和攀岩者，這樣的飲食讓我在運動和復原方面都表現極佳，而且還能把花在訓練上的時間減到最少。我迫不急待要繼續自我實驗，並學習更多防彈飲食策略來獲致更理想的表現。——**安德魯·湯姆斯，營養師**

還想再減掉的同樣重量就是怎麼甩也甩不掉，而且不要讓已經瘦下的部分再復胖，就耗費了我相當大的意志力。多年的實驗以來，我甚至出於絕望，嘗試過蛋白質很少的生素食飲食法（raw vegan diet）。剛開始的一小段時間裡，這個飲食法效果很棒，我也注意到整體的發炎情形都大幅減少，因此我瞭解到之前試過的飲食法都含有太多蛋白質，才導致發炎。但吃了幾個月的生素食後，我注意到身體並沒有變得更健康，於是在飲食中加回了一些蛋白質，不過是適量地增加，也注重蛋白質的品質。就是在這時候，我才真正開始覺得精力充沛。如果我沒有在飲食中將蛋白質降低到這種程度，可能就不會發現過多的蛋白質會造成發炎。之後我在研究時，得知科學家確實發現過多的蛋白質會導致發炎，因為比起其他巨量營養素，蛋白質更難消化。

和健康脂肪比起來，蛋白質比較難代謝為葡萄糖，再轉化成能量。這是因為肝臟需要能高效處理蛋白質的燃料來源，而這種燃料必須來自脂肪或葡萄糖。低脂、無糖、高蛋白質飲食會給你飽足感，但之後卻讓你產生想吃甜食的渴望，這就是原因之一；沒有肝醣或脂肪這種好的燃料來源，身體就會需要糖來消化所有蛋白質。最近這三十年來，高蛋白質的這類飲食法因為低糖又低脂，和健康畫上了等號，但實際情況是，雖然低脂高蛋白比高碳水化合物飲食法來得好，但適量蛋白質加上大量健康脂肪的飲食法也能獲得最好成效。

防彈飲食將重點放在要有適量（而非過量）的超高品質蛋白質上。就像不同脂肪會對身體的影響也不同，你吃下的每種蛋白質，對免疫系統、發炎症狀、肌肉生長各自都有不同影響。「蛋白質很健康」這種過於簡化的說法，讓加工食品業得以在產品當中塞入低品質的蛋白質，例如麩質和大豆（我稍後會詳細討論這些氪石食物）。由於防彈飲食所採用的蛋白質較不會引起發炎、較易吸收，身體也比較容易處理，比起攝取大量低品質蛋白質，你的身體可以獲得更高品質的原料來產生更多能量。

如果你是擁有高水準表現的運動員，或想長出很多肌肉，那麼當然就要比一般人吃下更多的蛋白質。但對大部分的人來說，每天應該要有多達二十%的卡路里來自防彈蛋白質，譬如低汞汙染的魚類、草飼牛羊、放牧雞蛋、水解膠原蛋白、膠質、無汙染的濃縮乳清。家禽肉是略為次級的蛋白質，適量攝取就好。蛋白質對生存所需維持的肌肉量和骨質密度極為重要，因此人體和大腦有強烈的反饋機制，讓你不會吃到太多或太少的蛋白質。如果你想多吃蛋白質，那就多吃一點；如果再多吃一個蛋的念頭讓你反胃，那就少吃一點。從蛋白質食物攝取超過二十%的每日熱量，對某些人來說有好處，例如需要大幅減重且常有瘦素和（或）胰島素抗性問題的人、飽受壓力（包括高強度運動習慣和睡眠不足）的人，以及正在老化並有肌肉萎縮問題的人。

每天究竟該吃多少公克的蛋白質，根據你的性別、年齡和肌肉脂肪比，每個人會有很大的差異。通常來說，可以從一天每公斤體重〇．七一五到一．六五公克的範圍開始嘗試，這大約就等於一天所需熱量的二十%，而且對多數人來說（除了剛才提到的那些例外），這也是剛好能維持去脂體重（lean body mass）、荷爾蒙平衡、

防彈飲食對我的腦霧最有影響。採用這種方式飲食，能讓我在牌桌上的專注力和意志力都處於絕佳狀態，還能維持得夠久，直到我贏為止！——**黎南（Nam Le），世界撲克牌冠軍**

正氮平衡的量[2]。

草飼和穀飼肉品的差別

多數超市裡的食品標示常常誤導人，因此可能會很難看出究竟哪種蛋白質食物最健康。以下就讓你一目瞭然：有機的草飼肉品比傳統或穀飼肉品更有營養、更少毒素，也比其他任何食物要有更多的抗氧化物、**omega-3**、微量礦物質和維生素。要預防疾病、改善大腦功能、減重並進入防彈狀態，攝取草飼肉品是最好的方法之一。

二〇〇六年，一項研究測量了三種肉品的脂肪酸成分，一種是宰殺前的八十天都餵食穀類，一種是餵食由穀類、棉籽和蛋白質混合的農副產品飼料，最後一種則是完全草飼[3]。草飼牛有更多健康的 **omega-3** 和共軛亞麻油酸（**conjugated linoleic acid**，以下簡稱 CLA），CLA 是一種天然的反式脂肪酸，能增進大腦機能、減輕體動、降低癌症風險。只餵食八十天的穀類，就足以摧毀牛肉中的 omega-3 和 CLA，而動物吃穀類飼料越久，肉質就越低。穀飼肉品中的 omega-3 含量低到根本無法稱之為有意義的飲食來源，而草飼肉品則有足夠的 omega-3，得以當作這些脂肪的優良來源。

好的科學都可以重複驗證。二〇〇八年，另一項研究比較了草飼和穀飼牛肉裡的各種營養素[4]。草飼肉品中含有較多的類胡蘿蔔素（carotenoid），這是能讓脂肪呈現黃色的色素。通常，食物裡有越多類胡蘿蔔素，營養素就越多，因此黃色脂肪（像草飼奶油）代表著高營養密度[y]。你在烹調草飼肉品時，會注意到的一點就是脂肪更黃。越多的類胡蘿蔔素，就等同更多的抗氧化素、營養素，也更加美味！草飼比穀飼肉品所含的整體脂肪量略低一些，但真正的差異在於兩種肉品所含的不同脂肪。草飼肉品有較高的飽和脂肪酸、omega-3、CLA 以及和 CLA 類似的反式脂肪酸（trans-vaccenic acid），而草飼和穀飼肉品的 omega-6、總多元不飽和脂肪和膽固醇含量則差不多一樣。也就是說，草飼肉品整體而言有更好的 omega-6/omega-3 脂肪酸比和更健康的脂肪。

有人會認為有機肉品就跟草飼肉品一樣好，但從上述研究中，很明顯可以看出草飼和穀飼肉品之間的脂肪差異，和動物飼料有直接的關係。不過，有機穀飼肉品確實比傳統肉品來得好，因為後者含有會造成肥胖的荷爾蒙，以及出現在飼料和肉品加工過程黴菌所製造的毒素。如果飼料不是有營養的食物，那被餵食的動物就不可能變成有營養的食物。不可能有什麼神奇的方法能將吃下肚的過期小熊軟糖（有時是飼料的一部分）[z]，變成維生素、礦物質和健康脂肪；餵牛吃垃圾食物只會讓牠們變成垃圾食物。反芻動物天生就應該吃草，而不是穀類、過期麵包、早餐穀片、雞羽毛、來自城市的垃圾袋！為了減少成本，這些東西真的會被加到飼料裡（誇張到就算要我編，我也編不出來）。草飼肉品對經濟、環境、畜牧業者和動物本身都比較好，不過最重要也和本書相關的是——對你也比較好。

y 譯註：營養密度（nutrient density），就是比較相同熱量的食物能提供營養素的多寡。舉例來說，一片蘋果與一小碗洋芋片的熱量都是一百大卡，但蘋果含有多種維生素及纖維質，相較只能提供少量營養的洋芋片來說，蘋果的營養密度較高。

z 譯註：二〇一二年美國媒體報導，自二〇〇九年玉米價格攀升後，許多牧場向食品商買進價格低廉的過期糖果、餅乾、巧克力粉等，混入牛隻飼料以降低成本。

老媽是對的：吃掉你的蔬菜

防彈飲食包含大量營養豐富的蔬菜。請重讀這個句子兩次，是「蔬菜」，不是「蔬菜水果」。前一章也看到了，水果滿是降低表現的果糖，只應該少量攝取，不過蔬菜極為健康，進行防彈飲食時，能吃多少就吃多少——蔬菜怎麼吃都不嫌多。照美國食品藥物管理局（**Food and Drug Administration**，以下簡稱 **FDA**）的建議，根據蔬菜所含的水分多寡，每日應攝取的蔬菜為六至十一份（編按：一份蔬菜的體積約為一顆拳頭的大小）。已經有前面提過的脂肪和蛋白質，再加上這麼多蔬菜，如果你覺得太多，也沒關係！如果你覺得想吃少一點，是件好事，不需要強迫自己一定要達到這些標準。這些建議都提供了參考範圍不是沒有原因，舉例來說，如果你一天攝取的卡路里有七十%來自脂肪，比起一個卡路里中只有五十%脂肪的人，你可能需要的蛋白質就會少一點。因為蔬菜的卡路里本來就低，所以進行防彈飲食時，你一天所吃蔬菜的份量會比其他類的食物都來得多，但其實只有二十%的每日熱量才是來自蔬菜。

不同種類的蔬菜，各有不同之處。因為你會吃到大量蔬菜，防彈飲食法將重點擺在有最多營養素、最少抗營養素的蔬菜上。這麼一來，就能提供你動物食品沒有的所有微量營養素，讓你幾乎不必去吃含有過多

在我出發以長跑橫越美國前約九個月時，幾位朋友介紹我喝防彈咖啡。起初，我覺得在飲食中添加飽和脂肪的念頭實在是瘋了，但只需要試喝一次防彈咖啡，就能知道這咖啡不簡單。我開始把糖和乳製品從飲食中排除，並加入草飼蛋白質和脂肪，逐漸改換成防彈飲食。當我用這種方式照顧身體，其表現和恢復的效率都提高了。我得要有夠強健的身體才能一路橫越整個美國，也因此我很感謝有防彈飲食幫我達成目標。——**安娜．賈德**（Anna Judd），**橫越美國的運動員和行動家**

糖分和精製碳水化合物的食品。而且別擔心，如果你不喜歡吃蔬菜，你還可以灑上海鹽或塗上美味的草飼奶油！

澱粉當配菜、水果當點心

澱粉

以防彈飲食原則來看，你的每日卡路里應該只有五%是來自澱粉加上水果，而如果減重是你的首要目標，就像「兩週防彈計畫」所說的，多數日子都應該避開這兩類食物。因為你已經從高品質蛋白質、脂肪、蔬菜中裡得到許多微量營養素，因此可以大幅減少攝取防彈澱粉食物，例如白米，以及地瓜、山藥、胡蘿蔔、南瓜這類澱粉含量高的蔬菜。

如果連續好幾天都不吃碳水化合物，可能就會因為碳水化合物太低，造成體內沒有足夠的糖讓基本生理功能得以運作，不過**生酮飲食法**（ketogenic diet）並不完全同意這點，因為有些採行這套飲食法的人（還包括一些「防彈電台播客」的節目來賓），可以不吃碳水化合物好幾個月，還是活力滿滿。當攝取太少碳水化合物的情形持續太久時，首先出現的症狀就是眼睛乾澀，碳水化合物低到這種程度也會降低睡眠品質，你也不會想要這麼低。長期不吃碳水化合物也可能損害甲狀腺[5]，我在開始破解防彈飲食前，之所以有那麼多甲狀腺問題的原因之一，就是曾經進行過低碳水化合物飲食法。

為了維持體重或是在激烈運動後，攝取每天一、兩份的碳水化合物，可以不讓你的碳水化合物含量太低，同時能保有低碳水化合物飲食的好處。要有效減重，少一點碳水化合物確實有幫助。

有一種特別的澱粉叫作**抗性澱粉**（resistant starch），能徹底改變你的腸道菌落，使其開始製造一種叫「酪酸」的有益脂肪酸。可能有些人已經在理查．尼可里（Richard Nikoley）的知名部落格「解放動物」（Free The Animal）上，看過他那幾篇關於抗性澱粉的精彩文章，我就是從那裡得知抗性澱粉的相關資訊。相較一般澱粉，抗性澱粉的作用反倒比較像纖維或益菌生。

「**益菌生**」是腸道細菌的食物，「**益生菌**」則是細菌本身。「抗性澱粉」的名稱就是源自這種澱粉對「被消化有抗性」。這種澱粉的有趣之處在於，既然身體無法分解，那麼攝取這種澱粉就不會讓胰島素升高，同時出現血糖問題。對一些人（但不是所有人）來說，抗性澱粉可作為腸道內好菌的食物，因為抗性澱粉不會在胃中被消化，能完整地進入大腸。根據多項研究顯示6，大腸內的好菌能靠抗性澱粉到處生長，並在消化抗性澱粉時，產生短鏈脂肪酸的酪酸。不論是在消化還是製造酪酸時，酪酸對腸道和大腦的健康都不可或缺。奶油之所以這麼「防彈」，原因之一就是富含酪酸！

我並不推薦在「兩週防彈計畫」裡拿抗性澱粉實驗，因為這麼做可能會導致各種無法預測的影響，可能還會花六星期以上的時間來調整飲食中的抗性澱粉。有個新興理論認為，如果你的胃無法消化抗性澱粉，那也許就是你的腸道細菌失調了；如果你過去一年一直在服用抗生素，或吃了不少工業化生產的肉品，就極有可能出現這種情況。你可以接受腸胃病原體檢驗，或為你的腸道細菌進行基因定序（我兩個都做了！），來幫你解決問題。這項生物駭客破解技巧可能值得你花時間去嘗試，但這已經不是本書能詳加說明如何正確執行了，而且也很可能需要特定的益生菌才會有用。儘管如此，有些人會發現，在飲食中納入抗性澱粉能破解腸道菌落，並改善整體健康。抗性澱粉的另一個好處是，晚上攝取的話，可以穩定血糖，並提供製造血清素的材料，讓你睡得更好。

幾種主要的抗性澱粉在最典型的飲食中並不存在，比如青香蕉粉[aa]、芭蕉粉、一種特別的抗性玉米澱粉以及馬鈴薯澱粉（譯註：就是太白粉）。每個人對不同種類的抗性澱粉反應都不同，因此最好四種都試試，看哪一種對你來說效果最好。由於有太多人的腸道菌落無法應付抗性澱粉，因此「兩週防彈計畫」並沒有納入。但無論如何，這個兩週計畫還是能改善你的腸道菌落，而當你進入維持模式後，如果再加入抗性澱粉，你的腸道可能會受益更多。關於抗性澱粉的研究才剛起步，因此可以期待在未來幾個月、幾年，會看到更多相關研究。不過你如果成為自己身體的生物駭客，並看哪種（如果有的話）抗性澱粉對你有用，現在就可以從中受益。

完成兩週計畫後，如果你試了所有抗性澱粉，卻發現都只會讓你一直脹氣不適，也別灰心，因為多數抗性澱粉在我身上也造成了這種現象，即便我有先進的生物駭客實驗結果和專家提供的意見。

我後來發現，原來還有一種在西方飲食界鮮為人知的方法，可以餵養健康的腸道細菌並製造酪酸，那就是攝取膠質、膠原蛋白和肉類的結締組織（想想美味的肋排！）。和抗性澱粉比起來，這些食物讓我感覺和表現都更棒，因此個人體質、腸道菌落，甚至是腸道結構都可能會有影響。現在知道這些後，就當個生物駭客，看看抗性澱粉還是膠質對你比較有效，而無論最後結果是哪一個，你都可以繼

---

aa　譯註：香蕉粉（**banana flour**）狀似麵粉，多以未成熟的青香蕉乾燥後磨粉製作，可用來取代含有麩質的麵粉，或在飲食中做為抗性澱粉的來源。後文的芭蕉粉則是以芭蕉為原料，用類似的方法製成。

續吃膠質和膠原蛋白，因為兩者都是你不可或缺的蛋白質來源！

無論你是攝取兩週計畫設計的防彈澱粉、抗性澱粉還是（或是）膠原蛋白，重點是要讓你的腸道細菌有東西吃。我在設計防彈飲食時，得知有些愛斯基摩人不吃任何碳水化合物也能存活，因此便決定要嘗試看看這樣吃對我的健康和表現有什麼影響。實驗結果是，我有了一大堆新的食物過敏，因為我的腸道細菌是真的快餓死了，而且我的身體沒有足夠的碳水化合物來有效維持腸壁的健康。攝取抗性澱粉和膠質的同時，要再加上每一到兩天一兩份的高澱粉蔬菜，這樣對多數人的效果最好。可惜的是，光吃牛排和奶油長期下來是行不通的，就算有好幾天感覺似乎可行也是。

水果

水果含有少量纖維以及些許營養素，但糖分含量（尤其是果糖）之高，讓水果與其說是健康飲食的主食，不如說是點心的好選擇。在防彈飲食中，一天不應該攝取超過二十五公克的果糖，這個量約等同兩顆蘋果。之後在本書也會提到，最防彈的水果都是果糖最少、營養最多、最不會有抗營養素和黴菌毒素汙染的可能，包括覆盆莓、黑莓和草莓。

常見的氪石食物

進行防彈飲食時，有一類特別的氪石食物不值得你吃下肚，這些食物只會有一點或根本沒有好處，同時會讓你變胖、感到遲鈍虛弱。之後會再細談你該盡力避免的每樣食物，但現在先來聊聊我認為是氪石的幾種主要食物。在你盡情享受美味脂肪、高品質蛋白質、大量蔬菜以及少量到適量的碳水化合物時，一點也不會懷念以下幾種食物。

削弱身體機能的糖

你現在已經知道果糖會讓你變胖、提高三酸甘油脂、讓細胞老化和削弱意志力。一般食用砂糖是一半果糖和一半葡萄糖，也就是比起純果糖或高果糖玉米糖漿（經加工處理，將部分葡萄糖轉換成果糖來增加甜度），危害會比較小。果糖比砂糖更容易提高三酸甘油脂，因此會破壞更多身體的代謝功能，但和果糖不同的是，砂糖的問題是它會像古柯鹼一樣，啟動大腦的獎勵中樞（**reward center**），不過糖是合法的，而且到處都有。甚至有證據指出，攝取大量的糖，會減少大腦裡的多巴胺受體（**dopamine receptor**）[7]，讓你在身體製造多巴胺時，更難感受該有的活力與愉悅感，這就叫「多巴胺抗性」。同樣的情形也發生在有毒癮的人身上！還不只這樣，糖不會給你任何飽足感，所以就算吃了一大堆糖，你還是會馬上覺得肚子餓。

吃糖會讓你感到疲累、干擾大腦和荷爾蒙功能，並可能導致肥胖。很多人應該聽過「**糖崩潰**」（**sugar crash**）這種說法，但大概不知道這個詞源自哪裡。吃了糖之後，不只是你的專注力和活力會當機，你的血糖也真的會失調。胰島素是由胰臟分泌用來調節血糖的荷爾蒙。當你吃糖後，血糖自然會上升，促使胰臟開始分泌胰島素，但胰臟不太會估計要釋放多少胰島素，而且往往會分泌太多，因而造成血

吃了糖之後，不只是你的專注力和活力會當機，你的血糖也真的會失調。

糖大幅下降。這就是造成腦霧、慵懶無力和飲食衝動的有名「糖崩潰」了。當崩潰降臨，你的拉布拉多腦會覺得身體在挨餓，於是就減少人類腦會用到的能量，可是這時候正是你需要人類腦用更多意志力讓拉布拉多腦乖乖聽話。結果呢？你會發現自己正在吃你發誓絕對不碰的餅乾。

胰島素因攝取糖或額外的碳水化合物而提高時，身體會得到儲存而不是燃燒脂肪的信號，這是因為胰島素調節血糖的方式，是將多餘的葡萄糖和水一起轉移到脂肪細胞裡，化作飽和脂肪儲存起來。進行防彈飲食的時候，胰島素會保持在低濃度，因此既然只能燃燒脂肪作為燃料，身體就只能持續高效地燃燒脂肪。攝取過量的糖及碳水化合物是造成肥胖問題流行的主因，而你能為自己的健康、體重和整體表現所做的一個最好選擇，就是排除糖分。

有毒的加工食品

青年時期，我真的很愛吃公司附近一間希臘旋轉烤肉餐廳的烤肉三明治。在知道自己不吃麩質會感覺更好後，我請餐廳拿掉三明治的麵包，直接把烤肉片加進一大盤沙拉中。我本來以為這樣應該會是不錯又健康的午餐，但吃完過了兩小時，我開始經歷了很嚴重的腦霧。我用不同餐點試了幾次後，將那種討厭的腦霧感和那頓午餐連結在一起。我去了餐廳，向廚師請教肉裡放了什麼，才發現我吃的美味烤肉裡還含有大豆蛋白質、味精和其他根本不是肉的奇怪成分。我在那裡吃下的食物是加工過的食品，也經過餐廳的調理，就為了讓昂貴的肉能更美味，但正是那些添加物，讓我整個下午昏沉沉。

我的拉布拉多腦在午餐兩小時後要求快速補充能量時，我就開始養成了壞習慣：在傍晚吃糖和喝更多咖啡好維持精神。但是只要我午餐沒吃化學肉品，晚一點就不需要那些提神食品。

能量棒和其他加工食品也會造成同樣現象，這些食品被添加了廉價蛋白質、遭化學加工破壞的脂肪和人工調味料。

味精（麩胺酸鈉，或簡稱MSG）是加工食品中最常見的人工調味料，添加的目的，是為了讓食物更好吃。日本在二次世界大戰研發出味精，是為了販售品質不佳、甚至腐壞的食物。味精讓並不是真正的食物也變得好吃，因此其實是讓食品製造商將空卡路里[ab]販售給民眾。

雖然味精嚐起來的確好吃，但會打亂腦中負責活化神經的神經傳導物質。味精是一種在細胞間傳遞信號的興奮性神經傳導物質（excitatory neurotransmitter），吃下味精就會讓被它活化的細胞變得過度興奮，造成細胞損壞，並常導致細胞死亡。當細胞受損或死亡時，神經元（neuron）會發出需要更多能量的信號，結果就很可能是頭痛、情緒起伏不定或渴望吃到能最快補充能量的甜食。想要有最理想的表現，顯然這是最不該碰的物質！最常見的味精添加食品有加工過的洋芋片、沙拉醬、高湯、罐頭湯、像烤肉醬和番茄醬的醬料，多數調味粉包也摻有味精。

人工甘味劑（artificial sweetener）是加工食品另一種常見的添加劑，特別是在「無糖」點心裡。**阿斯巴甜**（aspartame）這種合成甘味劑是許多不良反應的禍根。在知道阿斯巴甜有多大害處前，我也曾

ab 譯註：空卡路里（empty calories）意指空有熱量卻無營養。

吃過。我喜歡它的甜味，以為喝無糖（含有阿斯巴甜）汽水而非一般汽水是在幫自己一個忙，但我錯了。味精和阿斯巴甜都讓我的血糖起伏不定，情況糟到我花了好幾年才解決這個問題。正因為阿斯巴甜和味精不含真正的糖或熱量，因此很難確定兩者就是造成血糖不穩的原因。但現在我知道了，含有阿斯巴甜的無糖口香糖對我的表現影響之深，真的很驚人！

現在正式市場名稱改為 AminoSweet 或 NutraSweet[ac] 的阿斯巴甜，是由兩個胺基酸組成，胺基酸則是蛋白質的基本成分。這兩個胺基酸基本上不會有害，但前提是其中一個的苯丙胺酸（phenylalanine）沒有經過化學改變（請容我在此稍微聊一下生物化學）。將苯丙胺酸與額外的脂肪酸甲酯結合會嚐起來更甜，但副作用是會讓苯丙胺酸容易形成游離甲醇（木酒精）。蔬菜和水果裡都有甲醇，但這些甲醇是和蔬果中的果膠結合，因此對你無害。甲醇一旦游離，就會在肝臟中被轉化成甲醛[8]，這就真的對身體有害了。阿斯巴甜會造成長久傷害，如果你想要生龍活虎、長命百歲或拿出最好的表現，就別碰阿斯巴甜。

還有許多其他有害無益的甘味添加劑，包括 AK 糖（acesulfame K，ACE-K）[ad]、糖精（saccharin）、蔗糖素（sucralose，商品名 Splenda）、塔格糖（tagatose）。靠著防彈飲食的高品質脂肪、蛋白質和蔬菜，你不需浪費時間看加工氪石食物包裝上的成分標示，就能輕易避開這些有害成分。別擔心，你還是有安

---

ac 譯註：Nutrasweet 和 AminoSweet 分別是阿斯巴甜的兩個商品名，Nutrasweet 意近「中性甜」，AminoSweet 意近「胺基甜」。

ad 譯註：AK 糖，學名乙醯磺胺酸鉀（acesulfame K），別名安賽蜜，是一種高強度甘味劑。

全的甘味劑可以用在防彈飲食，甚至是後面的食譜裡，讓你可以做出令人滿意又甜又好吃的防彈甜點。

基改食品成分

一般人通常不會將基因改造食品當成是加工食品，但如果把「加工」定義為化學改造，那麼基因改造就跟其他「科學怪食」的加工沒有兩樣[ae]。「基因改造」就是指作物或動物的基因為了某種特定用途被改造了。不幸地，基改食品變得到處都有，特別是菜籽、玉米、棉籽、甘蔗、馬鈴薯以及大豆作物。有些人可能會不同意，但我認為用基改作物製成的食品是氪石食物，譬如植物油和高果糖玉米糖漿。

基改食品的相關安全檢驗之少、風險之高，有些國家立法禁止基因改造農法，多數國家則規定要在基改食品的包裝上清楚標示。但在美國，基改農作不但沒被禁止，也沒有法律規定食品標示要註明基改成分。不過美國的食物如果被標示為「有機」，就絕對不能有任何基改成分，因此要完全避開基改食品的最好辦法，就是購買有機認證的

ae 譯註：原句使用 franken-food，以 fodd 替代了 frankenstein（科學怪人）的字尾，用來表示加工食品經科學技術調理已非原本天然的樣貌。

> 我試著每週慢跑 3 次來減重，但過了 6 個月，我只減了不到 5 公斤。在知道防彈飲食後，幾週內，我的飲食裡就沒有糖、乳製品和麩質，我也開始每個禮拜至少喝 4 次防彈咖啡。我瘦了幾乎將近 23 公斤，醫生還跟說不管我在做什麼，繼續做下去就對了。我計畫要沿著太平洋屋脊步道健行，並在健行途中維持防彈。我今年夏天已經做了好幾次健行訓練，並用酥油取代奶油，再加上一點可可杏仁醬和大腦辛烷油，這真的完全符合在健行一整天前的補充需求。——**傑佛瑞**

食品。

在基因改造開始流行的過去三十年來，下列情形也隨之出現：過敏病例上升了四百%、氣喘上升了三百%、注意力不足過動症上升了四百%、泛自閉症障礙更是提高了一千五百%。[9]科學仍無法找出這些健康問題是否真的和基改食品有關係，但直到科學證明基改食品安全無害，我建議還是先遠離這些食品。在美國這樣說也許會引發爭議，但其他國家的民眾都很清楚吃下基改食品的風險，也普遍相信基改食品會造成生殖問題、免疫失調和其他一堆問題。就算無論其他可能的健康風險，同樣的食品，基改一定比非基改含有更少營養素。如果你想成為能有高水準表現的人，根本沒有任何理由去吃基改食品。

「植物油」跟你想的不一樣

脂肪是防彈飲食的主角，但攝取哪種脂肪才是關鍵。你先前也讀到了，最穩定的脂肪是飽和脂肪，而最不穩定且容易被氧化、因此會導致發炎的脂肪是多元不飽和脂肪。

吃太多多元不飽和脂肪無法改善健康、延長壽命或是提升表現，還很可能導致癌症和其他代謝疾病。你該避免吃到的最常見多元不飽和脂肪油類，包括菜籽油、玉米油、棉籽油、花生油、紅花油、大豆油、葵花油以及所有其他的植物油。除了極為不穩定，這些植物油最主要的問題在於多數使用基因改造的原料，而且很多植物油在製作過程中使用了有毒溶劑。要把油從玉米這種原料中搾出來並不容易，所以為了要得到最大產量，就需要用到溶劑。結果就是這些植物油會引起發炎，而不像更健康的防彈脂肪會減少發炎，像是草飼動物脂肪、椰子油、MCT 油、奶油、橄欖油。

這些氪石油的 omega-6 多元不飽和脂肪含量也高得不健康。人體確實需要 omega-6，但一般西式飲食中所包含的 omega-6 已經多到根本不可能只攝取一點。理想情況下，omega-6 和 omega-3 的攝取量應該不超過四：一的比例，但多數人目前攝取的 omega-6 比 omega-3 要多上二十到五十倍。這是很重要的一點，因為身體組織脂肪酸的不平衡是最容易造成發炎的一個原因，起因就在於 omega-6 會引起發炎，而正常含量的 omega-3 則能抗發炎。

如果你吃的油和多數餐廳和加工食品公司用的是同一種油，那你就會吃進一種會引起發炎、被稱作亞麻油酸的 omega-6 脂肪酸，量多到史上沒有任何人能比過你。這可一點都不有益健康。亞麻油酸和其他 omega-6 油會被納入細胞膜裡，甚至被儲存為體脂肪。因為這種油相當不穩定，會在你體內氧化（更不用提你拿去烹調的時候）。氧化的 omega-6 脂肪會破壞 DNA、讓心臟組織發炎、也會提高罹患包括乳癌等數種癌症的風險。但也許最糟的是，你的大腦要付出代價，因為氧化的 omega-6 脂肪無法讓大腦進行最佳的新陳代謝[10]。任何會造成發炎的東西並不會改善大腦功能，而多餘的 omega-6 脂肪也不例外。

當這些油以包裝食品販售時，通常要經過一道「**氫化**」程序，讓油變得穩定並增加保存期限。氫化這道程序讓原先就已經不健康的油變成更有害的合成反式脂肪，也被認為和很多健康問題有關，更是造成肥胖的一個主因。美國政府雖然試圖要減少，卻並沒有完全排除這種氫化油。你吃進了人造反式脂肪，身體會試著用來打造細胞，但用這種反式脂肪建造的細胞膜無法正常運作。有一種天然的反式脂肪，化學結構跟人造反式脂肪是完全不同，叫作**共軛亞麻油酸**（就是先前討論過的CLA），在草飼奶油中也能找到。人工反式脂肪會破壞你的健康和表現，但CLA對健康卻有一堆好處，而CLA跟人造奶油絕對不一樣。

摧毀腸道的穀類

由於麩質這種存在於小麥和其他穀類中的蛋白質，會帶來許多負面影響，因此小麥是必須特別避開的穀類。我之前也提過，我第一次大幅減重（瘦了將近二十三公斤），是靠著一般的低碳水化合物飲食法。那時除了體重減輕，我還發現自己性格大變。我並不為此感到驕傲，但我會坦承身為一個肥胖的年輕人，我確實在被人超車時，讓自己中指的肌肉變得發達過度。我在進行低碳水化合物飲食法時，也排除了麩質，家人都注意到我不再像以前一樣容易發怒，而我拉布拉多腦想對其他駕駛比中指的慾望，也神奇地消失了。那種感覺就好像是從一團迷霧中清醒過來。

顯然是我飲食中的某樣東西，讓我的脾氣產生這麼大的變化，而當我在飲食中加回幾種不同的碳水化合物做實驗時，很快就發現是麩質的關係。在防彈飲食的設計逐步成形時，我開始了每週一次的「作弊日」。

在2012年，我被診斷出患有多發性硬化症，也被告知這是神經退化性疾病，我的生活品質只會越來越糟。我自己做了些研究，而在我開始進行防彈飲食僅三天後，所有我身上殘存的症狀都消失了，到現在都還沒復發。如果我沒有做出這樣的改變，我完全無法想像現在的生活會變得如何。我可以很老實地說，我這輩子從來沒有這樣健康過。我現在就讀美國紐約的綜合營養學院（Institute of Integrative Nutrition），希望能幫助並啟發越多人越好。——喬許在作弊日當天，我經常會吃有麩質的食物。在記錄了我的精力、情緒和飲食衝動後，我注意到吃了麩質的隔日沒事，但兩天或三天後，我會變得脾氣暴躁、頭腦遲鈍。在不常見的情況下，有些人對食物的反應甚至會在十天之後才出現，原因可能是體內發炎的影響要花些時間才會到達大腦。對我來說，星期六晚上吃麩質，代表著星期一早上得迎接腦霧。

含有麩質的穀類會讓人上癮，並會在腸道中分解成一種類鴉片化合物，這種稱為「穀嗎啡」（**gluteomorphin**）的成分，會像海洛因這類鴉片毒品觸發同樣的受體。如果你讓拉布拉多腦對消化穀類產生的類鴉片化合物「上癮」，人類腦就會在吃了穀類後，經歷難以滿足的飢餓和飲食衝動長達數天。每一片麵包都會讓你腦中響起警報，榨乾你的意志力，直到你放棄並吃掉麵包為止。

這問題困擾了我很多年。我平日不吃麩質和穀類，就為了能在作弊日「只吃一塊就好」。然後第二天，我的拉布拉多腦會哄騙我，讓我覺得「再吃一塊就好」沒關係。我很快就一發不可收拾地朝麩質造成的體重增加還有腦霧前進。鴉片成癮的人不會「只一次就好」，而你也不該吃任何含有麩質的穀類。秘訣就在於徹底放棄這種食物，如此一來，你就能提升發揮最佳表現的能力，也無疑會立即感受到身心的轉變。

有許多研究顯示吃麩質會對健康帶來負面影響，像是造成發炎、引起消化不良並引發免疫和一堆其他的疾病。麩質會造成體內產生過量的連蛋白（**zonulin**）[af]，這種蛋白質是用來控制腸道細胞的間

[af] 編按：一種由腸細胞分泌的蛋白質，會增加腸道通透性，讓一些未消化的物質進入腸黏膜，造成過敏，這種慢性疾病稱為「腸漏症」（**leaky gut syndrome**）。在美國有四成民眾有麩質不耐症。

距。吃了麩質後，腸道細胞的間距會變大形成缺口，讓細菌、未消化完的食物以及毒素流入血液裡，這會讓你全身都發炎，包括大腦在內。麩質也會減少流往大腦的血流量，並干擾甲狀腺功能[11]。一項研究發現，讓健康的自願實驗者吃下小麥，會耗盡他們體內維生素D的儲存量[12]。但也許最糟糕的是，麩質對免疫系統的影響，在吃下之後仍會持續長達六個月。或許有些人對麩質會有更激烈的反應，但這種長期的影響不是只會出現在對麩質敏感的人身上，而是每個人都會有。

當食物短缺，沒有其他東西可吃的時候，穀類無疑的確能幫人類得以生存下去；在饑荒時期，吃穀類總比餓死要好得多。但當人類社會開始種植穀物，尤其是小麥，就開始出現骨骼畸形的案例，特別是在顎骨和脊椎，而且經過多個世代，平均身高也逐漸變低[13]。還有很多其他理由支持我們避開多數穀類。我先前也解釋過，抗營養素（特別是黴菌毒素、凝集素、植酸鹽）常見於多數穀類、豆類和種子食物，玉米更是糟上加糟，不只經常含有黴菌毒素（來自玉米生長時感染的鐮菌屬），也常是基改作物。

玉米還有一個間接造成的問題，就是由於便宜又好種，導致現今許多畜牧動物都吃了一堆玉米，外加其他垃圾和沒有營養的食物。而吃這些以玉米餵養的動物，有時反而比吃玉米本身會造成更大的傷害，因為許多動物會將玉米的毒素濃縮儲存在脂肪裡。玉米和相關產品是氪石食物，在幾乎所有加工食物中都可以看到。吃玉米可以填飽肚子，但絕不會讓你健康茁壯。

「有好有壞」的乳製品

在進行防彈飲食法時要避開的最後一類食物，是傳統的乳製品，包括牛奶和多數用牛奶製造的食品，如起司、優格、鮮奶油、乳酪、霜淇淋，但不包括奶油或其更乾淨的同類：酥油（ghee，一種澄清奶油）。奶油比原料的牛奶要來得更加健康，因為奶油中已經去除了大量的有害乳蛋白，包括酪蛋白（casein）和β-酪啡肽-七（BCM-7），而發酵奶油中剩餘的一點乳蛋白，在發酵過程就已經被酵素化，因此對多數人來說都不會有問題。大部分的人可以吃大量草飼奶油，並感到「防彈」，但如果你對酪蛋白和乳糖有點過敏，就可以換成兩者皆沒有的酥油。我自己其實對乳蛋白過敏，但我還是可以快樂地吃著大量奶油，而不會出現一點問題。奶油含有的黴菌毒素也很低，就連傳統奶油也只有不到二%受黴菌毒素汙染[14]，因為濃縮了毒素的是乳蛋白和酪蛋白。

奶油之所以對健康那麼有益，秘密成分就在於酪酸，這和腸道細菌在你吃下抗性澱粉製造的化合物是同一個。酪酸是一種短鏈脂肪酸，在被加入胖老鼠的高脂肪飲食實驗後，造成很大影響：不僅降低了血膽固醇的二十五%，也減少了三酸甘油脂，更讓胰島素敏感度飆高到原先的三千一百%，還預防了肥胖問題、讓體溫升高，並大幅改善了粒線體（mitochondria）[ag]功能。沒錯，就是奶油中的一種脂肪讓老鼠有了這些改變……而且似乎也為我的身體帶來了同樣的改變。如果是由人體吸收，酪酸已被證實可減少甚至是在腦中的發炎[15]，還能不讓毒素穿透腸壁。

一項二〇一四年的研究指出，攝取酪酸和腸道內益菌增加有關[16]。以前大家都以為，在腸道後段發

---

ag 譯註：粒線體（mitochondria）是細胞內的胞器，主要作用是為細胞提供能量，有「細胞的發電站」之稱，也參與細胞分化、細胞資訊傳遞和細胞凋亡等等功能。

酵出來的酪酸，和由飲食攝取的酪酸是一樣的，但這份研究顯示，吃下奶油的這種短鏈脂肪酸，對後段腸道的健康的影響稍微有些不同。這表示只是製造或攝取酪酸並不夠，為了得到最佳結果，你必須雙管齊下。

但並非所有奶油都一樣好。你的奶油必須是來自草飼牛，才能得到所有可能對健康的益處。只要一大匙的奶油，就含有五百微克（國際單位）的維生素A、比胡蘿蔔更多的胡蘿蔔素、大量的維生素K_2、D、E。如果你還是不認為奶油其實是健康食品，考慮一下這個事實：一九一〇年，平均每人的奶油攝取量約為八公斤，死於心臟疾病的人低於總死亡人數的十%；到了二〇〇〇年，平均每人的奶油攝取量不到二公斤，總死亡人數有高達四十到四十五%是死於心臟疾病。

傳統乳製品和奶油、酥油之間的共通點，少得驚人。乳製品最主要的一個問題，是有害的低溫殺菌過程：牛奶會先加熱到攝氏六十六度左右，煮了約三十分鐘後，再以攝氏十三度以下的低溫儲存。這個過程確實會減少牛奶中的低風險汙染，但同時也殺死了牛奶裡有益健康的益生菌、導致乳蛋白變性，基本上就是把牛奶這個食品，從可以提供營養變成會製造許多健康問題。

2009年時，我整個人一團亂。那時，我剛結束健身賽季，正要恢復普通大學運動員的生活。我一邊和乳糜瀉（celiac disease）和乳糖不耐症對抗，一邊努力想維持我精瘦的體格，儘管我已經有一天好幾個小時的訓練。然後我發現了防彈飲食！現在我根本無法想像以前究竟有什麼感覺。自那之後，我的表現一飛衝天，維持理想身材比我想像得還要輕鬆。那我變懶惰了嗎？不！我仍然比多數人更努力，但現在當別人大叫「夠了」的時候，我還有精力和體力繼續衝刺！

——艾希莉・威頓（Ashley Whetung），演員和運動員

低溫殺菌除了會減少牛奶中的維生素，還會將乳糖轉換成β－乳糖，身體能更快吸收後者，造成血糖飆升。低溫殺菌也會改變牛奶裡的鈣質，讓人體難以吸收[17]，並改變酪蛋白這種牛奶的主要蛋白質，讓人難以正常消化。令人驚訝的是，醫學界早在一九三〇年代就知道低溫殺菌的害處，因為當時已經發現飲用生乳（未殺菌）的孩童，比喝殺菌牛奶的小孩更不容易蛀牙[18]。

不過低溫殺菌並不是唯一會對牛奶有害的加工程序。鮮奶油會從生乳中分離，自然浮到表面。「均質化」（homogenization）這道程序會防止鮮奶油從牛奶分離出來，讓牛奶能在當作販售商品時更穩定。但這種處理方式也會有負面影響。所有牛奶原本就含有一種可能會傷害健康的酵素，叫作黃嘌呤氧化酶（xanthine oxidase，以下簡稱X）。如果你喝的是沒有均質化的牛奶，身體是可以有效分解並防止X進到血液當中；但如果牛奶已經均質化，環繞著X的脂肪球不只會讓你的身體無法分解，還會帶來未知影響。

起司比牛奶的問題還更嚴重，因為把牛奶製成起司的過程也會造成更多毒素的累積。所有起司的製造過程，都會使用數種酵母、其他菌類和（或）細菌，這種組合會在起司中形成毒素，殺死其他有機體。這些毒素對人體也會造成不同程度的傷害。每批不同的起司可能都含來自生產環境中的獨特菌類組合，因此幾乎無法清楚知道你所吃的起司裡到底有哪些毒素。最安全的辦法，就是完全不要碰起司，畢竟超過四十%的傳統製起司中都找得到黴菌毒素[19]。起司中的酪蛋白也會濃縮牛隻吃下肚的黴菌毒素。低溫殺菌的程序，對起司造成的所有問題都和牛奶一樣，特別是大量（被破壞、更難消化）的酪蛋白變性。

除了防彈的奶油和酥油之外，我會推薦的乳製品只有以下幾種「可疑食物」（可能適合也可能不適合你）：有機全脂生乳、克弗爾發酵乳（kefir）或草飼牛奶製成的優格。如果試過之後，你的體質能接受，那這些食品就會為你的飲食大大加分。來自草飼牛奶且以低溫處理的濃縮乳清蛋白質，也可能對某些人有很好的效果，但一天不要吃超過二到四大匙，因為乳清含有大量的胺基酸，而胺基酸過量會導致發炎。

好消息是，在進行防彈飲食時，你不一定要吃任何形式的乳製品，因為你可以從其他美味的防彈食物裡獲得對健康一樣的好處，還沒有任何風險。

為大腦加滿油

研究顯示，如果你多使用大腦的某個部位，那麼微細血管（microcapillary）就會輸送更多血液到大腦的那個部分[20]，而當血液到達時，那裡的神經元就會確實使用血液送過來的能量[21]。這意味著（雖然科學界還沒有定論）減少攝取卡路里，對大腦功能和人體都會有負面影響，而提供身體更多熱量才能讓大腦運作得更順暢。仔細想想的話，以這樣的科學方式解釋還挺有道理的，因為我知道自己肚子餓的時候，思緒也往往不太清晰。

「卡路里不足」對人體來說絕對是個壓力源，而無生產功能的壓力源會降低大腦機能。如果攝取的熱量不足，你就無法長時間以最佳狀態運作，所以防彈飲食法很重要的一部分，就是身體需要多少、你就攝取多少卡路里。只要你吃的是正確食物，也聽從身體的飢餓感，你吃下越多熱量，你的新陳代謝和大腦就會用掉越多熱量。但令人驚訝的是，科學家發現果蠅在嚴格限制熱量的情況下，也就是只能攝取身體所需熱量的三分之二，反而變得更長壽。

我有一些研究抗老化的同事也重複了這個實驗，但正反的結果都有。綜觀目前的研究結果，這個理論在人類身上也行得通的證據看起來是越來越少。現在甚至還有一類稱為「模擬限制熱量」（calorie restriction mimetics）的補充品[ah]，讓你可以不用進行限制熱量的飲食法，也能獲得該飲食法利用基因體質帶來的最多好處。

防彈飲食並沒有強制規定你一天該吃多少卡路里，因為當你不再吃氪石食物時，身體就會自動調節你該吃多少。現在，我一天都大概攝取兩千五百到三千大卡，而我是一個一九三公分高的肌肉發達男性。如果你完全按照防彈飲食法吃防彈食物，就不需要太擔心究竟吃了多少卡路里。如果你很習慣按照典型的美國飲食進食，或習慣計算卡路里來瘦身，要你放棄這樣的習慣可能會有點嚇人。這些飲食習慣可能已經讓你的身體失調太久，以至於你根本不清楚什麼才是真正的飢餓感或飽足感，因此你必須要依靠計算卡路里或包裝好的食物，才知道自己吃了多少以及什麼時候進食。

好消息是，防彈飲食法會讓你再也不用管那些有的沒的。當你開始吃下正確分量的好脂肪和適量蛋白質，而完全沒有會破壞體內先天調節食慾功能的垃圾食物，你的能量和飢餓系統將會重新復活。

---

ah 譯註：模擬限制熱量（calorie restriction mimetics）補充品會讓身體誤以為熱量攝取不足，無論一個人是否正常進食，服用此種食品會讓身體得到正在挨餓的信號。

你會知道自己什麼時候餓了、什麼時候飽了，不再會有糖崩潰，也不需要再壓抑你的食慾了。

各種瘦身飲食法讓太多人不再相信自己的身體。你可能還是會擔心在進行防彈飲食時，會吃太多而變重，但防彈飲食最棒的一點就在於它的設計不會讓你吃過頭。你將吃到的大量脂肪會滿足你，讓你不想再吃更多，事實上，正因為這些高品質脂肪太過令人滿足，你幾乎是不可能吃過頭。如果你在進行防彈飲食時，發現體重增加了（幾乎是不可能，但並非完全不可能），原因可能是你吃了太多碳水化合物，或是你有需要專業醫療診斷的荷爾蒙問題。只要減少碳水化合物，將重點再次放回好的脂肪、蛋白質和蔬菜上，體重就會輕鬆掉下去，你也會覺得生活更輕鬆順利。

4

以脂肪當早餐
碳水化合物作甜點

EAT FAT FOR BREAKFAST AND CARBS FOR DESSERT

我在研究抗老問題時學到一件有趣的事，就是身體對鈉和鉀的需求有週期性。身體早上會需要更多的鈉而不是鉀，才能讓血壓上升，但早餐吃含有大量鉀的水果則會讓血壓下降。早晨低血壓會讓人更難提起精神面對接下來的一整天。這件事是我第一次瞭解到，在一天當中的特定時間吃或避開某些食物，可以達到你想要你身體有的反應。

在我進行超低碳水化合的物愛斯基摩飲食法的三個月期間，即便我早餐沒吃水果，還是注意到自己每天早上起床時，都會覺得非常累。我用的追蹤睡眠應用程式（稍後會詳細說明）顯示我一個晚上醒了九次。對我來說，有好的睡眠品質非常重要，而我的研究告訴我，長期的低碳水化合物飲食會對睡眠有不良影響，因為大腦需要一些葡萄糖，才能在睡眠期間有效運作。二〇一一年，我在一個「量化生活」（Quantified Self）[ai]的研討會上認識了塞斯・羅伯茲（Seth Roberts），量化生活的會議讓對自我追蹤或生物駭客技術感興趣的人聚在一起，分享彼此的意見。羅伯茲是量化生活的先驅，針對奶油做了一些很棒的研究，也提出證據，說服大家說晚上至少吃點碳水化合物會有益睡眠品質。

為什麼有這麼多人早上都吃早餐穀片和水果呢？因為販售這些食品的公司叫我們要這樣吃。但科學證據顯示，吃這些食物的最佳時間，跟你可能認為的不一樣。你在一天當中的不同時間點吃下相同食物，會讓身體產生不同的反應，這個概念直接挑戰了「要瘦身只要計算卡路里就好了」的觀念。但再認真想想，你真的還會覺得很奇怪嗎？有些文化非常清楚這點已經好幾個世紀了。

ai 量化生活（Quantified Self）意指將個人日常生活用輸入、狀態和表現等參數，以科學技術量化來分析。如「檢測心跳」、「計算消耗卡路里」、「監控睡眠品質」的應用程式就是量化生活的工具。

在齋戒月（Ramadan）時，就是回曆中的第九個月，穆斯林會在白天禁食，晚上則想吃多少就吃多少；印度千年以來的傳統阿育吠陀醫學，也早就認知到一天當中短暫禁食的好處。我研究了這些傳統的飲食文化和人體晝夜節律（circadian rhythm），並拿自己做實驗，最後得出了幾招破解時機的簡單技巧，讓你的氣色、精力、睡眠和表現都能大幅改善。這全都從一天中最重要的一餐（或是以我的情況而言，是飲品）——「早餐」開始。

防彈咖啡

我第一次認識到混合奶油的威力，是因為一位西藏的嬌小女性。她住在海拔將近五千六百公尺、靠近岡仁波齊峰（Mt. Kailash）的西藏偏遠山區。二〇〇四年，我搖搖晃晃地走進她的民宿，外頭約攝氏零下二十三度的稀薄空氣令我全身發冷，而她便用一杯香濃滑順的傳統犛牛酥油茶提振了我的精神——我對那杯飲品愛不釋手。我內心的生物駭客則發問了：「為什麼在空氣如此稀薄的地方，喝了這杯東西能讓我感覺那麼棒？為什麼一個住在帳篷裡還得輕裝旅行的遊牧民族，會找自己麻煩，攜帶笨重的果汁機或手動攪拌器？」這些問題成了我發明防彈咖啡配方的部分原因。

回家後，我泡了茶，把茶和奶油放進果汁機裡打勻，但卻只喝到一杯油膩的茶。顯然有些東西和當時在西藏喝的不太一樣。我從中國當地的商人那裡買了一些高檔茶葉，但還是沒有我記憶中那神奇的效果，因此，我去了我家附近的全食超市（Whole Foods）以及另一間食品專賣店，將來自世界各地每一種品牌的高級奶油都買回家試，看看奶油是不是關鍵的變因——確實沒錯。

試過每種奶油後，我發現秘訣就在於使用來自草飼牛的無鹽奶油。幸運的人可以跟在地農夫買，至於我們其他人，在美國和歐盟可以買金凱利愛爾蘭奶油（Kerrygold Pure Irish Butter），在大部分亞洲地區和澳洲，則可以買來自紐西蘭的安佳奶油（Anchor Butter），這些是草飼奶油以外最好的選擇。

我從自己的抗老研究中，得知椰子油對健康有莫大好處，所以我開始實驗在茶裡面添加椰奶和椰子油，但味道太重蓋過了茶。所以我就把茶換成咖啡，這是我的另一個最愛（當然是除了奶油之外）。咖啡和椰子油比茶還更搭，而畫龍點睛的最後一步，是在咖啡裡再加上一、二小匙的MCT油（椰子的萃取液），以及一、二小匙的無鹽草飼奶油或酥油。全部加起來，這些成分就創造出我所喝過最濃郁、美味也最能提升表現的咖啡——這就是**防彈咖啡**。超過七年以來，我每天早上都用一杯防彈咖啡來展開我的一天，用咖啡提供的多餘精力和腦力破解我自己的身體，同時讓我的事業蒸蒸日上，甚至在生活各個方面都一一取得成功。防彈咖啡讓我的大腦恢復正常運作，將我從飲食衝動中解救出來，也讓其他成千上萬的人獲得了相同的結果。

完整的防彈咖啡配方，即便在我想要用每天吃超過四千大卡也不運動的情況下增胖時，仍然讓我維持著纖瘦的身材。我決心要徹底瞭解背後的原因。第一個咖啡的有益成分是咖啡因，而不論來自何處的咖啡因都不是只有「提振精神」這麼簡單。由於咖啡因會阻止腦中出現發炎的情形，因此可能會幫助減緩認知功能衰退，和降低得到阿茲海默症的風險[1]。伊利諾大學醫學博士格列果里・弗倫特（Gregory Freund）表示：「我們發現了一種新的信號，會活化腦中和神經退化疾病相關的發炎症狀，而咖啡因似乎能阻擋這種活化現象[2]。」咖啡因也能增加健康人體的胰島素敏感度[3,4]，這對能不能持續減重十分重要。

飲用任何一種咖啡，對大腦都會有短期和長期的影響。咖啡對情緒造成的短期影響，可能是由於血清素（serotonin）和多巴胺（dopamine）的活性改變，而潛在的長期影響背後則可能和抗氧化和抗發炎的特性有關[5,6,7]。不過你先前也讀到了，你喝的咖啡是哪一種，至關重要。喝下有黴菌的咖啡時，我可以感受到有東西正在對大腦的正常運作帶來負面影響，因此讓我開始研究如何解決這個問題，也得到了預期的結果。

我開始試驗各種咖啡，想找出哪種農法才能產出完全無汙染的咖啡豆，才能讓我每次喝都能有最佳表現。我整整花了十年的時間，一一找出會讓人表現下降的毒素有機會在咖啡裡形成的每個步驟，檢視了咖啡豆栽種、採收、運輸的各個過程，才打造出可靠又完美的咖啡豆來源，讓你每次喝都能感到精力充沛，反觀「普通」的咖啡則會讓你頭痛、神經緊張、暴躁不安。

我將自己的咖啡豆拿去做過毒素檢測後，請自願者來試喝，看看是不是會明顯的改變。他們的回應都相當正面，但我知道這可能是因

約兩個月前，我受到一輪腎上腺疲勞襲擊。在上網做些研究的過程中，我無意間逛到了防彈飲食的網站。這真的是難以置信的發現。如果你有腎上腺疲勞，照理說應該要避開咖啡，但我還是訂購了防彈飲食組和咖啡豆、大腦辛烷油，並靠著這樣展開我的一天，同時再喝一杯加了喜馬拉雅鹽的水，以及做 15 分鐘瑜珈。這套飲食法讓我比預想中還復原得更快。現在，每次吃或喝任何東西前，我自問的第一個問題就是：這個防彈嗎？你的網站真的是充滿珍貴資訊的藏寶箱，對我來說，就是一個人出於愛而心甘情願完成的事。——唐

為安慰劑效應（placebo effect），也就是說他們感覺到的差異，可能是因為他們本來就期待會感覺到有差異。為了弄清楚事實，我設計出一個研究，比較我經過毒素檢驗的咖啡豆和在地咖啡店的咖啡，來判斷兩者的影響有沒有（如果有的話）差異。這個實驗的結果確認了我自己的發現，也證實了我請幾位朋友當白老鼠的結果。

為了做這個實驗，我先向人體試驗審查委員會提出申請，這個單位負責審核在人類身上進行的實驗，確保實驗對人體安全無害。我和一位史丹佛的研究員合作，設計出一套符合統計學原則且嚴謹到不行的檢驗方法。我們從防彈飲食法（Bulletproof Executive）的臉書專頁招募了五十四人，請他們持續四週每天都進行兩組的認知功能測驗，同時飲用奶油和咖啡的不同組合：

經實驗檢測的升級咖啡（黑）（Lab-tested Upgraded Coffee (black)）

在地店家咖啡豆沖泡的咖啡（黑）（Coffee made with beans from a local shop (black)）

經實驗檢測的升級咖啡加奶油（Lab-tested Upgraded Coffee with butter）

在地店家咖啡豆沖泡的咖啡加奶油（Coffee made with beans from a local shop with butter）

我們沒有測試 MCT 油、短鏈 C8 MCT 油或椰子油，因為原本的實驗就已經太長，中途離開（未能完成實驗的受試者）的人數也是個問題。儘管如此，實驗最終仍得出非常確定的結果：無論有沒有添加奶油，在地咖啡店的咖啡和經實驗檢測的升級咖啡比起來，在認知功能測驗上的得分都較低，也達到了統計上的顯著差異。

一般咖啡豆的認知功能測驗

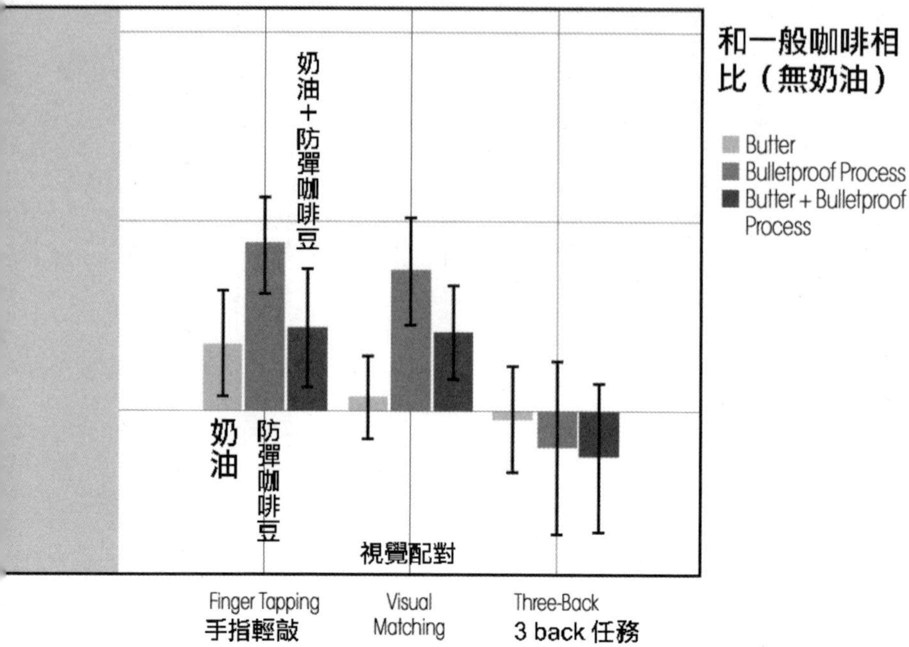

我們用標準心理測驗檢測了七種不同的大腦執行功能，包括逆向空間記憶廣度、編碼、分類、色字、手指輕敲、視覺配對、3-back 任務[aj]。經實驗檢測的升級咖啡和來自美國各地的一般咖啡比起來，七個測驗中有六個都顯示出大腦的執行功能提升了。讓人驚訝的是，其中一項測驗的結果顯示，加了奶油只有一點幫助，甚至是讓執行功能退步，連咖啡的種類也沒有呈現出太大差異。奶油有效是因為奶油消除了飢餓感，讓意志力得以自由運作，雖然奶油並不像咖啡能直接給予大腦刺激，但幸好也不會降低你的表現。

aj 3-back 任務為 n-back 任務中難度三級的測驗。n-back 任務是給予受試者一連串刺激物（可為視覺或聽覺上的刺激），在當下的刺激物與第 n 次之前的一樣時，要求受試者做出反應。在進行神經造影時，此方法常被用來刺激測試者的大腦活動。

使用一般咖啡豆與無霉防彈咖啡豆的大腦認知功能比較

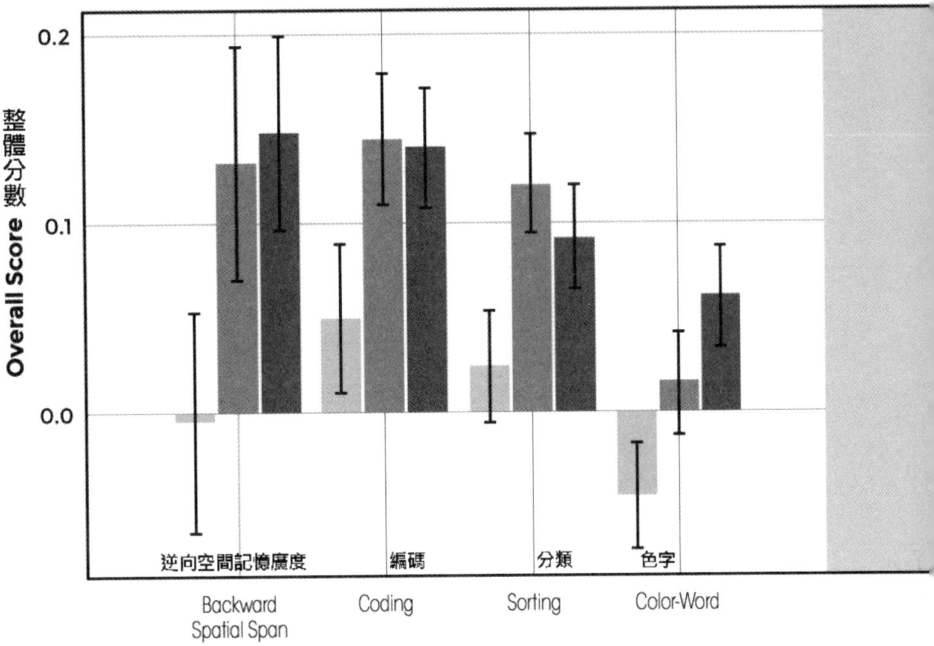

顯然使用正確的食材很重要，但泡製防彈咖啡的方法也會影響健康和表現。像咖啡白醇（kahweol）和咖啡醇（cafestol）這種咖啡特有的某些油脂，是有效的神經性抗發炎物質，能夠保護身體不受氧化壓力影響、也不讓DNA損害[8]。使用金屬濾器沖泡咖啡，像是法式壓濾機、黃金濾網、義式咖啡機，可以在沖泡時保留上述珍貴的咖啡油脂，才能在你喝進體內後發揮作用[9]。

用果汁機將奶油和MCT油混合進咖啡裡，而不是只用湯匙攪拌，這點也很重要，因為用果汁機可以將奶油打碎成一種叫作微胞（micelle）的東西，讓身體可以輕鬆使用脂肪作為能量。你的膽汁也會製造微胞，不過有越多微胞，身體就會有越多脂肪可以利用。這表示用果汁機混合奶

一般咖啡豆與防彈咖啡豆的整體認知表現比較

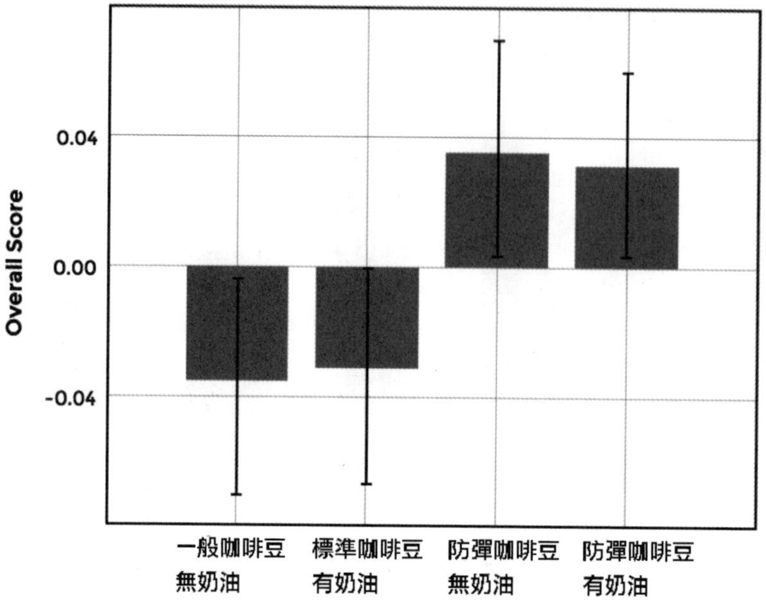

油到咖啡裡，可幫助身體將脂肪當作能量來源。如果你剝開一條奶油的包裝紙，只是像吃士力架巧克力一樣配著咖啡吃，產生的結果不會一樣。我知道，是因為我真的試過！

一旦知道了用我經實驗檢測的低毒素咖啡豆以正確方式沖泡的咖啡多有益處，接著就要更進一步看看防彈咖啡的其他要素，瞭解為什麼會有提振精力、燃燒脂肪的結果。

想像你是一個電腦駭客，駭入了一台新電腦，卻發現已經有另一名駭客先得手，還控制了系統。你就會想要設置好自己的控制系統，採取行動防止另一名駭客來搗亂。你的腸道細菌就是那「另一名駭客」，而腸道細菌控制的系統讓你產生飲食衝動，並讓你的身體儲存比平常還要多的脂肪。

你的身體有一套控制脂肪燃燒和儲存的精密系統[10]。肝臟會製造一種稱作**禁食誘導**

脂肪因子（fasting induced adipose factor，以下簡稱 FIAF）的蛋白質。FIAF 的一個功能是抑制叫作脂肪蛋白酶（lipoprotein lipase，簡稱 LPL）的酵素，這種酵素會讓身體開始儲存脂肪。這就表示當 FIAF 很多時，身體會燃燒更多脂肪，而你的肝臟也會根據身體需求，製造適量的 FIAF。問題在於腸道細菌也會製造 FIAF，不過細菌會操控 FIAF 達成牠們想要的結果。當你的飲食高脂又高糖，腸道細菌被認為實際上會抑制 FIAF 的作用，因此導致你的身體儲存而不是燃燒飲食裡的脂肪。這並不是說所有的腸道細菌都不好，對的細菌只要出現在對的位置就會對你有益，但太多或不對的細菌則會造成肥胖。

幸運的是，有一些方法能「反駭」其他駭客。當腸道細菌因缺乏澱粉或糖時，牠們就餓了。肚子餓的細菌會製造 FIAF，讓你燃燒脂肪；當腸道細菌有充足的糖或澱粉，就不再製造 FIAF，你就會開始儲存脂肪[11]。MCT 油以及特別是最短的中鏈脂肪，會給予整體腸道細菌壓力，如果你配合禁食服用這些油脂，就是主動干擾腸道細菌想讓你儲存額外脂肪的意圖。咖啡中的多酚類也像是擬桿菌的益生菌，擬桿菌門的細菌較常出現在瘦子的腸道（見第一章）。你無法靠補充品增加這種細菌，得用好東西餵養才行。

喝加了脂肪的咖啡，可暫時抑制所有腸道細菌的活動，然後為「瘦子」細菌提供食物，讓牠們得以繁衍——這是我可以實際從自己腸道檢測報告上看到的結果，其他防彈飲食者跟我分享的 uBiome 檢測報告也是同樣的結果。他們有高於平均值的擬桿菌數量（這種細菌和維持苗條身材有關），以及較少的厚壁菌門細菌（和變胖有關）。要有理想的健康狀態，你應該兩種細菌各有一些，因為兩者的比例一改變，就會影響你擁有多少精力以及調節體重的能力。

有項以老鼠為實驗對象的研究顯示，咖啡加上高脂肪（即使有不健康的脂肪）的飲食，可能會減少體重、肥胖症發生率、肝臟三酸甘油脂和熱量攝取量[12]。此外，咖啡對體組成（body composition）更有利，也讓厚壁菌和擬桿菌的關鍵比例達到最理想的狀態。咖啡也改善了短鏈脂肪酸的循環，這對腸道也有好處。在這個研究中，老鼠變得有胰島素抗性，長期進行極低碳水化合物飲食法的人也會有這種情形。（防彈飲食法用一週至少一次吃有意義分量的碳水化合物破解了這個問題。）

將咖啡中的牛奶換成奶油有很多好處。咖啡中有一種能提升表現的抗氧化多酚，叫作漂木酸（chlorogenic acid）。當你在咖啡裡加入牛奶、半脂奶油、鮮奶油和多數人造奶精，就是在加入酪蛋白這種乳蛋白，這時多酚的生體可用率（bioavailability）就減少三．四倍[13]。發酵奶油所含的酪蛋白非常少，而酥油則完全沒有，這代表當你把牛奶或鮮奶油換成奶油，就可以從咖啡裡得到三．四倍的抗氧化物！你已經知道了奶油裡也含有酪酸，能幫腸道恢復健康，並直接減少大腦的發炎症狀[14]。

防彈咖啡中的椰子萃取液或MCT油，則為這個配方增添了更加獨特的好處。只是要記得使用MCT油時，量要一點一點增加，一下子加太多可能會造成許多防彈飲食者戲稱的「褲底之災」。比褲底之災情形要好太多的則是酮症（ketosis），這種有益狀態能讓身體燃燒脂肪而不是糖作為能量。一般情況下，身體是燃燒碳水化合物作為燃料，碳水化合物用完了，就會開始將脂肪轉換成甘油（glycerol）當作能量。

在這個脂肪代謝的過程中，肝臟會製造出**酮類**（ketones）的副產品，而當你的血液裡有很多酮類，身體的狀態就是酮症，這時會燃燒更多脂肪。如果你的飲食含有極少碳水化合物、適量蛋白質和大量健康脂肪，就有可能進入酮症狀態，但這是一個很難達到並維持下去的狀態。

防彈咖啡破解酮症的方式，是用最短的中鏈三酸甘油脂油（C8 MCT），讓身體更容易製造酮類。有項研究發現，只要在健康年輕男性的飲食中添加兩大匙這種油脂，其大腦的新陳代謝就有九%是燃燒酮類進行的，即使這些男性吃了碳水化合物也一樣！一般情況下，吃了碳水化合物，就不會有任何的大腦新陳代謝是透過酮類產生，換句話說，使用正確的 C8 萃取椰子油而不是一般椰子油，能讓你更輕鬆燃燒更多脂肪，同時感到更有活力[15]。

多數人可以靠不吃碳水化合物來進入酮症狀態，但只要早上飲用防彈咖啡，就不需要這樣。我親身測試過這件事：我吃了總共兩杯米的全壽司晚餐，早上再用和血糖計類似的血酮計測量血中有多少酮類。結果顯示我的血酮濃度是〇．一，如果濃度是〇．六或更高，就代表你正式進入酮症狀態。我喝了一杯加了 C8 MCT 油的防彈咖啡，我的血酮濃度在三十分鐘內飆到〇．七。空腹時飲用防彈咖啡是進入輕微酮症狀態的捷徑，也有提高精神集中力的好處，並可降低飲食衝動。如果是採用一般椰子油和低碳水化合物的飲食，則需要非常小心控制碳水化合物的攝取量至少三天，才能達到相同程度的酮症狀態。

很多人想試試用從在地咖啡店買來的咖啡豆製作防彈咖啡。這其實可行，而雖然結果不一定會有效，但我還是提供能找到高品質、低毒素咖啡豆的一些基本原則。第一個步驟是去你家附近最高檔的咖啡店，希望他們有自己的烘豆機。如果你不知道哪間店最高檔，就用網路瀏覽器搜尋你城市哪裡有烘豆機，再仔細看看店家的網頁，感受一下那間店的經營者是很懂咖啡的咖啡狂熱份子（這是好事），或只是無聊的大學生（這不太好）。另外，聽起來可能會很怪，但在我出差拜訪過的幾百個城市中，最好的咖啡店通常都有異常多的刺青和各種穿洞（在服務生身上，不是咖啡）。所以找一間咖啡店，最好有著烘培咖啡香氣和有些看起來非常「有個性」的員工。

一間會花時間嚴選出好喝咖啡的店，通常至少會選到一種能幫你提升表現且美味的咖啡豆，但店家自己大概不會知道哪一種咖啡豆才最安全。你如果開口詢問，店家通常會跟你說他們的咖啡豆都沒有黴菌毒素，但由於黴菌毒素得用十億分之一為單位測量，沒有人能用肉眼就看出來到底有沒有（這也是我為什麼要用實驗檢測！）堅持使用單一來源的咖啡，而不要喝混合了多個產地的咖啡，能讓你減少咖啡中的毒素含量。中美洲地區所產的咖啡豆通常汙染程度低於其他地區，但並不是絕對。

這樣反覆嘗試會耗掉許多時間，也不一定會有好的結果，所以我旅行時總是帶上自己實驗檢測過的咖啡豆，因為我知道我可以確信這種咖啡豆幾乎沒有毒素，還比我找到的其他任何咖啡，能讓我提升更多並維持更久的好表現。我將簡單和懶惰奉為美德，所以我不浪費時間。這不是什麼自命不凡的咖啡經，只是對我來說，隨時保持最佳狀態就是那麼重要！

防彈間歇性斷食法

對我們來說，無論進行時間的長短，看到「禁食」這事情都有點令人害怕，這不是沒有原因的。因為我們的拉布拉多腦被訓練成只要不吃東西、就認為世界末日來了，即使只是十八小時這麼短的時間。但短暫的間歇性斷食則有無庸置疑的好處，包括增進新陳代謝和提升專注力。

間歇性斷食，一般的定義是在一天當中的一小段時間內（通常是六到八小時）吃完你所有的食物，這在生物駭客、舉重者和原始人飲食法減重者之間相當風行，因為這對減少體脂肪、預防癌症、打造肌肉、增加恢復力極有幫助。這種方法能讓你吃飽，同時能透過某些特定機制（稍後會詳細說明）讓身體建構肌肉、燃燒脂肪。已經有許多研究深入探討間歇性斷食，都發現除了減重和增加專注力外，還有很多對健康的好處。其中一種間歇性斷食是間隔一日的斷食，研究顯示能預防慢性疾病、減少三酸甘油脂，並能在短短的八週內，顯著改善多項指標，如 LDL 膽固醇[16]。不過也許最重要的是，間歇性斷食能增加神經可塑性及神經生成，也就是說真的能讓大腦的生長和發展更容易進行[17]。

這種間歇性斷食只有一個問題。一般的間歇性斷食作法會要你不吃早餐，而且在下午兩點之後才能吃午餐。如果你是住在洞穴的原始人，這樣做沒什麼問題，但如果你和我一樣是有全職工作的父母，可能就會發現工作日才過一半，精力就開始下降。在你想為工作進入火力全開的模式時，間歇性斷食反而成了阻礙。這個問題讓我開始思考，有沒有方法可以獲得

我從 2011 年開始就有數個腸胃問題，因此我開始停止攝取含有咖啡因的綠茶，而我活了 36 年以來，從來就不是個喝咖啡的人。不過，根據我自己的生物駭客經驗，看起來我只要按著戴夫的話做，就不會有錯！我的第一杯防彈咖啡裡加了大腦辛烷油，馬上讓我的感覺整個敏銳起來。這個效果真實到我只需要這樣，就能做每天早上的第一件事，即是帶著自己很強大的感覺去體育館。——尼克

間歇性斷食的好處，卻不必讓我的拉布拉多腦嚇得以為物種要滅絕了。

間歇性斷食的另一個問題是，對超重很多的人來說，要跳餐不吃並順利過完一天，比多數一般人還要難上許多。當我親自試驗間歇性斷食時，常常到了早上十點左右就變得暴躁、身體發冷，斷食時體溫會比較低是很常見的現象。我想找出破解的方法。因為奶油和 MCT 油不含任何蛋白質，所以我知道身體很快就能將它們變成酮類，而不是去消化蛋白質或糖。我試著在進行間歇性斷食時，早上多喝一杯防彈咖啡，結果效果出奇地好：脂肪減少和肌肉打造的速度都比普通的間歇性斷食還要快，而且完全不會覺得餓或累。防彈咖啡中的脂肪非常有飽足感，讓我可以一直工作到午餐甚至晚餐時間而不會分心，不過我的身體卻彷彿仍舊處於禁食狀態。

我稱這個新技巧為「防彈間歇性斷食法」，這個簡單的駭客技巧能讓我得到所有間歇性斷食的好處，卻沒有任何負面的副作用。這個方法能讓身體在完全忽略食物的同時，還能獲得高水準表現所需的一切，並安撫拉布拉多腦說一切都很好，也能帶來禁食對新陳代謝的所有好處。如果你想毫不停歇地火速甩脂、改善健康，那麼防彈間歇性斷食法絕對是你的首選。

防彈間歇性斷食法比一般完全不吃的間歇性斷食法成效更好，有幾個原因。首先就是防彈間歇性斷食法可將**哺乳動物雷帕黴素靶蛋白**（mammalian target of rapamycin，以下簡稱 mTOR）這種重要生理機制成效增為三倍，而 mTOR 能增加肌肉中的蛋白質合成，因此能協助打造肌肉。mTOR 越被抑制，「反彈」的程度就越強，就能建構出更多肌肉。運動會暫時抑制 mTOR，這也是為什麼你會在運動**結束後**、mTOR 反彈時才開始真正建構肌肉，而不是運動期間。另外兩種暫時抑制 mTOR、晚點才開始打造肌肉

我和一個 25 年沒見面的朋友碰面時，他問我有沒有聽過在咖啡裡放奶油。他向我解釋背後的原理以及會有什麼作用。順帶一提，我朋友是個非常聰明的人，所以我聽了他的建議，買了一些咖啡豆和 MCT 油。當時我體重約 130 公斤，正參加公司裡的減重大賽。不用說，我大獲全勝，在 7、8 週的時間裡，瘦了將近 32 公斤。這個比賽原訂是 12 星期，但因為我和其他人的壓倒性差距實在太大，他們都在結束前就放棄了。——**傑森・胡德**

的主要方法，分別是間歇性斷食和喝咖啡。禁食後，mTOR 會在你進食時升高、打造更多肌肉，咖啡喝完後也會發生同樣情形。這種機制的效果強到你甚至不需要達成全部三個條件（運動、斷食、咖啡），就能獲得驚人成效。我定期進行防彈間歇性斷食，並配合一天超過四千大卡，完全沒運動卻仍長出六塊肌。

即使你前一天吃了點碳水化合物，防彈咖啡裡的 MCT 油（C8 MCT 油更好）會幫你進入酮症狀態，這是防彈間歇性斷食法之所以那麼有效的另一個原因。我先前也提過，進行防彈飲食時限制碳水化合物的攝取量，能有效讓身體進入酮症的代謝狀態，不過 MCT 油也能在沒有嚴格限制碳水化合物的情形下，讓身體快速獲得大量有用的酮類。

除了幫你減重、燃脂，酮症也能增加你的耐久力。當大腦以酮類為燃料，你不會突然覺得沒精神，這種情形就常出現在進行高碳水化合物飲食法的人身上，而是會感到更專注，因為酮症能讓血糖維持穩定。你的新陳代謝會切換成「燃脂模式」，讓你不再有腦霧和突然感到疲累不堪。通常，你會先感受到大腦狀態有所不同，因為就算只是進入輕微的酮症狀態，也能立即提升認知功能。

生酮飲食法並不是新發明，不過防彈間歇性斷食法藉由破解這個早就存在的方法，得到了酮症的好處，同時去除掉負面的副作用和健康風險。酮症狀態持續太久，可能會造成便秘、體溫變低、口臭、腎上腺疲勞，甚至會在血液裡堆積生物組織胺。防彈間歇性斷食讓你能在酮症的有無之間來去自如，防彈飲食則讓你進入輕微的酮症狀態，並增進整體新陳代謝的健康狀態——兩者加在一起的成效超群，也將讓你成就超群。

防彈間歇性斷食法的進食時間有六小時，也就是有十八小時的禁食期。這樣的長度對間歇性斷食法來說剛剛好，但也沒有那麼絕對。你可以利用這個機會化身為生物駭客，實驗看看哪種時間長度對你最有效。如果你的禁食期只有十六小時，那比起禁食十八小時，你可能只會得到一部分而不是全部的好處。

禁食期一旦縮短到低於十五小時，就會開始失去絕大多數的益處，因為身體需要至少十五小時才能適應禁食狀態——但你可以在十五到十八小時之間實驗，看看禁食多長的效果最好、影響最大。你也可以好好利用禁食的這段長時間，像是如果你隔天中午有商務餐會，就可以在前一晚提早吃晚餐。以這個例子來說，由於隔天中午要吃商務午餐，但你又想達成十五小時的禁食目標，那只要在前一晚的九點以後不要吃東西就好了。

防彈飲食前兩週的早餐，就是加了口感香濃的美味奶油和MCT油（或椰子油，但效果沒那麼好，只有MCT油的十五%）的防彈咖啡。別擔心會肚子餓，咖啡裡的脂肪會讓你有飽足感，並跟你的拉布拉多腦說一切都很好！如果脂肪沒有和蛋白質、碳水化合物或糖一起吃下肚，人體就不會把脂肪當作是一餐，也因此喝防彈咖啡而不是吃早餐，會讓你保持在禁食模式，同時滿足你的飢餓感，並帶來無數好處。

一旦你進入維持模式，如果想要早餐在防彈咖啡外再多吃點東西，最好選擇吃蛋白質配上脂肪的組合，像是水煮蛋或煙燻鮭魚加上酪梨。只吃蛋白質而不吃脂肪，比吃水果或其他碳水化合物要來得好，但可能還是會誘發某些飲食衝動。早上吃蛋白質（或像碳化合物的糖類）也會讓身體的消化系統開始運轉，結束從睡眠時就開始的「禁食」狀態，而肝臟會需要能幫助分解蛋白質的代謝燃料來源，這會讓你在幾小時後產生飲食衝動。在吃蛋白質時搭配脂肪，便可以提供身體更多能量將蛋白質分解成胺基酸，因此能預防飲食衝動，再加上這樣也會更有飽足感。

儘管如此，如果你是女性、渾身肌肉的運動員或是想瘦很多的人，在頭六十天以一些蛋白質食物搭配防彈咖啡當早餐可能會很有益，因為這種吃法會重設你的瘦素敏感度[18]。我給這些人的建議是，將草飼牛的膠原蛋白質混入防彈咖啡裡飲用，這種蛋白質既察覺不到也不會影響口感，而且對你的結締組織也很好，我自己每星期也會喝幾次這種咖啡。

說我正處於人生中身心靈的巔峰狀態，一點也不誇張。我覺得自己像個戰士，一個微笑和精力就足以應付生活中的障礙。我也能用超強的專注力和速度完成所有任務，而且除了小時候，我的身體就再也沒有像這樣苗條和快樂了。我的創意和點子源源不絕，我的夢想變得更多，我的生活改變了，我也非常興奮能在人生的道路上前行。我把奶油或酥油或 MCT 油丟進任何我喝的熱飲裡，這麼做都是為了我自己，但看到那些完全搞不懂這種改變人生觀念的人，他們的表情相當無價。——**歌席雅**

很多年以來，我計算著卡路里、控制營養攝取量、每週準時做幾個小時的有氧運動、成為素食者，但卻毫無進展。體內有一大堆蔬菜的時候，我感覺很棒，但卻出現了豆類消化不良的症狀，和對碳水化合物的無法滿足渴望。最糟的是，我從來沒有吃飽的感覺，而且總是會復胖。我開始接受自己永遠無法控制身體的事實，以及這就是我個人的「最佳」狀態。直到我偶然發現了防彈咖啡（以及最終的防彈飲食），才瞭解到真正的「最佳」究竟是什麼感覺。——艾芮兒

把碳水化合物當甜點，而不是早餐

早上就吃碳水化合物食物，會讓你整天下來有一段時間精力旺盛，之後就不斷產生飲食衝動。如果你決定要親身體驗一下，結果應該是極為明顯。試試只用防彈咖啡取代平常的早餐，看看要過多久你才會有想吃東西的感覺。

對大多數人來說，防彈咖啡能消除吃東西的渴望至少五到六小時；再試試早餐喝防彈咖啡配一點蛋白質，這樣你應該會有大約四到五小時有飽足感，但不會和只吃脂肪的早餐一樣長。接下來試試高蛋白質且低脂肪的早餐，可搭配蔬菜也可以不搭，你仍會有飽足感，但時間顯然更短了；最後，早餐吃個塗有低脂抹醬的貝果麵包，或一碗加了穀片的脫脂牛奶，大概只要二到三小時，你就會有想吃東西的強烈慾望了，而想吃的很有可能是甜甜圈。沒有脂肪的燕麥片比貝果更耐飽一點，但和蛋白質或脂肪相比還是差多了。

吃碳水化合物當早餐不只會讓你很快就肚子餓，也會讓你脫離酮症狀態，但你應該要持續處於酮症狀態至少一段時間，才能讓大腦全速運轉。基於上述的所有原因，許多飲食法都因建議完全不要吃碳水化合物而聞名，但你先前讀過了，這又會引起一堆其他問題。

一天當中吃碳水化合物的時機之所以重要，其中一個原因是你會想要避免一整天都持續餵養腸道內的壞菌。你先前也看到了，飢餓的細菌會製造FIAF，導致你燃燒脂肪，而當腸道細菌有糖或澱粉作為食物，就不再製造FIAF，你就開始儲存脂肪[19]。整天餵腸道細菌吃澱粉和糖是個糟糕的主意，因為這會讓你的身體囤積而非燃燒脂肪；同樣的道理，富含菌類的優格也不適合拿來當早餐。

身為生物駭客，我必須親身驗證這點。有整整一週，我都在防彈咖啡裡加了點菊芋（Jerusalem artichoke，又作洋薑）精，腸道細菌都喜愛這種富含益菌生纖維的萃取液，同時我也會吞下一顆市售的抗胃酸益生菌膠囊。結果呢？我在一週內胖了快五公斤，褲子都穿不下了。實在是太可怕了，因為我沒有保留以前那些「胖褲子」，也不想花錢買新的胖褲子！我用普通的防彈技巧，花了七天甩掉那五公斤。這次經驗教會了我，應該在一天當中的特定時間餵養腸道細菌，才能增加FIAF的產量並避免增加多餘的體重。

防彈飲食提供的解決方案是，只在晚餐或晚餐後馬上吃適量的防彈碳水化合物（加上蔬菜共約三十公克），一星期一到兩次吃一百到一百五十公克。至於多精確，則要視你的飢餓感、壓力程度、

我開始嘗試防彈咖啡時，用的是垃圾咖啡和垃圾奶油，但在我花時間試了正牌的防彈咖啡後，完全就是不一樣的體驗。我的大腦運作得更好了，我也很高興自己在思考推敲時用的是脂肪。我在準備美國醫學院入學考試（MCAT）的6個月，每天早上都喝防彈咖啡；而考試當天，我也帶著裝有防彈咖啡的超大保溫瓶，充滿自信地走進試場，非常清楚自己會有足夠的精神能量向考試進攻。當然，防彈咖啡並非唯一讓我成功通過這個考試的原因，我也破解了我的睡眠、讀書方式、隨時注意我的飲食，但是，防彈咖啡絕對是我準備考試的整體策略中，很重要的一環。——尤金

想瘦多快來決定（每晚吃的碳水化合物越少會瘦得越快）。

把碳水化合物放在晚上吃，有幾個很重要的原因。首先，你的身體會用澱粉和糖來製造血清素，這是幫你放鬆和促進睡眠的神經傳導物質。既然碳水化合物會讓你放鬆、讓活力開始下降，你就可以利用這點，安排什麼時候要去睡覺，並避開需要拿出好表現和專注力的時候，另外，在你的拉布拉多腦覺得缺乏能量、開始要求補充糖分時，這時如果睡著也會很有幫助。最後，晚上吃下碳水化合物所產生的額外血糖，也能讓大腦在睡眠期間有燃料能正常運作。這麼一來，不只能大幅提升睡眠品質，同時也讓你的身體能製造適量酮類，並提供形成淚液和黏液的原料。眼淚及黏液是由碳水化合物製造而成，但對一些人來說，他們的新陳代謝能力比較難將蛋白質轉換成葡萄糖，以製造足夠的淚液。

我主要就是靠這個技巧獲得所有低碳水化合物飲食的好處，卻免受長期這種飲食法的已知副作用困擾。防彈飲食之所以能有這樣的成效，其中一個奧妙就是在正確時機吃碳水化合物。任何長期高脂肪、適量蛋白質、低碳水飲食法都不會讓你獲得同樣的成果。

> 將來自草飼奶油和 MCT 油的健康脂肪納入我的升級咖啡裡，我就有了可以持續一整天的健康能量。為了維護關節、韌帶的健康，我添加膠原蛋白到飲品裡，並加入草飼乳清，確保我有得到最優質的蛋白質，因為修復受損肌肉可是優先事項！不管你想在生活哪方面提升表現，我都推薦你用防彈飲食！——**薩繆爾．蕭爾**（Samuel Shaw），**TNA Impact** 摔角賽的職業摔角選手

防彈蛋白質斷食法

我在進行非營利性的抗老研究工作時，發現一件有趣的事情：人體天生就有一種清理機制，叫作「**自噬作用**」（autophagy），能夠回收細胞內的廢物，再轉換成能量。這個機制就相當於細胞版的燒垃圾取暖。時間一久，細胞內會堆積死亡胞器、受損蛋白質和妨礙細胞運作並加速老化的氧化微粒。自噬作用是身體清除這些廢物的天然機制，也表示會幫你保持年輕。顯然如果你想在氣色、感覺和表現都拿出最好的一面，就一定會想讓細胞能好好進行自噬作用。

想要維持肌肉量就必須要有自噬作用，而這個作用也會抑制成年人的肌肉組織不被分解[20]。由於我想知道如何能花更少時間運動，還能保持年輕同時打造肌肉（誰不想呢？），於是決定要破解自噬作用。我從觸發自噬作用的兩個主要信號下手，第一個是禁食。我這才領悟到，原來這就是防彈間歇性斷食法能有神奇成效的原因之一，但透過研究，我發現還有更好的方法能啟動自噬作用，那就是間歇限制蛋白質攝取量。你一這麼做，就是在逼迫細胞想盡辦法回收蛋白質，而尋找過程中，細胞質（細胞膜內的膠狀物質）內暗藏的毒素會被結合在一起，再被排出去，就像你把車子開到洗車場徹底清洗一樣。

多項研究也顯示，蛋白質不足和禁食有許多類似的額外好處。首先是缺乏蛋白質會減少胰島素和mTOR。記得嗎？暫時抑制mTOR好讓它的分泌量之後可以「反彈」，是建構肌肉的重要關鍵。但問題是，我花了幾乎一年的時間，進行會自動限制蛋白質攝取量的生素食飲食法，發現這種飲食造成了許多健康問題。事實上，長期缺乏蛋白質對你的大腦和身體都很糟糕。訣竅就是要找出能達成「暫時性」蛋白質不足法。

要達成暫時性蛋白質不足，最簡單的方法就是進行傳統的禁食、二十四小時或更久的時間什麼都不吃。我決定要親身試驗，並徹底執行。

二〇〇八年，我請人載我到離亞利桑那州聖多娜約三十二公里處的一座國家森林，那裡有個很少人知道的洞穴。我帶了睡袋、水、一把刀和緊急狀況用的手機。我在那裡冥想了四天，體重掉了將近七公斤。既然我什麼都沒吃，一定是受益於自噬作用，不過還有一點也讓我受惠，就是禁食讓我的腸道細菌開始分泌 **FIAF**，因此才能燃燒脂肪（不用說，當時我根本沒有吃進任何卡路里。）

等我回到了文明世界，想要再體驗自噬作用帶來的好處而不用那麼麻煩，並且如果你有工作或朋友，想要二十四或四十八小時內禁食的話，不是很方便。破解之道就是「防彈蛋白質斷食法」。每週一天，我將蛋白質攝取量限制在二十五公克以下。就在實驗不同攝取量的影響時，我的一位好友兼生物駭客喬許・惠頓（Josh Whiton），建議我將目標設在十五公克以下，而不是二十五公克，並且要用更嚴格的計算方式。之前我都沒意識到，多數食品的營養成分標示就算寫著蛋白質含量是零，食品內其實還是有一點蛋白質，只要吃多了還是會累積一定的量。椰漿就是個好例子：成分標示註明「每一份量兩大匙」的蛋白質為〇公克，但當我在蛋白質禁食日喝下四分之一杯（約六十公克）的美味椰漿時，整整一公克的蛋白質就這樣神不知鬼不覺地被喝下肚了。確實，當我將蛋白質的限制改成十五公克後，感覺大為不同，而且肉眼就能看出腹部的發炎和鮪魚肚都變少了（不，我並沒有天天看起來像個名模一樣走來走去，再優秀的人也會有鮪魚肚！）

什麼時候吃

簡單防彈飲食法

這套飲食法是專門設計要讓你減少體脂肪、增強精神方面的表現和預防疾病，同時讓你感到飽足且精力十足。餓就吃，飽就停，試著不要吃零食。目標是 50%–70% 的卡路里來自健康脂肪，20% 來自蛋白質，20% 來自蔬菜，5% 來自水果或澱粉食物。要得到最理想的結果，按照圖中的暗色區塊吃，並將每天晚上吃的水果或澱粉食物限制在 12 份，以避免三酸甘油脂過高。

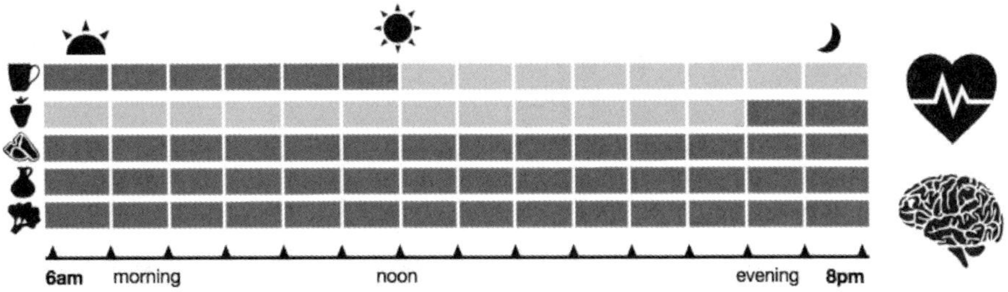

防彈間歇性斷食（甩脂和提升專注力）

這個生物駭客技巧會讓甩脂成真，同時增強精神方面的專注力和精力，而不會出現飲食衝動。以一杯防彈咖啡迎接早晨，健康脂肪會讓你有穩定的能量來源，而超低毒素的咖啡豆會讓大腦和甩脂都以最理想狀態運作。要得到最理想的結果，按照上述的飲食比例搭配這套計畫。

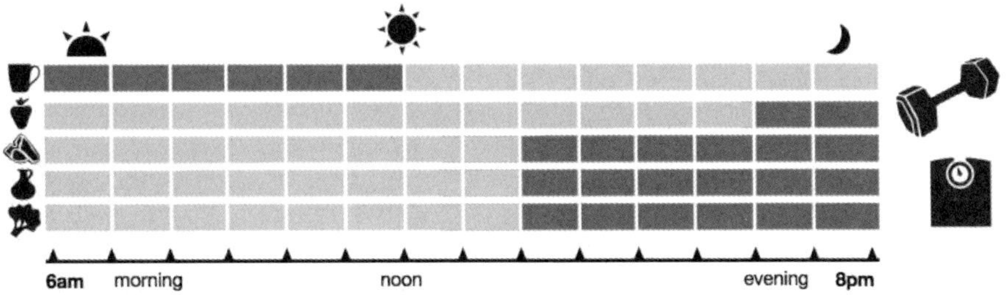

防彈蛋白質斷食

偶爾使用這個生物駭客技巧，可以大幅減少發炎情形。一週進行一、兩次，並將蛋白質攝取量限制在 15–25 公克，以幫你在不減少肌肉的情況下清理細胞內部。為了維持飽足感和充沛的精力，早上喝一杯防彈咖啡，並整天都攝取大量脂肪和適量碳水化合物。要得到最理想的結果，按照上述的飲食比例，同時將碳水化合物限制在下午或晚上攝取。

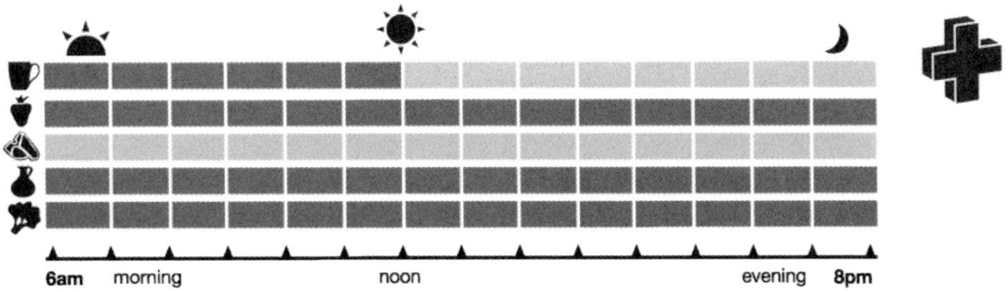

現在，我進行一週一天的防彈蛋白質斷食法時，基本上都以防彈蔬食為主，且不吃超過十五公克的蛋白質，這包括防彈食物的一些碳水化合物和和一堆脂肪。本書後面會提供你在蛋白質禁食日可以採用的具體飲食規畫。不過要注意，這並不是「作弊日」，別隨便允許自己跑去附近所有的連鎖速食店，然後還把整塊蛋糕吃了！防彈蛋白質斷食法是能讓你更進一步減少發炎，並獲得絕佳防彈效果的很棒方法。

就像防彈間歇性斷食法，防彈蛋白質斷食法並非「一或零」那麼絕對。如果你發現整天都不吃蛋白質，會讓肌肉減少或有些討厭的副作用，就放寬一點；與其整天都不吃蛋白質，不如連續幾餐不吃蛋白質就好。你也可以在進行這種斷食法的日子，自行研究要將蛋白質總量限制在多少；這又是另一個好機會，可以當你自己的生物駭客，找出如何獲得最理想的結果。我試著在晚餐時只吃蛋白質，但這樣的瘦身成效並不好，所以我要嘛就是吃得對——整整一天只有十五公克以下的蛋白質；否則就乾脆不要吃。

5

睡得更好、提振活力

SLEEP BETTER AND BOOST YOUR ENERGY

多數人的睡眠都非常不健康：浪費很多時間在入睡上，接下來數小時的睡眠則處於淺眠狀態，無法獲得像深層睡眠或**快速動眼期**（rapid eye movement，簡稱 REM）睡眠般的同樣好處，提升身體和大腦的機能。我以前就是這樣，我會花一個小時試著要入睡，就因為大腦不肯停止回想整天發生的事，或細想明天會發生的事。我每天早上起床都還是覺得昏沉不已。

睡覺感覺也好像是在浪費珍貴的時間，因為總是有更有趣的事可以做。我這輩子試過好幾種不同的睡眠實驗，因為我想花更多時間體驗人生、更少時間睡覺。唸高中時，我晚上只睡三到四小時（從凌晨三點到六點），到學校上課時根本累壞了，也因此由於幾乎每堂課都打瞌睡而出名；這表示我多睡的一個半小時，被打散成六個時段內小睡的十五分鐘（當時我在班上排第二，因此老師都對我睜隻眼閉隻眼）。週五和週六時，我會一晚睡上十到十二小時，讓我一週每天的平均睡眠時間落在六．五到七．三小時之間。

這樣的睡眠時間並不夠，也無法改善我的健康，更何況有證據顯示，二十歲以下的人需要更多睡眠。我還發現如果我上課時不睡覺，也得靠喝汽水來保持清醒。上大學後，我的課表更有彈性，我也決定照著自己的生理時鐘來過日子。只要課表上的時間允許，我會自然熬到早上六點才睡，睡到早上十一點或中午才起床。這種睡法並沒有為我省下很多時間，也沒辦法幫我保持清醒。

當我的事業剛起步時，我決定要在一學期內就修完原本是兩學期的電腦資訊系統課程。我每晚只睡二到三小時（從清晨五點到七點），然後在眼睛幾乎睜不開的情況下開車去學校，喝下約四十到六十盎司（相當於 1.2 到 1.8 公升）的咖啡，才開始一天的課程。我會覺得精神棒透了，直到三小時後陷入昏睡，然後掙扎地努力撐完一天剩下的時間。為了獲得更多精力，我一週會去做好幾次重量訓練。現在回想起來，我發現由於密集的運動加上給我身體太多壓力的睡眠不足，這種生活方式不但造成了腎上腺疲勞，還大概損害了我的甲狀腺機能。之後我在書上讀到多階段睡眠（polyphasic sleep），一種每四小時睡二十分鐘的睡眠法。我便在一兩年後試了這個方法一小陣子，但省下不用睡覺的幾個小時，完全彌補不了時間安排上的死板以及帶來的巨大不便。

許多年來的睡眠實驗讓我更深入瞭解睡眠品質——**睡眠品質好不好取決於你多快入睡、有多少時間是處於 REM 睡眠和δ波（delta, 深層、恢復健康）睡眠**。透過一連串自我實驗和生物駭客技巧，我終於知道該如何將睡眠品質和恢復力提升到最佳狀態，這也讓我比多數同齡的人有更多體驗：我有幸能為兩家身價十億美金的公司提供經營策略、有三間白手起家的公司被收購、為一間創投公司工作、在加州大學教了五年的書、當了數十間新創公司的顧問、經營抗老化的非營利組織、主持全國同步播放的廣播節目、創立「防彈管理」公司、建立iTunes健康類排行第一的播客，且已有數百萬人從中獲得資訊。

但人生並不是只有專業上的成就，私生活的也得算進來。我也花許多時間陪伴我美麗的妻子拉娜，以及我們兩個年幼的孩子。過去三年裡，我還抽空參加了好幾次一整週的「禪修四十年」活動，訓練大腦學會通常要好幾年冥想才能獲得的新技能。我會將這套密集鍛鍊的活動，用在高階主管訓練的客戶身上，讓他們能迅速控制住壓力並提升表現；進行這項活動時，你也需要一整個星期都連上一台神經回饋（腦電波儀）的機器，並將重點全放在如何讓你的大腦表現得就跟修行多年的禪修大師一樣。

我一直以來能做所有這麼多的事，原因之一就是我學會睡得比多數人還要少。和美國人的平均睡眠時間相比，我在人生的前半段大約多活了八年的時間，但少了這些睡眠時間也並不會常常感到很累。你確實有可能獲得睡眠時間更短的所有好處，你可以訓練大腦睡得更好，而且由於健康的人恢復得比較快，本來就不需要睡太久。

睡眠是防彈飲食裡相當重要的一環，因為飲食和睡眠之間確實有直接關係。你所吃的食物會直接影響你睡得好不好，而你的睡眠品質也對減重（或增重）和表現有巨大的影響。要改善大腦機能、增加壽命並提升生活各個層面的表現，擁有高品質睡眠是最重要的一個因素。人生苦短，不該天天起床還累到不行！

多數人還是將睡得好和連續睡八小時劃上等號，但一份加州大學聖地牙哥分校關於睡眠與老化的研究報告，回顧了一百一十萬人的資料後，得出了結論：從統計學來看，並沒有理由需要每晚睡超過六．五小時。事實上，每晚睡六．五小時的人比睡八小時的人還要長壽[1]。

不，這並不是說一晚睡八小時就會讓你死掉，但也許這就表示如果你要睡上九、十個小時才覺得有精神，那你可能比只睡六．五小時就能生龍活虎的人還不健康。簡言之，你越健康、越防彈，需要的睡眠就越少。這可不是要容許你不睡覺，但就像不是攝取越多蛋白質就一定越好，睡眠也不是越多就一定越好，而是要找到最適合你的品質和長度！

最終，睡眠品質要比睡了多少要重要太多了，而獲得品質好的睡眠確實很重要。缺乏優質睡眠會讓你變胖、罹患癌症和心臟疾病、大幅增加死亡機率，而睡得好則對身心都大有好處。一夜好眠比起不睡覺，能在展現新動作技能時，提高「動作速度卻不失精準」能力的二十%，[2]而優質睡眠則能增

要改善大腦機能、增加壽命並提升生活各個層面的表現，擁有高品質睡眠是最重要的一個因素。

加你在解決認知問題時洞察能力的五十%[3]。同時，睡得好有助於皮膚健康，讓外表看起來更年輕[4]，也會讓胰島素維持在最理想的分泌量[5]、助長健康細胞分裂[6]、提升運動方面的表現[7]。

那麼到底要如何改善睡眠品質呢？訣竅就在於，用防彈飲食升級你的新陳代謝，再破解你的睡眠，就可以睡得更好。現在，是真的有可能從一天內擠出更多時間，還能同時維持甚至提升你的健康、生理機能和能量。如果沒有鬧鐘叫你起床（在我家是兩個小朋友），你就睡到自然醒，那未經破解的睡眠就會占去你所有時間——大概是你人生的三十四%。如果你的睡眠防彈成功，睡覺時間減少到只有人生的二十%，你每晚還是睡差不多五小時。假設你會活到八十歲，每晚睡眠減少到只有五小時，就相當於獲得額外十六年的清醒時間。想想你可以拿所有這些額外時間去做什麼？你可以拿五個碩士學位、開創另一個事業、享受更多魚水之歡、陪你的孩子玩，也可以只是玩賓果。那是你的時間，拿去好好用吧！

防彈的睡眠不是說你每晚「一定」要睡少於六小時。事實上，我在寫這本書的時候，過去四百五十六天以來的平均睡眠時間恰好是六小時又一分鐘，這是根據我用的兩個睡眠追蹤系統之一算出來的結果（雖然我確實有兩年的時間每晚睡不到五小時）。就算你早已習慣睡八小時或更久，也不打算改變，仍然可以從改善的睡眠品質中獲得很大的好處。不過，如果你能在進行防彈飲食的同時，結合這些高效睡眠技巧，幾乎肯定能少睡一點，也不會有睡眠不足的不良影響。如果你過重或深受慢性疾病困擾，先解決那些問題再來破解睡眠！

如果你睡不著，有三個主要原因：你不累、你心煩意亂或你有身體方面的問題（以駭客行話來說，就是有「硬體問題」），像是睡眠呼吸中止或需要專業醫療協助的荷爾蒙異常。其實這些可能原因的前兩個還蠻容易就能控制住。如果你一直處於高水準表現的狀態下生活，睡眠應該是一件有意識的舉動，而不是隨隨便便就會發生；你能自己決定去做某些特定的事，確保你在想要去睡覺時會感到疲累，這些事包括在對的時間吃對的食物、攝取補充品和（或）藥物、用科技輔助。

睡得更好的飲食破解

二〇一二年，研究人員發現了一個新的維持系統，稱為**類淋巴系統**（glymphatic system），會利用細胞的粒線體來移除腦中的細胞廢物[8]。研究人員注意到這個系統在睡眠期間特別活躍，也就是說，你睡著時，腦細胞的粒線體就排除細胞廢物。如果你能改善睡眠時粒線體的運作功能，就能讓大腦維持系統的效能突飛猛進，並在更少的睡眠時間裡完成更多清理工作。

有些防彈飲食的核心技巧能改善粒線體功能。二〇一三年，另一組研究團隊發現健康的腦細胞粒腺體需要自噬作用[9]。還記得什麼會增加自噬作用嗎？沒錯，就是防彈間歇性斷食跟蛋白質斷食法。最短鏈 MCT 的油也能提供酮類，而酮類可作為粒線體的燃料。如果你遵循防彈飲食法，你就已經將大腦在睡眠時清理廢物的能力升級了。

這也表示光是靠防彈飲食，就能讓大多數人擁有更好的睡眠品質，但有時多點幫助也會更好。如果你想拿出最好的表現，就會想用任何可能的方法增加在睡覺時的大腦細胞能量。一級方程式賽車的技師，各個都執著於如何維護和供給燃料給那些超高性能的機器，而你的大腦就是身體裡的高性能機器。增加大腦效能會讓你在清醒時受益，睡覺時甚至獲得更多好處。

除了基本的防彈飲食法，還有好幾種方法能利用飲食來改善睡眠，但某些睡眠飲食破解法的效果可能因人而異。由於很容易會有不同的效果，所以你應該把這個當作是成為生物駭客的好機會，看看哪些睡眠破解法最適合你，再量身打造出自己的終極睡眠方案。不要一口氣嘗試所有的飲食睡眠破解法，因為這些方法的運作方式各有不同，還可能會相互抵銷。一次試一個破解法，看看哪些能為你的睡眠大大加分。

晚餐吃脂肪

這個破解法幾乎對任何人都有效，也是防彈飲食基本的一部分。脂肪是可以提供身心燃燒很久的燃料，晚餐時塞滿乾淨脂肪，能持續供給穩定的能量。草飼奶油、動物脂肪和椰子油都是好選擇，但超濃縮 MCT 油是我個人的最愛。MCT 油的最短鏈脂肪會被轉換成酮類，立刻就能被大腦當作燃料，而且 MCT 油還能在你睡覺時，幫你燃燒體脂肪。我注意到，如果我前一天晚餐或甚至是上床睡覺前，喝一到二小匙的 MCT 油，第二天早上的思緒變得更快、更清晰。試試喝杯含有 MCT 油的〈無咖啡香草拿鐵〉（作法見附錄的食譜），當作防彈的睡前飲品。這杯飲品就像防彈咖啡一樣，沒有添加會讓你脫離禁食狀態的蛋白質。

身為需要高度專注與機警的訴訟律師，防彈飲食讓我擁有勝訴的優勢！靠著剔除飲食中高毒素的食物，和吃一大堆草飼奶油與 MCT 油中的好脂肪，防彈飲食幫我在高壓少眠時還能拿出最好的表現。這就是我上法庭的祕密武器！——**威廉．E．強森，美國佛州西棕櫚灘**

注意：如果你完全沒試過任何 MCT 油，務必從少量開始，也最好是混進像香草拿鐵的其他飲品中，對你的胃較溫和。我先前也提過，太多 MCT 油可能會讓你一直拉肚子，這絕對不會讓你睡得好！

補充低汞的魚（或磷蝦）油

DHA 是一種 omega-3 脂肪酸，對健康有許多好處，例如可不讓大腦功能受果糖危害、改善情緒、減少焦慮和憂鬱、提高胰島素敏感度、增加肌肉生長。研究顯示含有 DHA 的魚油能協助分泌血清素，這種神經傳導物質能讓你覺得自己更健康，並降低會干擾睡眠的壓力荷爾蒙濃度[10]。

我親身試驗過各個種類的魚油，和幾乎是你能想到的所有其他 omega-3 補充品，發現磷蝦油讓我睡得最好。事實上，磷蝦油是唯一有明顯效果的補充品。我推薦在晚餐或睡前攝取一公克的魚油或磷蝦油。不要喝亞麻籽油（flax oil）或大麻籽油（hempseed oil），因為兩者都含有高 omega-6、低 omega-3，也不是防彈食物。

為睡眠準備好蛋白質

我們的人體用蛋白質來修復肌肉和維持免疫功能。肌肉修復是發生在晚上進入深層睡眠的時候，因此最好確保你的身體擁有在晚上用來治療和生長新組織的所有原料。問題是，大部分種類的蛋白質都無法在睡前完全被消化。很多蛋白質粉，甚至多數動物性蛋白質的食物來源，都需要花上好些功夫才能消化完畢，還可能讓你整晚都有沉重的感覺。而用來消化蛋白質的資源，拿去當作大腦的燃料可能還比較好。太多蛋白質也會增加腦內保持警覺的化學成分，這個食慾激素（orexin）會打斷你的睡眠。我推薦的解決方案，是在睡前攝取一到二兩大匙的水解草飼膠原蛋白胜肽。水解後的蛋白質會更容易消化，因此不會造成上述列出的問題。你可以將這種水解蛋白加進〈無咖啡香草拿鐵〉裡，一次享用兩種破解法的好處，因為拿鐵裡的 MCT 油會提供身體分解蛋白質所需的額外能量。

享受乳清蛋白質的力量

乳清蛋白質（whey protein）是替代（不是兩者一起使用）膠原蛋白的另一種選項。沒有變性的草飼濃縮乳清蛋白質很容易消化，富含修復身體組織所需的必須胺基酸，並含有乳蛋白活性肽（bioactive milk peptides，以下簡稱 BMPs）。BMPs 是目前最有潛力能改善睡眠並降低壓力的新補充品，來自乳清蛋白質，但因為經過處理貴了很多，所以不如乾脆從 BMPs 的來源直接攝取。

這些蛋白質在沒有變性的狀態下效果最好。加熱和加壓都會降低成效，所以我總是選擇從以低溫加工處理的濃縮乳清蛋白質攝取 BMPs，而不是從藥丸攝取。濃縮液形式的另一個好處是可以提升肝臟的麩胱甘肽（glutathione）濃度，而麩胱甘肽可以幫肝臟排除會干擾睡眠的毒素。如果這對你有效，試著在晚上喝〈無咖啡香草拿鐵〉時，添加一到二大匙的低溫加工超高品質草飼乳清蛋白質。

試試生蜜

這是一個強大的睡眠破解法，你應該要單獨試試，不要和上述蛋白質補充品一起使用。大腦在睡眠時會消耗許多能量，而其中一種很有成效的能量來自儲存在肝臟裡的糖，稱為**肝醣**（glycogen）。大腦會先用完肝醣，才會去使用儲存在肌肉裡的糖，也就是肌肉肝醣，所以睡前補充一點碳水化合物可以幫大腦在夜間順利更順暢。通常生蜜會先拿去補充肝醣，因此在提供大腦能量時，也會先被派上用場。你會在多數雜貨店裡看到已經過濾掉花粉的傳統加工蜂蜜，比起這些產品，生蜜轉換成肝醣的效果要好上二十二％[11]。在睡前單獨攝取少量的蜂蜜，能提高睡眠時的血糖，讓你更快進入深層睡眠。

我先前也提到，已故的塞斯・羅伯茲（Seth Roberts）進行過自我實驗，研究睡前什麼時候吃碳水化合物會帶來怎樣的影響，因此曾和我分享了這個睡眠破解法。跟我一樣，他也發現蜂蜜不只改善了睡眠，還有精力和恢復力[12]。他拿自己的身體做實驗，蒐集了非常多的資料，來證明確實對他有效，而納薩尼爾・艾爾特曼（Nathaniel Altman）的著作《蜂蜜處方》（*The Honey Prescription*）中也揭露了蜂蜜的強大效用。

這個破解技巧真的能讓你有更長的深層睡眠，尤其是配合防彈間歇性斷食法。

起初，我以為蜂蜜會讓我脫離燃脂模式，但只要蜂蜜是配合MCT油一起服用，身

> 超過二十年來，我一直都有睡眠困擾，而現在我可以好好睡覺了！我不但瘦得比料想得還快，也感覺棒極了。我認識在進行防彈飲食的人會有同樣的感想，他們也都很興奮自己的健康終於慢慢成形了。——**蜜雪兒**

體就能製造足夠的酮類來維持輕微的燃脂模式。就算有碳水化合物，最短鏈的 MCT 脂肪還是能製造酮類，讓你能從這個睡眠破解法獲得好處的同時，也能處於輕微的酮症狀態。

助眠的營養補充品

對某些人來說，使用前面提到的飲食破解法就足以大幅改善睡眠，但其他人可能還需要更多來自營養補充品的協助。以下會介紹最好的幾種補充品，可將睡眠提升到下一個境界，讓你每晚雖然睡得更少卻睡得更好，還能因此感到精神大振、更加健康。我幾乎每晚都會吃下其中大部分的補充品，並用我手機裡的睡眠追蹤應用程式看看多有效。

注意：我特別避開了大部份的藥草類補充品，因為常見的助眠藥草（如纈草根 valerian root）總是讓我早上起床時感到昏沉。誰會想要快速入眠，但卻在早上昏沉沉地浪費大把時間呢？

鎂 MEGNESIUM

幾乎所有的人都缺鎂，無論如何，只要你想長壽就該補充鎂（在第七章會更詳細說明）。試著每天補充六百到八百毫克的鎂，但要小心，因為太多鎂會造成「褲底之災」（這對睡眠只有反效果）。最好的鎂，是帶有「酸」的形式，包括蘋果酸鎂、檸檬酸鎂、天冬胺酸鎂等等。鎂可以讓人放鬆，所以大部分的人在晚上服用會比較受益。

人類生長激素

睡眠時，身體會自動分泌人類生長激素（human growth hormone，以下簡稱 HGH），以維持器官和組織。隨著年紀增長，身體分泌的 HGH 量會自然減少，HGH 減少和許多老化的影響都有關係。如果你想保持年輕、精力十足、恢復力佳，就應該要盡一切可能讓 HGH 在體內維持高含量。抗老醫生和電影明星都將 HGH 當作抗老治療的處方藥標示外使用（off-label prescription）藥物（本書出版時，FDA 尚未認可），不過你可以用本章提及的許多補充品，讓身體自然就能分泌更多 HGH。

鉀 POTASSIUM

鉀和鎂有加乘效果，這個組合對夜間腿部會抽筋的多數人來說會有幫助。我的首選是檸檬酸鉀和比較難找到的碳酸氫鉀。鉀會讓心臟維持規律跳動，因此太多的鉀可能會改變心跳率，所以不要補充過頭。我在睡前會服用四一百毫克的檸檬酸鉀。你先從一百到二百毫克開始，如果覺得需要更多，再慢慢增加就行了。

茶胺酸 L-THEANINE

茶胺酸是能在綠茶中找到的一種胺基酸，因減少壓力的作用而廣為人知。茶胺酸的化學結構和麩胺酸很類似，後者會干擾麩胺酸鹽的功能。你先前也讀到了，麩胺酸鹽是一種興奮性神經傳導物質，而茶胺酸能減少興奮效果、使人放鬆。我晚上會服用一百毫克 Suntheanine 這種特別形式的茶胺酸。

GABA

GABA（γ-胺基丁酸）是一種抑制性神經傳導物

質，大腦會用來將自己關機。不搭配蛋白質服用時，GABA 使人平靜下來的效果相當驚人，所以不要和上述推薦的蛋白質補充品一起吃。從五百毫克的劑量開始試。我以前極度仰賴這種補充品，但自從我在「禪修四十年」的活動中破解了我的大腦，就再也不需要靠它入眠。不過，有證據顯示睡前服用二千五百毫克的 GABA，能適度提高 HGH，所以為了抗老，我幾乎每晚都會攝取這麼多。對大部分人來說，雖然最好的方法是在晚間服用 GABA 幫自己入睡，但我也會建議壓力大的人，在白天真的緊繃到不行時服用，就能大大放鬆。

苯基 GABA（Phenibut）

Phenibut（β-phenyl-GABA，β-苯基 γ-胺基丁酸，以下簡稱苯基 GABA）是一種 GABA 衍生物的補充品，但效果比 GABA 更強。苯基 GABA 在俄羅斯被發現，被認為是一種健腦益智（讓大腦運作更順暢）藥，因為有提高專注力也提升睡眠品質的功能。可惜的是，苯基 GABA 在經過腸道和血腦障壁（blood-brain barrier）時，並不容易被吸收，但如果是包裹在能通過細胞膜的分子當中（像是透過微脂粒遞藥系統），就能更容易被吸收。在包裝上的成分標示中找找有沒有苯基 GABA。如果你真的很想睡個好覺，苯基 GABA 還多了個理由可以讓你考慮看看：俄羅斯的研究人員從實驗中發現，苯基 GABA 會保護老鼠不受長期壓力對心理造成的負面影響。

這是非常強大的睡眠破解法，也是我的最愛之一，但使用劑量不要超過六百毫克，也別天天使用，否則就沒效了。有報告指出，濫用苯基 GABA 的人不只長期使用過量，結果也產生了依賴性[13]。這是非常強效的睡眠破解法，但不要和酒精或其他藥物一起混用。

鳥胺酸 ORNITHINE

鳥胺酸是種使人放鬆的胺基酸，可以幫助身體排除腸道裡的胺，多餘的胺會給人有壓力的感覺[14]。胺對細胞來說是毒素，排除掉後可以改善短期和長期記憶。鳥胺酸能讓一些人睡得更好，也可能提高體內的HGH[15]。我晚上會一起服用精胺酸（arginine）和鳥胺酸來刺激生長激素分泌。由於消化蛋白質會讓腸胃裡產生胺，如果你進行防彈飲食時，攝取了較多的蛋白質，那鳥胺酸可能會特別有幫助。試著在睡前攝取五百到一百毫克。

L－色胺酸 L-TRYPTOPHAN

一九八十年代末期，一間生產L－色胺酸（L-Tryptophan）的主要製藥公司在生產時出錯，引發產品可能受汙染的疑雲，也導致L－色胺酸和一種罕見的神經疾病（嗜伊紅性血球增多—肌痛症候群，eosinophilia-myalgia syndrome）被認為有關係。即便以正確方式製造的L－色胺酸並不會帶來任何問題，大眾仍陷入恐慌，所有產品也都被下架。

現在L－色胺酸已經無需處方也能買得到，而我特別推薦這種強效補充品，特別是一起和GABA服用。但從食物或補充品中服用過多的L－色胺酸可能會造成發炎，所以別攝取太多。從一晚五百毫克開始。許多人會將L-色胺酸和感恩節大餐聯想在一起，雖然火雞裡可能真的有那麼一點L－色胺酸，但和蛋白質中的其他胺基酸一起吃的話，不太可能會感覺到有什麼作用。

褪黑激素 MELATONIN

褪黑激素是一種強效的荷爾蒙和抗氧化物，如果你能夠在完全漆黑的環境中有充足睡眠，身體應該要能自行製造這種荷爾蒙。你大概兩個條件都難以達成，因此是該每天補充褪黑激素並冒著可能會抑制身體自然分泌的風險，還是偶爾補充就好，目前還沒有定論。人體會根據體內有多少這種荷爾蒙，來自行調節要分泌多少，所以如果你補充了，那身體自然就會製造更少的褪黑激素。

抗老專家普遍認為，人應該要盡量維持身體本來的褪黑激素分泌量，所以我只有在需要睡得很好或外出旅行時，才會在晚上服用一週一到二次的量。不幸的是，多數褪黑激素補充品的劑量都太高了。我建議男性的服用量為三百到五百微克，女性為三百微克，但現在販售的褪黑激素劑量多為三毫克（三百微克）。如果只是要在短期內改善時差問題，你可以安心服用一到三毫克。

維生素D

缺乏維生素D和一些睡眠障礙有關，因為維生素D不足會影響你的睡覺時間、睡眠品質和起床時的情緒。不幸的是，我們很多人之所以會缺乏維生素D，和生活型態有關：在室內工作、穿著衣物、使用防曬產品。這些都是現代生活的真實樣貌，但也奪去我們身體自行合成維生素D的機會。

有一點和媽媽可能告訴過你的相反——人體並不會從陽光直接「吸收」維生素D。事實上是，紫外線B光（ultraviolet B light，簡稱UVB）的光波和皮膚裡的一種膽固醇衍生物會起反應，讓身體製造出維生素D。很多人可能夢想著辭掉工作、搬到巴哈馬群島去曬太陽曬個夠，但這對大部分人來說不是很實際。攝取富含維生素D的食物並額外補充D_3，才可維持體內足夠的維生素D，不過攝取的量和服用時間也是很重要的關鍵。

根據維生素D學會（The Vitamin D Council）的建議，每天應攝取每二十五磅體重一千微克（譯註：相當於每公斤體重約九十微克），不過要精確知道個人最理想的量，最好的方法還是做血液檢測。不長期過量補充維生素D很重要，過多的維生素D可能會造成頭痛和發炎，不過短期大量補充還算安全。健康的人每天會使用約三千到一萬微克的維生素D，使用量會隨著每個人的年齡、體重、各個皮層的吸收能力、膚色和平均日曬量而有所不同。美國政府制定的成人維生素D上限攝取量[ak]是一天四千微克。有些專家不同意，多數認為應該在五千到一萬微克之間。我建議你每六個月就檢察一次血中的維生素D含量。

維生素D和睡眠荷爾蒙的褪黑激素會成反比，所以晚上服用會干擾睡眠也很合理。我是自己注意到這種影響，也發現在早上服用維生素D對晚上的睡眠最有幫助。量化生活的先驅塞斯・羅伯茲也記錄到了相同的結果。

活性椰子碳 ACTIVATED COCONUT CHARCOAL

有研究發現動物的睡眠不足和體內的腸道細菌有關[16]。防彈飲食是讓腸道細菌能最佳運作的很好方法，但有時候你還需要點額外幫助。活性椰子碳就像吸塵器一樣，在毒素到達大腦或造成發炎前，先在消化道吸收掉或附著在毒素上。如果你在睡前或是攝取抗營養素或酒精後，突然感到莫名焦慮，

ak 譯註：上限攝取量（tolerable upper limit）是不會對多數人產生危害風險的營養素最高攝取量。

這會對你特別有幫助。不過別和藥物或含蛋白質的物質混在一起服用，因為會被活性椰子碳也一同清掉。太多活性椰子碳會讓你有「褲底之災」的相反結果——便秘。從一到二顆膠囊開始，如果有便秘症狀就減量。

麩胱甘肽 GLUTATHIONE

麩胱甘肽是人體能製造的最強效抗氧化物和解毒物質之一。身體需要麩胱甘肽來移除毒素、不讓脂肪氧化以及促進免疫系統及大腦機能。大腦和肝臟擁有濃度最高的麩胱甘肽。許多人的麩胱甘肽低於水平，都是受到壓力、感染、營養不足和其他問題影響。如果你的麩胱甘肽太少，身體就很容易被毒素和發炎擊倒。活性椰子碳能針對腸道內的毒素，而以口服吸收的麩胱甘肽，則能幫肝臟排除存在於血管和其他身體組織裡的毒素。這表示你不只能更徹底排毒，更能大幅改善睡眠品質[17]，事實上，睡眠不足會導致腦中的麩胱甘肽濃度降低[18]。

因為身體會在你能使用麩胱甘肽前，就先消化掉，所以口服的方式通常不太管用。十年多來，我都靠麩胱甘肽靜脈

我學會要珍惜一夜好眠。睡不好感覺真是糟透了，特別是當你有新工作、要學的東西很多，當你的眼睛痠澀無比，當你回家時覺得累壞了，當你要花好幾個小時才能入睡，卻還是得在剛破曉就必須不情不願起床，還感覺疲憊不堪。戴夫在一晚之間為我改變了這一切，就從一頓為我煮的防彈晚餐開始，然後帶我去全食超市購買破解睡眠的營養品。你知道最棒的是什麼嗎？他幫我在每個瓶子上標示出什麼時候吃、一次吃多少。他把事情變得容易許多。過去，我對長期累積下來的疲勞感只能逆來順受，現在，瞭解了身體需要什麼才能讓我整晚睡得安穩，並在早上起床時覺得有充分休息且蓄勢待發，這樣的改變讓我的工作和人際關係都大為不同。——**蓋兒．凱倫．楊（Gayle Karen Young），維基媒體基金會文化暨人才部主任**

注射（IV glutathione）來排毒，但這表示要親自去診所才能進行，也很花錢。我現在在旅行時，會和乳鐵蛋白（lactoferrin）一起服用麩胱甘肽（封在以 MCT 脂質製成的膠囊內），讓麩胱甘肽能夠穿過腸壁，並大幅提高血液中的麩胱甘肽濃度。這和先進藥物遞送系統使用的技巧一樣，不過用在麩胱甘肽上的目的是要更有效地將一種天然物質送進體內。我最近有次去了紐約，忘記將麩胱甘肽打包，卻剛好得了喉炎。一位當地的抗老醫生親切地給了我一・二公克的麩胱甘肽靜脈注射，讓我得以在十二小時內解決喉炎問題，隔天才能上台談自閉症，因為沒有麩胱甘肽的話，我就得用悄悄話演講了。

活性 PQQ

你稍早在這一章也讀到，細胞裡的粒腺體在大腦的類淋巴排毒系統中扮演關鍵角色。我試過能提高粒線體效能的補充品中，最有效的就是一種類似抗氧化物輔酶 Q_{10} 吡咯喹啉醌（pyrroloquinoline quinone，以下簡稱為 PQQ）的特殊活性態。在多項研究中，這個很有潛力的補充品已經被證實可以讓粒線體運作得更好[19]，並能協助製造新粒腺體[20]。可惜的是，PQQ 多以二鈉鹽形式存在，這種形態的 PQQ 對我的睡眠沒有太大影響，即使我兩年來每天的口服劑量都高達三十毫克，但是 PQQ 的活性態（活性 PQQ）只要十毫克，就對我的睡眠效率有非常明顯的影響——我第一次使用，就可以少睡一小時，還能感到精力充沛。

運用科技來改善睡眠

以下要介紹的這些工具並不是標準防彈飲食計畫的一部分，但都是能強效升級的產品，讓你可以更加改善你的睡眠品質。雖然使用科技對某些人來說可能太多了，但如果你是拚命追求晚上能有完美睡眠的人（或跟我一樣只是個科技狂人），那你就會喜歡用一些真的能幫你提升睡眠效果的玩意來實驗看看。如果你正飽受巨大壓力，或經常跨時區旅行，有些工具可以讓你在解決睡眠問題上，比別人更勝一籌。

追蹤你的睡眠品質

我最喜歡的智慧型手機睡眠應用程式是「Sleep Cycle」（「睡眠週期」），只需要將手機放在床墊之上、床單之下，並設好鬧鐘，程式就會用手機上的麥克風追蹤你的睡眠模式和品質。最好記錄至少一週的量，才能大致瞭解你睡眠品質的基本情形。一旦你追蹤了睡眠，就會有你需要破解睡眠的所有資料，如此一來，才能確保你在進行的事真的可行，也能讓你一邊根據按照睡醒時的感覺以及數值呈現的狀況去做調整。要用這個程式睡得最好，一定要把手機設定在飛航模式，因為手機產生的電磁場會降低睡眠品質，所以如果睡覺時頭旁邊擺了個開機狀態的手機，就會干擾睡眠，無論手機有沒有響都一樣。

Sleep Cycle的另一個好處是有鬧鐘功能，會在某個睡眠週期剛要開始時叫醒你，而不是在你處於深層睡眠時突然吵醒你。這麼一來，你就會更神清氣爽、整天保持清醒。

低亮度的琥珀燈泡

傳統燈泡發出的光會阻止褪黑激素自然分泌，因而降低睡眠品質。不過，人體對琥珀光和紅光的反應，就跟對黑暗一樣。晚上醒來去上廁所或照顧小孩時，如果只接觸到琥珀光，回床上時就能更快入睡。你可以在網路上買到琥珀光夜燈，幫你維持睡眠品質。

「電睡眠」裝置

腦電刺激裝置（cerebral electrical stimulator）或稱為 CES 裝置，從一九四九年開始就有了，當時，俄國人以他們的獨特邏輯，首次將 CES 裝置運用在太空任務上。之所以會用 CES 裝置，是因為送一個人上太空就會用掉很多昂貴的燃料，如果用科技減少太空人的睡眠時間，這樣一來，就可以付錢送更少的人上太空，卻還是能完成同樣的工作量。這個科技已經有將近七十年的歷史了，卻很少有人聽過。

我從一九九八年就開始使用 CES 了，而就在我打出這段話時，我的 CES 裝置正在我太陽穴之間傳送微弱的伽馬頻率電流。CES 裝置是一個約兩台 iPhone 大的小盒子，由一個九伏特的電池供電。使用時，將兩個小夾子分別夾在我的耳垂上，我耳朵之間的電脈衝就會命令大腦進入特定頻率。最近，我將 CES 裝置設定成會輸出經過精密計算並控制好的微電流到我的大腦，讓大腦進入四五分鐘的深度睡眠，這種睡眠能修復大腦並釋放荷爾蒙。這麼做能迫使我獲得比當晚只能睡二．五小時還多的深度睡眠，而我醒來時，覺得精神飽滿，就好像在未破解睡眠的狀態下，至少睡了七或八小時；我當天早上也不需要任何提神食品，只喝了一杯防彈咖啡，就讓我覺得精神好到可以一邊爬山一邊寫這本書。

研究也顯示 CES 是可以安全有效治療失眠的方法[21]，甚至有被用來治療焦慮症和毒癮。CES 裝置的價格為三百到三千美金，而你不需要處方簽就能在網路上買到，或如果你的醫生能開處方給你（並不是說你的醫生可能有聽過這種裝置），保險可能會給付。

接地氣

二〇〇五年那時，我每個月都要從美國西岸飛往英國劍橋，因為當時我是那裡一家新創公司的主管。即便有維珍航空的超棒座椅，往東飛造成的時差還是很痛苦。我聽說光腳在草地上走個幾分鐘能解決時差問題；身為一個理性的工程師，這個說法讓我發笑，但我知道早上運動能提升體溫，這點對重設生理時鐘很有效，所以我就試著在旅館附近的公園裡光腳做瑜珈。結果真驚人！我完全感覺不到所有時差的負面影響。我以為是瑜珈的功效，於是下一次出差時，我就改在室內做瑜珈，在一樣的時間做一樣的動作，但這次就沒有一樣的效果了。我體內的生物駭客被激起了好奇心。

幾趟旅行下來，我確認了接地氣[al]確實有效，但卻不知道為什麼。幾個月後，我讀到一篇報導，內容談到一名電纜系統工程師的創業家成為生物駭客後，發現為自己接地電會對生理時鐘和發炎症狀有各種正面影響。他資助一些小型研究，結果顯示接地能增加恢復力，因為接地加速了復原速度、減少發炎、平衡皮質醇濃度[22]。

整套理論是這樣：人體形成的正電荷會在我們接觸大地時被消除，而地球本身帶有負電荷的電子，

al 譯註：「接地氣」是近年來新興的保健法，英文為 earthing 或是 grounding，其保健理論是地球發出的電子可做天然抗氧化劑，對健康有益，簡單的實踐法就是光腳踩踏沙灘、草地等較為天然的地面。也有人以電線接地線插進插座，配合各種專用的毯子、枕頭等裝置在室內進行接地。

可以平衡我們沒在接觸地面時所累積的正電荷，沒有接觸到是因為而我們幾乎總是與地表絕緣；隨著時間過去，身上的正電荷會越來越多、耗盡我們的精力、引起發炎和疾病。現在，我出門旅行時，通常會帶著一小條帶子，插進旅館房間內的接地插座，因為這方法能確實在我睡覺時，幫我治好時差問題。我這樣做的時候，腦袋也更清晰。在家的時候，我也幾乎都在導電毯上進行接地睡眠。可惜，這毯子不是一千織的高級品，但我的賢內助拉娜（是位醫生）允許我這樣做，因為她的睡眠品質也因這張毯子而改善了。

睡眠按摩墊

穴位按摩墊是藉由按摩穴位的尖端促使肌肉放鬆。你可以買到打造成誘發睡眠的按摩墊（sleep induction mat），可幫助你入睡並保持睡眠狀態，同時減少肌肉痠痛。按摩墊要找使用無毒的麻或有機棉的製品，按摩穴道的尖端也要大又有力。使用睡眠按摩墊之前，你得先訓練腦中的拉布拉多。

第一次躺在睡眠按摩墊的尖刺上時，你的拉布拉多腦會認為那些刺非常致命，因此你會由於整個人被「打或逃」反應接管，而經歷一波不適感。靠著人類腦奪回控制權並繼續躺在睡眠按摩墊上，會讓你的交感神經系統放鬆，而前一分鐘你還覺得超級不舒服，現在這一刻卻感覺既美妙又放鬆。只要躺在睡眠按摩墊上幾分鐘，就能讓你分泌出大量的腦內啡，很容易就能感覺得到這一波放鬆感，同時也能幫你進入非常深度的睡眠，這是如果你用 Sleep Cycle 應用程式追蹤常會看到的結果。

心律變動冥想

只是在睡前深呼吸或冥想就能幫你睡得更好，但你也可以透過科技，引導自己到關掉「打或逃」反應的狀態，睡得甚至更好。當腦袋運轉個不停，就會很難入睡，而且如果你的拉布拉多腦到處亂跑、尋找老虎或食物，光是要睡著就得浪費掉很多時間。我發現要關掉「打或逃」反應最好的一個方法，就是用心律變動性分析（heart rate variability）來訓練。當你處於「打或逃」的狀態時，心跳之間的間隔就會變得很平均[23]，這意味著動物正承受壓力；當拉布拉多腦冷靜時，每個心跳之間的時間就會改變、有各種變化。理所當然，脫離「打或逃」反應才有可能會睡得比較好。

心律變動性分析可以是因也可以是果：故意讓心律變化更大能使你鎮靜下來，而自然冷靜下來就會讓心律變化更大。「防彈壓力追蹤」（**Bulletproof Stress Detective**）應用程式搭配心率帶或可黏式感測器，就能讓你知道一天當中的什麼時候壓力最大，而「**HeartMath** 內在平衡感測器」（**HeartMath Inner Balance Sensor**）[am]則用呼吸練習，讓你知道不在「打或逃」狀態時是什麼感覺，以及如何迅速關閉「打或逃」反應。做呼吸練習時，你只要看著螢幕上的指示，就能輕易看出自己有沒有做對；在這個方法中，科技工具會有所回應，讓你藉此改變呼吸，進入平靜的狀態。我用這個科技學會了如何確實在三分鐘內睡著。

心律變動性分析訓練很棒的一點是，你幾乎可以隨時隨地就使用，還能提供進步多少的客觀資料。如果你不太容易入睡，試著在上床前以心律變動性分析練習幾分鐘，可以用「防彈壓力追蹤」，也可

am Inner Balance 為 HeartMath 所研發的應用程式，需搭配夾在耳朵上的感測器，使用者透過呼吸訓練達到減壓、內心平和的目標。

以用「HeartMath 內在平衡感測器」。有時就算只做五分鐘，也足以讓最焦慮不安的主管人員睡著。我都用這些簡單技巧幫客戶改善表現和睡眠問題。

該避免的事

上床前，不要做錯誤的事和做對的事一樣重要。為了盡可能獲得最高品質睡眠，以下是晚上要避免做的幾件最重要事情。

高亮度的照明

睡前至少半小時試著避免被太過明亮的燈照到。如果你一定得在接近睡覺時間工作，那就把辦公用的燈調暗一點，並把不健康的螢光燈關掉。你也可以安裝 PC 或 Mac 版本的「f.lux」免費軟體，自動幫你在夜間把電腦螢幕的亮度調暗；我用這個軟體將近十年了，效果非常好。除非你把電視、手機、平板電腦都調到最暗，否則也不要一直盯著這些螢幕看。就算接收來自螢幕的白光只有五分鐘，就足以讓褪黑激素好幾個小時都不分泌，也會摧毀睡眠品質，所以最好整晚都能避開任何螢幕。

暴力

觀看電視上的暴力影像可能會讓你更難入睡和睡得安穩。觀看暴力畫面容易讓你腦袋中的拉布拉多開始尋找威脅，因此當你試著要入睡時，就比較難脫離「打或逃」狀態。如果你選擇忽視這條建議，還是照看不誤，那就用用看「HeartMath 內在平衡感測器」幾分鐘，來逆轉暴力影像的效果並脫離「打或逃」反應，才能好好入睡。

運動

睡前至少兩小時，你就不應該運動了，除非你把修復瑜珈（restorative yoga）和呼吸練習也算在內。睡眠和運動緊密相連，我會在下一章更深入探討。運動非常能提振精神，還能提高皮質醇濃度，但這點會干擾睡眠，所以在進行破解睡眠前不要運動！

咖啡因

喝防彈咖啡會讓你的神智達到神奇的境界，也就表示你的做事效率和表現都會更好。但在大腦貢獻了高產能後，你必須讓你的腦袋好好休息。一般來說，下午兩點後或睡前至少八小時（看哪個先）就別喝咖啡了，這樣才能確保你獲得咖啡因為認知功能帶來的所有好處，卻不會犧牲睡眠。有些人需要比八小時更久的時間不碰咖啡因，才能睡得最好。留意自己咖啡因的攝取時間，看看會對睡眠造成什麼影響。

過時不睡

大約在晚上十點四十五分到十一點左右，是你自然而然會感到疲累、睏頓的時候，這段時間會因為季節而稍微往前或往後。如果你不在這時候去睡覺，而選擇保持清醒的話，會讓皮質醇帶來「二次振作」（second wind）的效果，直到凌晨兩點左右都會繼續醒著。如果你在晚上十一點前上床睡，不只會睡得更好，也會在起床時，比十一點之後才睡同樣長的時間感覺休息得更充分。

我得先承認自己幾乎從來沒有在十一點前上床，但知道有「二次振作」這回事還是不錯，起碼你就能選擇看是要避開還是好好利用。當我在努力休養腎上腺時，我連續十八個月每天都從晚上十點睡到早上五點，但我所做過最好的研究成果、程序設計和寫作，都是在晚上十一點後完成的，所以我選擇利用「再次振作」的好處，靠著時間更短的高效率睡眠來完成更多工作。

壓力

當壓力能激勵你或帶來正向改變，就是好的壓力，像是達成某個目標、做出有建設性的重大人生改變，沒了這種有用的壓力，人生就會很無趣。反觀無用的壓力就非常浪費精力，不只會降低免疫力、縮短壽命、損害性功能，還會破壞睡眠。最常聽到抱怨睡不著的理由可能就是，不知道要如何清除雜念、不再憂慮。像是生活的藝術（Art of Living）[an]、瑜珈呼吸法（pranayama）和冥想這種的深呼吸練習，能神奇地讓大腦靜下來、重新恢復並為新一天的防彈式高水準表現做好準備。

如果你想開始測量自己的壓力狀況，可以在下列網址下載「防彈壓力追蹤」應用程式：

http://bulletproofexec.com/stress-detective-ios

[an] 譯註：生活的藝術基金會（Art of Living foundation）是非政府組織，以提倡和平的哲學為出發點，提供消除壓力的呼吸技巧、冥想及瑜伽課程。

http://bulletproofexec.com/stress-detective-android

在瞭解前因後果之後，你就會發現，「食物」是最重要的關鍵；因為食物會影響活力多寡和減重效果，並讓你腦袋裡的拉布拉多一直感到很開心；而遠比運動還重要的第二重要關鍵，就是「睡眠品質」。你不需要用到這一章提到的所有工具，但改變睡前的飲食並更注意自己的睡眠品質，會讓你更清楚飲食對你的幫助有多大。

6

少運動、多增肌

WORK OUT LESS AND GET MORE MUSCLE

和大部分人一樣，我以前相信**大量**運動才是得到理想身材的不二法門。我強迫自己每週六天，做每次九十分鐘的運動，然後跟自己說：「你能做到真是太棒了！」但儘管我有自信也確定自己是在做對的事，我並沒有減掉我想甩去的脂肪。我確實變得更壯、更快，但就是沒有更瘦。我在幾年後發現，那樣運動根本是浪費時間，因為我做得太多、太頻繁、也太久了，想想看我當時有多震驚！（還有生物駭客的我有多歡欣！）

如果你的目標是要保持高水準表現的狀態，不只能感覺很棒，還會有很多額外精力，那麼把時間花在毫無結果的運動上，只會耗盡你的意志力並帶給身體多餘的壓力，還不能讓你擁有更長壽或更健康的人生。但最驚人的是，運動根本不是決定你有什麼身材的最大因素。你的身材是什麼樣子，有八、九成取決於你的**飲食**，大部分的人可以幾乎完全不運動，就能擁有精瘦又健壯的身材，而這只需要一些簡單的破解法。

別誤會——做對的運動是非常有益處的。它能藉由釋出一種會受大腦衍生神經滋養因子（**brain-derived neurotrophic factor**，以下簡稱 **BDNF**）[ao] 荷爾蒙影響的蛋白質，來增加你的腦容量，同時還能提高胰島素敏感度、降低罹患心血管疾病的風險、消除壓力[1]。但很不幸地，多數人都做了太久的錯誤運動，無法讓他們的肌肉復原。

你也讀過了，人的身體組成主要並不是由你吃了多少卡路里來決定，事實上，**荷爾蒙（和腸道細**

[ao] 譯註：運動會增加 BDNF（brain-derived neurotrophic factor），也就是大腦衍生神經滋養因子，這是一種幫助神經生長的蛋白質，能活化組織生長力、增加記憶力。

菌）才是決定你體型的主因。因此，將運動視為另一種幫你調整荷爾蒙的工具才有道理，就跟睡眠和食物一樣。我們已經知道當你懂得運用生物駭客的技巧，就可以用更少時間獲得更多好處，那運動不也應是如此？

「過量運動」、「恢復不足」的問題，常出現在我A型性格商業主管的客戶身上。驅使一個人經營一家公司的動力，也會驅使這個人想完成鐵人三項比賽。但充滿壓力的工作加上大量運動，會使皮質醇濃度開始飆高，這會造成體重增加、肌肉萎縮、睪固酮減少、精疲力竭——不只有研究顯示這樣的結果，這完全就是我的寫照。我三十歲時，睪固酮數值相當於五十歲的老頭、雌激素數值和中年婦人一樣、壓力荷爾蒙比會引發過勞的數值還高到快十倍。

「防彈」的精髓就在於使用最有效率的技巧，花最少的力氣和時間來達成目標！

身為一名住在北極圈內的耐力運動員，我總是在和極端環境奮戰。長程雪橇犬比賽的雪橇駕駛員要能連續好幾天都維持警醒狀態，幾乎沒有睡覺的時間。他們不只要照顧自己，還得看顧多達 16 隻狗狗夥伴。低溫以及只有少許陽光讓參賽者不得不消耗很多能量。換句話說，我們必須「防彈」才行！我同時也是努力取得世界級錦標賽資格的鐵人三項運動員，因此我沒有太多坐著不動的時間，但只要有時間就會坐在電腦前，以能源工程師的身分提供諮詢，這時我的大腦就必須在疲憊的狀況下工作。防彈系列商品幫我度過了一個艱難的冬天。我每天早上起床後，就喝加了草飼奶油和大腦辛烷油的防彈咖啡。我最愛的午餐則是一杯加了（升級）乳清蛋白和可可脂的椰奶奶昔。我依照防彈飲食原則轉換成會讓身體處於酮症狀態的飲食，非常依賴 MCT 油和大腦辛烷油作為燃料。運動時，我會混合一大匙 MCT 油和 UCAN SuperStarch（編按：為運動設計的特殊澱粉食品），終於讓我擺脫了之前非常難解決的腸胃問題。——**凱薩琳・基斯**

我是高水準表現的鐵人三項運動員。防彈飲食的營養方針加上戴夫的營養補充品，兩者搭配讓我取得了優異成績。在戴夫的幫助下，我最近獲得了德州鐵人競賽前 5% 的成績。戴夫的建議是我訓練的一部分，也讓我的身體從燃燒碳水化合物變成燃燒脂肪。——**亞當．布萊農，理財規劃師**

當適量且正確的時候，運動能改善骨質密度、情緒、血脂，並增加胰島素敏感度和精瘦的肌肉。適度運動也能減少發炎，而且只要是在睡前兩小時以前的時間做，也能讓你睡得更好。節食加上大量運動，或是進行防彈飲食卻完全不運動，都有可能讓你保持精瘦又有肌肉，但如果想要不論長期還是短期都能有最好的結果，就得採用防彈飲食法加上剛剛好能達成你目標的運動量。從防彈的觀點來看，就是要使用最有效率的技巧，花最少的力氣和時間來達成目標。

如果擁有精實的身材不能滿足你，你還想要成為肌肉男神或女神，就會需要再多一點的運動和很多的恢復期。我要很誠實地說，我想活得很久，不過得同時有永不停擺的大腦和不屈不撓對抗老化的身體，而我也想維持像樣的外貌，但不必像電影明星那樣完美。這是因為我的另一個目標，就是和我關心的人一起花整天時間做我喜歡的事。舉例來說，我特意選擇將精力放在寫這本書上，讓更多人能受惠於防彈飲食，而不是花時間在進行更激烈的運動後讓身體恢復。你可運用這些防彈技巧打造出任何你想要的身材。順帶一提，本書所建議的生物駭客技巧，也一樣適用於擁有完美身材的電影明星、好萊塢名人、世界冠軍運動員、綜合格鬥選手、CrossFit 和鐵人三項的運動員。

首先，我們先來定義我所謂的「運動」是什麼。我在此引述朋友的話，道格．麥葛夫（Doug McGuff）博士是醫生、運動生理學家、極有天分的生物駭客，同時也是《身體的科學》（*Body by Science*）一書的作者：「運動是一種特定的活動，為了要強健身體和增進健康而去激發正向的生理變化。運動不會在強健身體的過程中損害健康。」也就是說，**如果你把運動當作雕塑身材、更能抗壓的工具，運動一定得要簡短、高強度、不頻繁、安全且有一定目的。**

不符合這些條件的就不能算是運動。馬拉松、鐵人比賽、超級耐力賽、長程慢跑和任何過多的舉重訓練，以上述標準來看，都不能算是運動，因為這些活動顯然雖能強健身體，卻不能達成最佳的健康狀態。這些活動都極具挑戰，也需要非常好的身心能力，但除非能符合我們定義的強健身體同時增進健康，這些就不能算是運動。無論你有多健壯、肌肉有多大塊或穿瑜珈褲的背影有多殺，除非你同時擁有健康，否則你無法得到防彈狀態的恢復力與力量。

我們知道跑馬拉松會造成心臟組織暫時損傷、瘢痕化[2]，運動能力強或能在某個運動中比賽並不代表你很健康。二〇一〇年，有一項小型研究想解釋為何在跑馬拉松時，人偶爾會因心臟病而猝死，結果證據顯示長期過度激烈的有氧運動，其實會造成心臟肌肉拉傷和損傷[3]，但如果運動能改善你的健康，那應該會降低心臟病風險才對。幸好，瞭解你選擇的運動可能會對身體造成的傷害後，尤其是你如果運動過度或運動不足，你就能運用生物駭客

> 我和男友上週末一起參加了健身比賽，在過去 14 週的準備期，我們幾乎每天都用了你的升級 MCT 油、大腦辛烷油和防彈咖啡。我們感覺棒透了，還能在甩脂的同時，維持甚至增加肌肉。我們還把大腦辛烷油放在後台作為比賽期間的能量來源。我們感覺棒極了，我在史上競爭最激烈的業餘健身比賽中擊敗了 748 名選手，拿了第二名回家！——艾莉克絲

何時運動有沒有差別？

我做了一些實驗才找出一天當中什麼時候運動會最有效果，和運動前後要吃什麼比較好。我以前每週 6 天、每次做 1.5 小時的運動時，通常是在晚上 9 點或 10 點左右運動，因為我只有那個時候才有空，但這樣做並沒有達成我想要的效果。我也試過在早上運動，許多人喜歡在這時候運動，是因為這樣才能排進工作日的時程裡。這樣做的問題是，皮質醇在早上自然會飆高，因此在這時候運動（也會提高皮質醇），可能會讓皮質醇超過健康專家建議的量。

最後，當我瞭解 mTOR 的作用，還有咖啡、禁食和運動這三件事會短暫抑制 mTOR，再讓 mTOR 反彈以打造肌肉，我終於找到問題的答案。我發現要得到最好的結果，就需要用各種辦法將 mTOR 壓抑下去，好累積自己的「mTOR 抑制」，這麼一來，我才能在之後獲得最大的反彈以及最多的肌肉生長。這就是為什麼在「防彈間歇性斷食」快結束時運動，能讓我得到最好的效果。我吃晚餐、上床睡覺，早上醒來享用防彈咖啡當早餐。幾個小時後，大約下午 1 點或 2 點，我就運動，然後吃含大量蔬菜、蛋白質、脂肪的一餐。運動那天晚上，我晚餐會多吃碳水化合物。

2010 年的一項比利時研究首次證明，（在禁食狀態的）空腹時運動，同時有高脂且含有大量卡路里的飲食，就像防彈飲食這樣，能打造出最多的肌肉，並改善全身的葡萄糖耐受度還有胰島素敏感度 15。

我也建議在運動結束後 155 分鐘內補充一些高品質的蛋白質，如草飼水解膠原蛋白或冷製濃縮乳清蛋白，防止會消耗肌肉的皮質醇飆高，因為皮質醇的作用可以持續最多 48 小時。膠原蛋白也對你特別有幫助，因為能讓皮膚和韌帶都更有彈性。

的技巧來將傷害降到最低，同時將復原力提到最高。

而和激烈運動相反的光譜另一邊，寧走樓梯也不搭電梯、午餐休息外出散步或悠閒騎腳踏車等，這些也不真的算是運動，因為沒有強度，也不會直接激發生理變化。這只是四處「活動」而已。從事這些活動，你無法得到真正因運動而產生的荷爾蒙變化，但仍會有所受益。時常「活動」可減少代謝症候群[4]、乳癌[5]、心血管疾病[6]及血管性失智症[7]的風險，也能減少全身性發炎反應症候群的發生[8]，這種症狀會降低你的表現，還會導致幾乎所有疾病。適量的身體活動也能減少上呼吸道感染的情形[9]、改善憂鬱症患者的情緒[10]。健康的人做簡單的活動可以改善活動後兩小時內的情緒[11]，也能改善粒線體的功能[12]，而你之前也讀過了，這能讓大腦表現得更好。所以去散步吧，但別自欺欺人，覺得只要散步了就是有運動！

「重量訓練」是最防彈的運動，不但符合上述所有正確運動的條件，還能增加淨肌肉量、胰島素敏感度和運動後數天內的新陳代謝率，並提高睪固酮和人類生長激素濃度（包括對女性來說屬於健康的量）。擁有更多的肌肉，能讓你更容易從疲勞、疾病、病菌和毒素的影響中恢復，因此不只會對你的健康更好，也會讓你每天過得更有自信、更以自己為榮。適當的肌肉量對男女來說都能增進健康。

有些人會避而不做重量訓練，但從全職媽媽、頂尖運動員到創業家，每個人都會因變得強壯而受益。女性不需要擔心舉重會讓她們變成「金剛芭比」！凡是想甩脂、增加肌肉者，重訓都是最推薦的運動形式。別被騙說「傳統的有氧運動才能改善心血管功能」，很多情況下，為了錯誤理由（像「燃燒」卡路里）而長時間做有氧運動反而對健康有害，因為這會給心臟和身體造成負擔，卻不會帶來運動該有的有益改變。

我們不可能將身體的某一方面（如心血管系統、肌肉系統、有氧系統等等）獨立出來，你也不會想這麼做，但很多人卻相信必須靠「有氧運動」來單獨鍛鍊心血管系統。像跑步或騎腳踏車這類典型的有氧運動確實能算運動，因為可以增進健康，但大多不夠有效率。幸虧可以用生物駭客的技巧破解，只需在最少的時間內，就可以得到強壯的心肺以及有氧運動的最主要好處。這個破解法叫作「高強度間歇衝刺訓練」，只需要一個可以跑幾百公尺的場地就進行這個運動了。只要盡可能跑越快越好，就像有隻老虎在追你體內的拉布拉多那樣。跑三十秒，接著休息九十秒，然後再來一次，重複這個循環十五分鐘。如果你像多數不常這樣鍛鍊的人一樣，第一次嘗試可能無法做足十五分鐘，沒關係，慢慢達成就行了。

那好處呢？你的身體會製造更多的人類生長激素（HGH），也就是能抗老化、提升表現並常保年輕的荷爾蒙。有一項研究發現進行這樣高強度的運動至少十分鐘，可以分泌最大量的HGH[13]。另一項研究則指出，運動的強度越高，HGH的分泌量也越多[14]。所以用力跑吧，就好像後面有東西在追你一樣。你的心肺都會受益，你也能活更久；最棒的是，你每週做這樣一次十五分鐘，獲得的有氧益處比你每天慢跑一小時還要多！就運動而言，你可以用強度來換取時間，無論是衝刺或舉重都一樣。一週做一次「高強度間歇衝刺訓練」，如果有做重量訓練，至少前後要相隔三天。

說到重量訓練，最佳頻率是間歇訓練以外每週一到三次。你只應該在有更多睡覺和恢復的時間且沒有時差的情況下，才能運動到每週三次這麼多。如果你覺得運動成效有停滯的情形，要「減少」運動頻率而不是逼自己更努力。要記得，當運動超過一定的量，報酬就會開始遞減。運動更多不一定總是好處會更多，而運動過度則會有害。

每次運動不該超過二十分鐘。通常，十到十五分鐘就足夠了，但是這樣的運動應該要有極高的強度，每下動作都要做到讓肌肉無力的程度，也就是無論你多想讓你的拉布拉多腦繼續，連再動一下也動不了。除非你有訓練員陪伴，或已經熟悉自由重量器材（編按：如槓鈴、啞鈴等），否則最好從固定式器械的運動開始做起，因為用自由重量器材讓自己達到肌肉疲勞會增加受傷的風險。訓練使用的重量，應該要能讓你在一．五到二分鐘內感到肌肉無力，一個實用的法則是用你單次最大出力能舉起的八十%重量。一組動作做完後，應該儘快進行下一組，兩組動作相隔的時間最好不要超過兩分鐘，更少的話更好。

最有益的五個複合式動作為：

坐姿划船（Seated Row）

坐姿推胸（Chest Press）

背部下拉（Pull Down）

槓鈴上舉（Overhead Press）

大腿推蹬（Leg Press）

健身專家目前對要花多少時間熱身尚未有定論。做點伸展動作沒問題，但不需要去慢跑或做開

運動計畫

想知道更多關於運動的知識，我強力推薦以下書籍：

《壺鈴入門！蘇聯超人強壯的秘密》（*Enter The Kettlebell! Strength Secret of the Soviet Supermen*），作者：帕維爾．梭特索林（Pavel Tsatsouline）。

帕維爾．梭特索林是壺鈴鍛鍊法的教父級人物，如果你想進行高強度的運動，沒有比壺鈴更好的選擇了。我的辦公室裡好幾年以來一直都有放壺鈴，現在只要有時間，還是偶爾會用壺鈴做運動。壺鈴是很棒的運動，對想將運動提升到更高層次的人來說，這本書是很好的指南。

《力量的初始》（*Starting Strength*）第三版，作者：馬克．羅珮多（Mark Rippetoe）。

《用科學看人體》（*Body By Science*），作者：約翰．里多和道格．麥葛夫（John Little and Doug McGruff）。

這本書的主旨是如何用最少時間得到最多好處。這本書不適合硬派路線的健身者，比較適合想要氣色體力皆佳並過正常生活的防彈實踐者。

《變成柔軟的獵豹：解決疼痛、避免受傷、擁有最佳運動表現的終極指南》（*Becoming a Supple Leopard: The Ultimate Guide to Resolving Pain, Preventing Injury, and Optimizing Athletic Performance*），作者：凱利．史達利特和葛倫．柯多薩（Kelly Starrett and Glenn Cordoza）。

這本書專注在運動動作的部分，也是「必讀」的一本書，再加上作者凱利．史達利特是想出「褲底之災」一詞的人。

《四小時健身》（*Four Hour Body*），作者：提摩西．費里斯（Timothy Ferriss）。

對於如何用最少量的運動就能非常快速得到成效，這本書給予了非常棒的建議。同時，這本書也很詳細教你如何追蹤自己的體脂肪和肌肉，確定你的運動計畫真的對你有用。

合跳來熱身。你可以按照自己喜歡的順序來做這些動作，每個動作做一・五到兩分鐘（做到你就算拼命也做不了另一下）。如果你從來沒做過這些動作，也沒關係。你可以到附近的健身房，聘請訓練員花一堂課的時間，教你如何正確做這些動作，這些都是蠻簡單的動作。另一種方法是找一間在地的 CrossFit[ap] 健身房，那裡的訓練員會教你和用自由重量器材有一樣效果的動作。只要解釋說你是新手，想要進行短時間的鍛鍊，就不會有問題。你做完這些動作，會出現非常痠痛的情形，所以從「每週一次」開始，這樣在下一次運動前，才會有時間恢復並打造肌肉。

要記住，**「徹底恢復」非常重要**。無論是做負重訓練或是高強度間歇衝刺訓練，請確保到下次訓練的時間間隔最少兩天、最多十天，四到七天是最理想的。運動當天的晚餐，多吃一些防彈的碳水化合物可加快恢復速度。健美運動員數十年以來都會在鍛鍊結束後吃碳水化合物。碳水化合物確實會增加胰島素，但胰島素的工作就是將蛋白質和脂肪帶給肌肉細胞。當你藉由運動刺激肌肉時，你也需要一些胰島素來給肌肉補充營養，但不能過量。這是另一個攝取碳水化合物「時機恰當、效果最好」的範例。

記得，飲食比運動要更能決定你的身材和感受。上述的運動純粹是要幫你變得更強壯、更有力。至於非運動員的一般人，我建議在第一週做一次重量訓練運動，第二週做一次衝刺運動，然後重複同樣的循環。

---

ap　譯註：Crossfit 也被稱為複合式或交叉式健身，為綜合舉重、田徑、體操等動作的間歇運動，有專家認為 Crossfit 是全身性的高強度間歇訓練，比僅做局部鍛鍊的傳統健身更有效率。CrossFit 健身者之間喜愛用「box」來稱呼 CrossFit 專用的健身房。

這麼一來，你一個月只需要運動四次。有運動的當晚，比起久坐的人，你會需要更多睡眠，因為肌肉組織是在深層睡眠時修復。一次運動二十分鐘，會讓一晚的睡眠需要增加超過三小時的時間。如果你每週運動超過兩次，那就儘量讓身體想睡多久就睡多久。如果你正在限制自己睡多久，每週運動「絕對不要」超過一次，有時差時也不要做大量運動。你的任務是要成為一個「恢復強者」，而不是「運動強者」。

記住，身體正在恢復時，才是打造肌肉的時候！

7

綜合維他命的真相
和營養補充品的防彈守則

WEAK MULTIVITAMINS AND
THE BULLETPROOF GUIDE TO SUPPLEMENTS

今日一般美國人的飲食，不但和健康動物蛋白質、蔬菜等富含營養素的食物漸行漸遠，而且還吃了更多缺乏營養素的食品，像是穀類、加工食品、飲食不健全動物所產出的低脂乳製品等，也因此微量營養素不足的問題到處都很常見。現代人攝取的營養素是前所未有的少[1]。套句記者、作家兼飲食提倡者麥可．波倫（Michael Pollan）的話，這個世界吃得太多卻營養不良。美國人口有四十八%缺乏鎂[2]，四十%缺乏維生素B_{12}，[3]有一成的人葉酸鹽不足[4]。

這可一點也不是小事，因為微量營養素不足會在造成疾病以前，就一點一滴先影響你的表現。營養素不足可能會損壞DNA、加速老化、縮短壽命[5]。事實上，幾乎每個常見的疾病都和微量營養素不足有關。當你缺乏營養素，細胞就無法好好運作，再加上你的拉布拉多腦還會認為在鬧饑荒，拜託你吃各種怪東西，而微量營養素不足的結果，會造成身體疲勞、睡得不好，並降低大腦的表現。無論你吃了多少食物，只要沒有吃到正確的營養素，就無法發揮出身為人的最大潛能。如果你的「人類硬體」無法在細胞層級好好運作，那麼「軟體」能好好表現的機率大概也不高。你的拉布拉多腦只要缺乏關鍵營養素就不會罷休，但如果缺乏的是營養素其中的維生素，就會很難決定真正的起因。

怪不得人人都想用一顆小藥丸來解決這個問題，但這些「一日只能一顆」的綜合維他命通常卻是市場上營養補充品的最糟選擇。幾乎每個我共事過或訪問過的抗老醫師，都會用維他命和補給品作為主要手段，在病患身上得到成效，但沒有一個人推薦市售常見的綜合維他命。那些綜合維他命大多無效，而且有些維他命的配方很糟糕，不平衡的營養素對身體的壞處比好處還要多，像是有些營養素太多（如維生素A和B_6），有些不足（如鎂）。結果就是「過量」和「不足」同時發生在你身上。

大部分綜合維他命製造商的慣常作法是較貴的營養素放很少量。如此一來，他們還是能將這些較貴的成分標示在外包裝上。一般消費者通常不會去注意，或根本吃不出來藥丸裡頭只有微量的某些營養素，因為他們只想要「一錠解決」，但其實根本無法把營養的「完整光譜」的正確劑量放進單單一顆藥丸裡。比方說光是鎂的建議飲食攝取量（recommended dietary allowance，以下簡稱 RDA）就多到無法裝進常見綜合維他命大小的膠囊裡。

綜合維他命還有另一個問題，就是內含的營養素品質通常很低。營養素的不同形式在人體內的作用會很不同。葉酸（folate）是一種不可或缺的維生素B，但攝取高劑量的人工合成葉酸（folic acid）卻會增加致癌風險[6]，這種人造葉酸常出現在多數綜合維他命和強化葉酸食品裡，甚至有一部分的人因為常見的一種基因變異，所以身體比較無法利用這種人造葉酸。人造葉酸也常用於以酵母製造的食材，雖然比較便宜，但會讓吃下這些食物的人有更嚴重的酵母菌感染。這可能就是為什麼許多研究都說補充綜合維他命無益，而且多數研究還確實發現綜合維他命和增加死亡風險有關[7]。

許多綜合維他命為了更容易生產，會加入人體難以吸收的填充劑和添加物。製造商也常使用蟲膠或其他物質，防止維生素跟空氣和溼氣接觸，但這也會讓人體更難分解。這意味著，就算產品標示的營養素含量正確，最終能進到細胞裡的可能只有非常少量[8]。

一開始就取得身體能馬上吸收的高品質營養素永遠會比較好，而不是用營養補充藥丸來彌補飲食中缺乏的部分。食物中的營養素會以「食物協同作用」（food synergy）一同作用。舉例來說，消化自一塊肉的營養素，其生體可用程度比從藥丸攝取的相同營養素要來得高，因為比起藥丸裡的營養素，你的身體比較懂得如何分解食物裡的營養素。有研究顯示，吃草飼肉品可大幅提高血漿中的omega-3濃度，增加的幅度甚至超過肉品本身omega-3含量應該有的作用[9]。同時，從食物裡攝取的抗氧化物通常也有益健康，但大量攝取某些合成的抗氧化物（如單方合成維生素E）則會增加死亡風險[10]。簡單來說，這表示食物比起各個成分的總合要更強大。也許我們未來會瞭解營養素結合在一起時的交互作用，但現在多數研究都專注在單一營養素的影響。想要長壽的最好辦法就是吃最高品質的食物。

營養補充品這件事，絕對是一分錢一分貨。你可以自欺欺人，到大連鎖店買滿是填充劑、更貴且重要成分放很少的一般綜合維他命，或者多花一點錢，購買真正會提升表現的針對性補給品。這並不是說你應該要用營養補充品來取代健康飲食，因為就算是品質最好、最針對性的補充品也不行。你的首要目標應該是從防彈飲食的食物裡，攝取越多營養素和維生素越好，然後用正確營養、劑量、服用時機的補充品，讓表現再向上突破。你做對了，身體和大腦就會精力旺盛，也能讓表現達到你從未想過能有的境界。

這類針對性營養補充品最常遭受到的一個批評，就是人體未必能吸收，但是和含有脂肪的食物一起攝取卻能大幅增進這種補充品的吸收率，因為許多營養素需要脂肪才能被身體好好吸收。事實上，在蔬菜（或咖啡）裡添加脂肪，也能幫你吸收內含的維生素！這樣做的話，你就不用擔心浪費錢買身體無法吸收的營養補充品，最糟糕的情況也不過是，你會有很昂貴的尿。不過其實我身為生物駭客的目標之一，就是要尿出昂貴的尿，我希望我身體裡的維生素和礦物質綽綽有餘（但不是過量）。這樣想吧，尿液再貴，還是比動心臟手術便宜多了。

建議攝取的營養補充品

在經營矽谷健康研究的抗老研究非營利組織十年之後，我和無數醫師合作，透過防彈電台和開營養補充品給病患，自己也可能把地球上有的補充品都試過了，因此我相信以下這十種最重要的基本補充品，是多數人為了要有最佳表現，應該要攝取好增強飲食的效用。我自己服用的種類更多，但這個清單的補充品是「好摘的蔬菜」（畢竟誰想要吃含糖量高的水果啊？）名單，有很高的經濟效益。

下面的每種營養素，我都提供了建議攝取量、攝取的正確形式以及服用的時機。我會建議特別採用某些高品質的品牌，但由於不同公司會改變生產流程，因此這份名單會經常更動。最新的推薦清單請上 bulletproofexec.com/top 11查看。請注意，我和這些廠商沒有任何關係。我很榮幸能夠在自己的網站上提供一些比較不常見的強效營養補給品，但這些並不是清單上比較常能買得到的補充品。你不需要購買防彈品牌的產品或和分享你辛苦賺來的錢，也能獲得這些營養補充品的好處。

請留意，每個人對每種營養素需要的劑量都有所不同。舉例來說，運動員需要的劑量就會比一般人多，體重超重很多的人也是。對一般人來說，我所提供的建議劑量是很好的起始點，但最好還是跟你的醫生確認過，或做血液檢測找出精準的營養素數值，讓你能量身訂做自己的營養補充計畫，也能確保自己攝取了正確的劑量。你可能會注意到，我所建議的劑量大致上都比美國政府的 RDA 更高。我和用維生素讓患者更健康的醫療專家共事有十年，也在自己身上看到使用維生素後有很大改變，因此越來越強烈覺得，許多 RDA 都只是用來預防因維生素不足而造成疾病或死亡的最低標準。舉例來說，預防壞血病所需的維生素C劑量，比能讓你精力充沛的量還要少。能避免死亡是很好，不過能發揮全部潛能更棒，這也是以下的建議攝取量應會幫你達成的目標。

維生素D

維生素D不只是最重要的營養補充品，大概也是抗老和提升人體機能領域裡最重要的生物駭客破解法了。你已經知道擁有足夠的維生素D對睡眠品質來說有多重要，但維生素D還會影響超過一千種不同的基因，也是睪固酮、人類生長激素、雌激素等荷爾蒙的基質，同時能調節免疫功能和發炎情形，並協助鈣質的新陳代謝和骨骼形成。我發現自己開始服用維生素D後，生病次數就少了很多。人體會利用陽光和膽固醇來製造維生素D，而這是少數幾種人體可自行製造的維生素，這絕非巧合，沒有了維生素D，我們就死定了。雖然光靠曬太陽是可以獲得足夠的維生素D，但如果你不住在赤道附近、也不喜歡裸體，那你沒有得到足夠維生素D的機會很大。

劑量：每公斤體重約九十微克

形式：D_3

服用時機：早晨

注意：膚色較深的人，將陽光轉換為維生素D的速度不如膚色淺的人快。如果你的膚色深，將攝取量提高到每二十五磅（十一．三六公斤）體重約一千五百微克

> 我的兒子靠著防彈飲食，在減重和健康上都獲得極大的成功。於是我就跟著做了！我已經一年沒碰小麥製品，也吃了清單上的每項營養補充品！跟氣喘和降血壓藥說掰掰！——**夏綠蒂**

比較保險，但還是應該要先做血液檢測，因為每個人對相同劑量的反應都不同。如果你懷孕或計畫要懷孕，有充足的維生素D對寶寶長期健康不可或缺。

鎂（magnusium）

鎂幾乎和維生素D一樣重要，也幾乎同樣被忽略其重要性。鎂使用在三百多種酵素反應上，所以鎂的攝取量低就代表細胞能量也低。鎂對於DNA和RNA的轉錄和轉譯作用也必不可少。鎂不足會導致嚴重問題，包括心律不整、心搏過速、頭痛、肌肉痛性痙攣、噁心反胃、代謝綜合症、偏頭痛，還有幾乎是你都不會想要有的症狀。缺乏鎂也和心血管疾病、糖尿病、氣喘、焦慮症、經前症候群有關。簡單來說，鎂可以讓身體更容易從壓力中恢復。如果你想要能抵抗更多壓力，鎂就是一定要用的營養補給品。

驚人的是，儘管美國RDA的量已經被認為太低了，但以這個標準來看，幾乎所有美國人的鎂都還是不足11。從蔬菜中應該就能攝取充足的鎂，而蔬菜是從土壤中吸收鎂，但由於土壤貧瘠和低劣農法的關係，讓你幾乎不可能光靠飲食就能攝取足夠的鎂。每個人毫無疑問都應該要補充鎂。

劑量：每日六百到八百毫克

形式：檸檬酸鎂（citrate）、蘋果酸鎂（malate）、天冬胺酸鎂（aspartate）、甘胺酸鎂（glycinate）、蘇糖酸鎂（threonate）或乳清酸鎂（orotate）

服用時機：睡前

維生素K_2

除非你從小到大都只吃草飼肉品和生乳，否則你大概就缺乏了維生素K_2。大家都以為吃蔬菜就能攝取維生素K，但維生素K分成兩種：K_1及K_2。你最好將維生素K_1和維生素K_2分開，當成兩種完全不同的維生素。像羽衣甘藍這種深綠色蔬菜裡有維生素K_1，而維生素K_2則出現在草飼動物的產品裡。牛和羊等反芻動物會在胃裡將K_1轉換成K_2，但人類將K_1轉換成K_2的效率很差，這是你應該吃草飼動物產品的另一個原因，而乳牛得吃草才能產出含有維生素K_2的牛奶。

維生素K_2是能協助鈣質新陳代謝的脂溶性維生素。當鈣質沒有正常代謝時，多餘的鈣就會沉積在血管內，造成鈣化，並降低血管的機能，這也就是為什麼維生素K_2能幫助預防動脈粥狀硬化和心臟病發作，同時強化骨骼。由於維生素D也會幫助代謝鈣質，所以維生素D和K_2一起就會有協同作用。如果你的K_2不足，連帶從維生素D的受益也會減少。

維生素K_2可分為兩類：MK-4和MK-7。MK-4能給人最大好處，但MK-7還是很重要。MK-4的來源是動物產品，這是最好的，而MK-7的來源則是腸道細菌發酵，就不那麼有效率。你每天應該要攝取二千微克的維生素K_2，其中至少要有一百微克的MK-7。含有MK-4的補充品通常都萃取自菸草，所以配合MK-7一起攝取尤其重要。攝取這種維生素K_2更好的方法就是吃很多奶油！

劑量：每日二千微克（包括一百微克的MK-7）

形式：MK-4、MK-7

服用時機：這種維生素的服用時機不太重要，但由於K_2和維生素D一起服用會有協同作用，所以你應該在早上服用。

維生素C

維生素C是你能攝取到最安全也最有效的營養補充品。膠原蛋白和結締組織都需要維生素C才能形成，還有製造人體最強的抗氧化物麩胱甘肽也需要維生素C。維生素C可以增進免疫功能，並幫助預防自由基帶來的傷害。

要從食物得到足夠的維生素C很困難。有些水果和蔬菜本身富含維生素C，像是綠花椰菜、白花椰菜，當然還有柳橙。不過烹飪和儲藏食物的方法，卻會耗盡許多食物裡的維生素C含量，這也是為什麼約有二十%的人口維生素C不足[12]。

雖然研究顯示，你一天可以攝取高達一百二十公克的維生素C，只會有稀冀的副作用[13]，不過生病或處於壓力之下時，身體通常可以承受比這還高的劑量。病得越重或壓力越大，你就能承受更多的維生素C攝取量，而不會有「褲底之災」程度的軟便。

我曾用維生素C做過一些荒唐的生物駭客實驗。當我發現抗生素把我的腸道整個搞壞後，我決定再也不使用抗生素，在那之後我只要生病，就改用超高劑量的維生素C來治療。有一回，我得了很嚴重的鼻竇炎，大概是這輩子最糟的一次，我馬上口服了一百公克的維生素C，這可是非常高的劑量，然後去看診，醫生同意經由靜脈注射再給我一百五十公克的維生素C。就算是這麼高的劑量都沒有讓我拉肚子，也就是說，我的身體把這些維生素C通通拿去對付感染了。當身體遭受壓力時，就會像海綿吸水一樣把維生素C通通吸收起來使用，所以當你覺得哪天過得很辛苦、外出旅遊或身體不太舒服，就多吃一點維生素C吧。

劑量：每日一到二公克（如果有長期感染或受傷後的復原期則可攝取更多）

形式：維生素C結晶或長效緩釋膠囊

服用時機：早上和晚上，但別在運動後服用，因為分離抗氧化物會抵銷運動提升胰島素敏感度的效果。

碘

要有正常的甲狀腺機能和新陳代謝，碘是必備的營養素，所以如果你想減重，碘非常地重要。碘也能增進免疫功能和預防大腦傷害。雖然你能從海鮮和加碘鹽之中獲取碘，但從食物中很難達到最理想的攝取量，因此缺碘狀況非常地普遍。

劑量：每日一毫克

形式：海藻粉或碘化鉀膠囊

服用時機：都可以

EPA／DHA（磷蝦油）

不是所有魚油的效用都一樣，瞭解這點很重要。少量的高品質魚油可以減少發炎、增進大腦功能，甚至幫助肌肉生長，但低品質或是高劑量的魚油則會導致它造成的問題比解決的問題還多。你在一般當地商店裡看到的多數品牌，都已經被汙染和氧化了，效力也較低。如果你找不到好品質的魚油，那還不如乾脆不要用。這就是為什麼比起魚油，我會更推薦磷蝦油。磷蝦油的品質更穩定，而且已經磷酸化，意思是大腦更容易使用。人體必須先自然將普通魚油磷酸化，所以磷蝦油已經為你省去這個步驟，此外，磷蝦油也含有強效抗氧化物「蝦紅素」（astaxanthin）。

攝取 EPA 和 DHA 是真的有益，因為兩者都是 omega-3 脂肪酸。EPA 能減少發炎，DHA 則用來製造主要在大腦裡的細胞膜，而魚油及磷蝦油兩者都有。如果你缺乏 omega-3 或 omega-6 太多，DHA 和 EPA 的效果會最明顯。理想的情況下，omega-6 對上 omega-3 的比例不該超過四比一，對於奉行防彈飲食的人來說，不會有這種問題。人一天只需要三百五十毫克的 DHA 和 EPA 就足以讓大腦機能達到最佳狀態，如果你的飲食包括草飼肉品和野生的魚，這個目標很容易就能達到，不然你就該每天最少補充一千毫克的磷蝦油。如果你服用的劑量超出上述建議的量，應該要同時服用少量的γ-次亞麻油酸（gamma linolenic acid，以下簡稱 GLA），因為 DHA 會減少身體自行生產的 GLA，但

> 我以前只會在開始覺得不舒服的時候，服用維生素 C 和 D，還會連續幾天「大量」補充。自從我開始進行防彈飲食，每天都補充維生素 C 和 D，連同 K2 和碘，晚上再服用鎂。現在，我根本記不得上一次生病是什麼時候，我相信這都要感謝健康的飲食和營養補給品。另外，如果睡前有服用鎂，會讓我睡得更熟、更好。——**葛雷格**

你需要 GLA 來製造一些抗發炎的化合物。

劑量：每日三百五十到一千毫克

形式：磷蝦油

服用時機：飯後

維生素A

如果你不吃內臟，像是牛肝、牛腎和牛心（雖然你真的應該要吃這些防彈食物），維生素A就會是不可或缺的營養補充品。維生素A是無數新陳代謝作用和身體功能的輔因子（cofactor），但有四分之一美國人的維生素A攝取量連RDA的一半都不到，更何況維生素A的RDA已經太低了[14]。許多人都忘了無法從植物攝取維生素A，因為植物不含維生素A，植物含的是β胡蘿蔔素，而β胡蘿蔔素轉換成維生素A的效率並不高。這就是為什麼某些族群攝取遠超過他們所需的β胡蘿蔔素，還是會有維生素A不足的問題。抱歉了，全素和素食者，在這種情況下，胡蘿蔔不算數！

劑量：每日一萬到一萬五千微克

形式：視黃醇（retinol，鱈魚肝油是一種很好的維生素A來源，同時也含有維生素D，但不足以提供你需要的全部劑量）

使用時機：飯後服用

硒（selenium）

硒是一種有許多好處的重金屬。它能提升免疫功能、預防癌症及神經退化疾病，並可預防甲狀腺機能失調。雖然吃野生的魚和動物產品可以得到足夠的硒，但多數人還是缺乏硒。對於硒的補充品要小心，最好做個血液檢測，因為過量的硒對健康有不良影響，會造成像是肝臟、心臟和神經系統的問題。

劑量：每日二百微克

形式：硒甲基半胱胺酸（Se-methylselenocysteine）或硒甲硫胺酸（selenomethionine）

服用時機：都可以

銅

血管和心臟要維持正常運作就需要銅，但多數美國人的攝取量都嚴重不足，平均每天只有一毫克[15]。這相當令人擔憂，因為每天攝取不足一毫克的銅會導致心臟病發作。過去一世紀以來，銅的攝取量由於現代農業技術和飲食習慣而下降了。透過工業化的農業，土壤變得貧瘠，使現代的水果、蔬菜和一般肉品的銅含量都很低，比以前要少很多。

幸好，牛和羊的肝臟都含有大量的銅。一週最少吃約四盎司（約一百一十三克）的牛肝，就能滿足你的銅需求。其他好的銅來源包括可可亞（選擇低毒素的黑巧克力）、腰果和龍蝦。我不喜歡肝臟的味道，所以我每天服用草飼牛乾燥肝臟膠囊。

劑量：每日一毫克

形式：膠囊

服用時機：都可以

維生素B_{12}和天然葉酸

多數人都缺乏維生素B_{12}，這種維生素可以在許多動物產品中找到，它可預防老年癡呆症、增加免疫力、維護神經並使細胞再生。進行防彈飲食時，其中一個應該降低的發炎指標就是高半胱胺酸（homocysteine），但如果你的B_{12}和葉酸太低，高半胱胺酸數值就可能居高不下。

人體內最需要B_{12}的區域是大腦。維生素B_{12}十二和葉酸有關，而葉酸可從植物攝取，兩者對心理功能都不可或缺，缺乏其中一種就會引起另一種不足，因為葉酸和B_{12}都是轉甲基作用（transmethylation）的必要成分，而轉甲基作用則是製造像血清素這類神經傳導物質的必要反應。如果你缺乏B_{12}或葉酸，身體會為了要完成這個化學反應，而把另外一種營養素也用光，這就是為什麼攝取額外的葉酸無法改善大腦的B_{12}不足，而用葉酸來治療維生素B_{12}不足可能會對大腦造成永久性的傷害（純素食者，聽到了嗎？）。同樣地，攝取高劑量的葉酸卻沒有搭配足夠的B_{12}，可能會造成神經系統的問題，所以我才同時攝取這兩種營養素。

選擇以下建議的形式非常重要，因為很多人帶有的常見基因變異，讓他們沒辦法處理人造葉酸，但這種葉酸卻被加到標示為「強化」葉酸的食物裡，像是某些穀類產品[16]。擁有這種基因的人無法將人造葉酸轉化為天然葉酸，因此人造葉酸會堆積在血管內，並干擾細胞的新陳代謝。如果哪天政府的標準是規定添加到食物裡的是天然葉酸而不是人造葉酸，那對每個人來說都會是好消息。在那之前，除非知道自己的基因能處理人造葉酸，所有人都應該攝取以下列出的種類。

劑量：五毫克的甲基氰鈷胺（methylcobalamin）或羥基鈷胺（hydroxycobalamin），以及八百微克的天然葉酸，（五-甲基四氫葉酸（5-MTHF）或醛葉酸（folinic acid，也作「活性葉酸」）都行，不要人造葉酸（folic acid））。

形式：膠囊

服用時機：都可以

8

為何防彈飲食法對男女皆適用

WHY THE BULLETPROOF DIET WORKS FOR
MEN AND WOMEN

卓越表現並非男性的專利，想要苗條精實、強壯、有力的女性；或是那些經營自己的企業、照顧家人健康，和絕不讓飲食影響到日常表現的女性也想要。我希望我的女兒長大後也可以成為這樣一位「防彈女性」。我很幸運能和拉娜結婚，她就是這樣的一個女性，也是畢業於瑞典卡羅琳學院（Karolinska Institute）的醫學博士。我們剛結婚時，拉娜得了多囊性卵巢症候群，並被宣告為不孕，但我們使用生物破解技巧恢復了拉娜的受孕能力，現在我們擁有一個健康的家庭。她現在成了採用防彈技巧的自然生產和受孕顧問醫生，而這種經驗也讓女性專用的防彈原則漸漸成形。

男性和女性有的荷爾蒙濃度和身體都有所不同，兩性對飲食的反應也因此相異。男女皆能從防彈飲食法受益，但做些微調會讓女性獲得更好的成效。

大致說來，多數男性都能順利進行防彈間歇性斷食，也能夠做到早上不喝防彈咖啡的普通間歇性斷食（但沒理由不喝防彈咖啡啊？）。然而，從防彈飲食的線上討論區可以得到很多一般人的反應證明，很大一部分的女性發現進行普通間歇性斷食會出現失眠、焦慮、腎上腺疲勞、經期不規則等許多荷爾蒙失調症狀。這從演化學角度來看十分合理，因為女性演化的目的是為了保持受孕和繁衍的能力，就算你沒有懷孕生小孩的打算，考量你的受孕能力這點還是很重要，因為能否懷孕並生出健康的小孩，是反應出你生物行為表現的一個最好指標。既然防彈飲食是專為提升表現而設計，當然會格外注意要提高並保護男女雙方的生育能力。

錯誤的飲食之所以對女性生育力和表現有那麼大的影響，其實原因都很簡單。對男女都一樣，限制熱量和健康脂肪會對身體送出可以影響基因表現的環境變動信號。探討這種現象的科學叫作「表觀遺傳學」（epigenetics），專門研究調控基因表現[aq]的外力，而某一種影響可能就會大幅改變生育能力。從表觀遺傳學的角度來看，禁食或吃低脂的飲食就是在對身體說：「鬧饑荒了！缺乏食物！別生小孩！」而女性的身體會對此反應更大，原因就再明顯也不過了。當然對男性而言，在饑荒時期繁衍後代並不理想，但至少他們不用整天挺著大肚子，還得「一人吃、兩人補」。由於這種情形會對女性身體造成額外負擔，因此如果女性在飢荒時期懷孕或要餵養小孩，就會有更高的死亡率。

當女性攝取的熱量太少，身體就會因饑荒信號而處於壓力之下，並停止生育功能，直到食物的供應量（或卡路里攝取量）回復到適合生育的水準。也因此患有飲食失調症的女性常會有停經的症狀，她們的身體處於饑荒的恐慌模式，試要藉由關掉生育能力，保護女性不受懷孕壓力的影響。

因為如此，我不認為該把限制熱量當作一般保健方法，也不建議男性或女性每天都做劇烈運動。許多包括「週末勇士」運動愛好者的女性運動員，也經歷過停經並無法受孕，因為大量運動加上低脂、低熱量的飲食對身體來說是非常大的壓力。這種情況會向細胞內的表觀基因體（epigenome）發送信號說：「有隻老虎每天都在追著你跑，你的生命一定受到了威脅。」男性和女性的身體回應這種訊息時，都會產生疲憊、腎上腺疲勞、荷爾蒙問題，只是女性比男性更為敏感，也會先察覺到影響對身體的變化。

我用生物駭客的原則改善了禁食法，讓防彈間歇性斷食對身體的負擔不像「傳統」間歇性斷食那樣大，讓男女都能得到間歇性斷食的益處，而不用賠上健康。多數女性在停止普通間歇性斷食、改採用防彈間歇性斷食後，都感覺更好了。比起跳過幾餐不吃，這樣做也能破解你的腸道菌落，使其更快

aq 譯註：表觀遺傳學為不改變 DNA 核苷酸序列，而改變生物體表現型或基因表現的基因調控。

進入燃脂模式，而且比起單純不進食，奶油和特別是 MCT 油能抑制壞菌。與其連續十八小時都不補充任何熱量，你能在早晨喝上一杯防彈咖啡，混合了一大塊美味的草飼奶油和 MCT 油，這對男女來說都會是令人飽足的早餐。

防彈間歇性斷食不會向女性的身體送出壓力信號，而是會告訴身體開始進行自噬作用（autophagy，也就是細胞大掃除）並快速甩脂（酮症狀態），也會讓腸道細菌知道沒有澱粉可用，所以要開始用禁食誘導脂肪因子（FIAF）來啟動燃脂。因為沒有壓力信號，所以這樣做比普通間歇性斷食更能保護腎上腺功能。由於你需要由腎上腺髓質製造的腎上腺素荷爾蒙來燃燒脂肪[1]，因此比起男性，女性更需要避免出現會讓腎上腺精疲力竭的壓力信號。

一般認為會給腎上腺造成負擔的咖啡讓事情更複雜了，不過，咖啡裡的黴菌毒素和腎上腺功能異常也有關係。根據世界衛生組織發表的研究報告指出，咖啡裡有一種最常見的黴菌毒素，除了肺部之外，它在腎上腺髓質內累積的速度最快[2,3,4,5]。這是很重要的一點：咖啡裡的黴菌毒素會把最能幫你燃脂的腎上腺一部分當作目標！如果你有腎上腺疲勞的情形，又想享有咖啡的好處，那麼你顯然該選擇經實驗檢測的無毒素咖啡，因為毒素的目標是你的腎上腺。雖然沒有盲檢試驗，但根據一般大眾的回報，和我自己邊喝防彈咖啡邊從腎上腺疲勞恢復過來的經驗，讓我相信單是一杯經實驗檢測的咖啡是不會干擾腎上腺的恢復過程。

有些飲食法把瘦身變得很複雜，但防彈飲食很容易就能駕馭。在選美大賽的世界裡，我見過許多有疑慮的快速瘦身法，但防彈飲食的過程卻很健康。我終於能為健康達到理想狀態而高興，同時還能不復胖，並擁有比以往還要更棒的感覺。——**朱愛倫（Erin Tjoe），2014 全球選美皇后比賽，香港小姐**

防彈咖啡不會給身體「共體時艱、暫緩生育」的訊息。誰聽過在饑荒時期有美味又令人飽足的草飼奶油可吃？取而代之的訊息是這樣：「你正在豐饒之地，週遭盡是能生出最健康寶寶所需的各種脂肪。受孕吧！生小孩吧！」你的生育能力越好，你的身體就越健康，結果你也會表現得更好。

防彈飲食之所以能提高生育力，不只是透過防彈間歇性斷食法，也是因為整體來說屬於低糖、高健康脂肪的飲食。對於想受孕或想要有最佳表現的女性來說，只吃很少的糖這點很重要。我先前也提過，吃很多糖會提高體內的胰島素濃度，干擾荷爾蒙濃度，而擁有正常賀爾蒙濃度理所當然是生育力的關鍵。過多的糖也會餵養酵母菌，這對兩性來說都是問題，但對更容易有酵母菌感染（編按：也就是念珠菌症）的女性會是更大的問題。

吃進大量的高品質脂肪，如草飼奶油和 MCT 油，也能提供女性在懷孕期間所需的額外能量。健康脂肪是乾淨能量的最好來源，不像糖或碳水化合物會引起糖崩潰或飲食衝動。吃進足夠的健康脂肪能幫你拿出好表現、讓荷爾蒙正常發揮、抑制腸道壞菌、讓你持續減重。但為了要保護生育能力，避開不健康脂肪就跟吃好脂肪一

我在丹麥度假時，我朋友給了我一杯加了奶油和油的咖啡當早餐，聽起來很噁心，而且一點都不丹麥。我說他瘋了的時候，他只是聳了聳肩不理會我的評論。所以我就只好試了，並發現嚐起來很順口美味。那一天，我的大腦被啟動了，身體也心甘情願地讓我在哥本哈根觀光了好幾個小時，這通常會讓我精疲力盡。我和我丈夫現在每天早上毫無例外（包括旅行時）都會喝防彈咖啡，也常提供給來我們家過夜的客人喝。我們從他們起初反射性的震驚和厭惡中獲得了不少樂趣，然後享受揭露敢喝的人得到多棒精力和專注力的真相，這些勇敢的人還包括了我們的青少年姪子。——**安德莉亞**

樣重要。肥胖是造成不孕風險的因素，就算合成反式脂肪只有少量，也會導致排卵性異常的不孕6。

防彈飲食能幫助女性增進生育力的另一個層面則是減少發炎。慢性發炎會提高受孕的難度，但防彈飲食會讓你避開促進發炎的食物，如穀類、乳製品和大量 omega-6 脂肪的食物。你過去可能吃過這些食物，而它們的影響最多能持續六個月。這就是為什麼我建議計畫要懷孕的女性，在受孕前三到六個月就開始進行防彈飲食。三個月的防彈飲食就足以提升生育力，但六個月的防彈飲食則會讓身體有足夠時間進行大掃除，將你之前可能吃下的有害毒素清除，並擺脫慢性發炎。這樣做帶來的改善會對基因有正向改變，而且這可以遺傳給你的孩子、甚至是孫子，這是跨世代的升級！

女性專用的防彈生物破解微調技巧

防彈飲食男女皆適用的原因就如我剛解釋的一樣，但女性如果可以做些微調會有更好的效果。

加鹽

備感壓力的女性會想吃又油又鹹的食物，原因就是腎上腺疲憊。就跟飢餓感一樣，很重要的是不要只是忽略這些渴望，或試圖以意志力克服。要記住，腎上腺負責製造能平衡鉀和鈉的荷爾蒙，這對於正常發揮的細胞功能很關鍵，所以在壓力之下，攝取足夠的鹽可以減輕已經很有壓力的腎臟負擔。你會特別想吃這些食物不是沒有原因的，要好好傾聽身體的聲音。這不是叫你拿起洋芋片大吃特吃，但不幸地，很多人就是這麼做。不過如果你渴望吃又油又鹹的食物，那麼吃一些浸過奶油和灑上高品質海鹽的美味防彈蛋白質和蔬菜，不僅是個好主意，對你的健康還極為重要。這會幫你成為一位強健有力、充滿魅力的女性，不只感覺很棒也看起來很棒，同時也能幫你安全進行防彈間歇性斷食，而不會對腎上腺、生育能力或你的大腦造成傷害。

早餐吃些蛋白質

如果你是年過四十和／或想減掉顯著體重的女性，早餐時吃些蛋白質長期下來可能會有幫助。試著在防彈咖啡裡混入一些草飼膠原蛋白。比起一般的防彈間歇性斷食，這會讓你餓得更快也更餓，因為添加蛋白質會讓身體的消化系統開始運轉，同時有效結束禁食，但它也會幫忙重設瘦素濃度，讓你長時間感覺更棒，更能加速減重。當你進入維持模式時，試著在早餐裡加些防彈的蛋白質食物，如放牧雞蛋或乳清蛋白，看看感覺如何。別在早上只吃碳水化合物，除非你想讓腸道細菌整天都叫你的身體儲存脂肪！

補充碳水化合物

因為女性的身體更加擅長辨識出壓力信號，她們不只真的需要在早上攝取脂肪（有時再加上蛋白質），也比男性對碳水化合物更為敏感。很多男性在進行防彈飲食時，每週只有一天「補充碳水化合物日」就能過得很好。補充碳水化合物日就是吃進比平常防彈飲食日還要多的碳水化合物，好為身體重新加滿燃料。

「補充碳水化合物日」和「蛋白質斷食日」會是同一天。每週一次，你會用健康的防彈碳水化合物取代餐點裡的蛋白質。有些男性吃碳水化合物的頻率更低時，表現會最好，但女性應該總是要每週至少一次，在蛋白質斷食日補充碳水化合物。一旦進入維持模式，有些女性每週會需要補充兩次或兩次以上。對需要碳水化合物的女性來說，在晚上補充一些（低於三十公克）會有神奇效果。

這不是說你該跑去麥當勞瘋狂大吃！在補充碳水化合物日，你還是要遵循防彈飲食的原則，最多攝取三百公克的防彈碳水化合物，像是地瓜、胡蘿蔔和白米。這樣可能會讓你第二天感覺變重了一點，但放心吧，那只是水分的重量。懷孕的女性每晚都該攝取限量的碳水化合物，同時遵守防彈飲食的所有其他原則。懷孕時絕對不要節食，絕對不行！胎兒在子宮裡能夠獲得足夠的熱量和營養素極為重要。

低咖啡因

如果你已經懷孕或積極想受孕，那麼喝含有咖啡因的咖啡就不太好了。咖啡因會穿過胎盤，而長期受咖啡因影響的胎兒心跳速率會提高。咖啡因也會減少胎盤的血流量7。很多懷孕的女性可以偶爾喝一杯咖啡，也不會有什麼問題，但別天天喝，而且要堅持只喝通過黴菌檢測的咖啡。我建議將你的防彈咖啡換成〈無咖啡香草拿鐵〉（做法請查閱附錄的食譜），可以讓你有類似的成效，卻不會對懷孕造成任何風險，或是改喝實驗檢測過的去咖啡因咖啡。

考慮補充鐵質

如果你正在進行防彈飲食，吃了足夠的紅肉和內臟，大概就會有足夠的鐵質，但有些女性仍需再另外補充。不幸地，許多正值生育年齡的女性因為飲食裡的紅肉不足，都有貧血的情形，而這在懷孕期間會造成併發症。鐵不是那種你可以隨便吃的營養補充品。鐵質不足而貧血對你的表現會很糟，但吃到足以讓血清鐵蛋白（ferritin）濃度升到超過七十五的鐵時，會讓你快速老化8。最好的做法是在進行防彈飲食兩週後，去檢測自己的鐵質濃度，看看你是否需要補充鐵質。

生育力和男性

當你考慮要建立家庭時，要確定當爸爸的和當媽媽的一樣處於最佳表現狀態也擁有最好的生育能力，這點很重要。多數男性都不認為自己的飲食對妻子能不能懷孕會有影響，但男性吃（或不吃）什麼對他的精子品質、生育力，甚至是孩子的健康都有極大影響。

不過各位男性，你們真走運，防彈飲食幾乎各個層面都能提升精子的品質。你的身體能以絕佳狀態運作，就是精子健康、有活力的一個象徵，會讓身體和大腦表現不在最佳狀態的毒素和發炎情形同樣也會損害精子。對男性來說，最好能在「開始做人」的三個月前就開始進行防彈飲食，即使只有三十天的防彈飲食，也會有很大的差異。再加上，如果你的伴侶在進行防彈飲食，兩個人一起會更有樂趣（也更實用）！

給兩性的性荷爾蒙補充品

如果你想擁有絕佳的性荷爾蒙，無論是為了性慾還是準備有小孩，在開始使用補充品前，最好先

防彈兒童

當我和妻子拉娜在努力要讓她恢復生育力時，我們花了很多時間研究哪些食物可幫助孩子健康成長，從受孕前到在子宮裡生長，一直到最後整個兒童成長期。我發現讓成人健康的食物，也能讓小孩健康成長。孩子一旦出生，餵養他們就是父母雙方的共同責任。我太太懷孕時，幾乎所有的食物都由我為她準備，而數年來，我們家大部分都是由我負責做菜。我也幫助了很多客戶，讓他們的孩子更防彈，而我們也發現，小孩的飲食如果是像防彈飲食般的高脂肪飲食，表現會最好。

整體來說，吃更少毒素和像糖和麩質這種其他的氪石食物，會讓孩子比他們的同儕表現更好：不會那麼常鬧脾氣，也能維持更長久的專注力。記得孩童確實需要一些碳水化合物，不過在飲食裡納入防彈飲食原則，可以幫他們成長茁壯，也可以替你省下一些精力，是你可能現在正浪費在應付他們亂發脾氣的體力。有些人會擔心沒有了麩質或果汁，小孩怎麼可能活得下去，但我的孩子從很小開始就進行防彈飲食，他們也非常喜愛防彈食物。多數小孩天生就喜歡奶油，如果有機會的話，甚至會從冰箱裡拿出來直接吃掉，所以他們通常不會抗拒有更多健康脂肪的飲食選項。我孩子最喜歡的防彈食物是地瓜薯條和加了很多草飼奶油的香濃白花椰菜。

我從一個同事那裡聽到關於防彈咖啡的事，他非常大力推薦。我和我男友很懷疑，但還是各買了一個新手防彈飲食組。我為一個大型金融組織工作，經常會一整天忙到不行，而男友是消防員，輪班次數也很多。我可以很肯定地說，我們不會再走回頭路了，因為我們上癮了！我們早上只需要一杯防彈咖啡，也不再有以前喝普通咖啡時的減重後又復胖問題。我能保持專注和警醒，甚至忙碌工作了一整天後，還能精力充沛地前往體育館。——**珍妮佛**

檢測血液裡的營養素濃度，並和醫生確認過，這樣你才能確定你需要補充哪些。這對男女來說都一樣重要！對於性荷爾蒙、懷孕和補充品這些事情，你可不會想要亂槍打鳥。以下列出的營養補充品，都能讓想擁有最佳狀態性荷爾蒙的多數人受益，但在加入你的飲食前，先知道自己體內的營養素濃度很重要。

鋅

鋅對男性和女性的生育力（還有性慾）都很重要，缺乏鋅可能會導致低睪固酮濃度[9]（在本章節的後半，我會解釋為什麼維持睪固酮濃度對女性一樣重要）。一項研究顯示，連續三個月每天服用五十毫克鋅元素的男性，他們精子的數量、前進活動力及受精率都改善了[10]，精蟲抗體也減少了[11]。

劑量：每日二十五毫克

形式：葡萄糖酸鋅（zinc gluconate）

服用時機：和晚餐一起服用

L-鳥胺酸和L-精胺酸

L-鳥胺酸（L-ornithine）和L-精胺酸（L-arginine）這兩種胺基酸能溫和刺激人類生長激素分泌（HGH）以及合成能增加血流量的一氧化氮[12]，而且鳥胺酸能協助排除消化蛋白質所產生的胺。L-鳥胺酸也能在提高體內HGH的同時，建造肌肉和減少體脂肪。對女性來說，L-精胺酸在排卵時能增加子宮頸黏液的分泌13，讓精蟲能更順利抵達卵子所在之處。兩種胺基酸對男女的生育力一樣重要。由於L-精胺酸能增加血流量，可當作天然的威而鋼來使用14；服用兩週後，可以提高精蟲數和活力達兩百五十%之多15。過量的L-精胺酸對某些人來說會有傷害16，但L-鳥胺酸可以調節體內的L-精胺酸濃度，這也是為什麼兩者常被放進同一產品、一起使用的原因。

劑量：五百到一千毫克的鳥胺酸和一到二公克的精胺酸

形式：膠囊，分開服用

使用時機：只在睡前服用

具有活性的口服麩胱甘肽

麩胱甘肽（glutathione）是人體自行製造的一種抗氧化物，每個細胞裡都找得到，可保護人不受發炎、毒素、自由基和病菌的危害17。你可以想像成是體內的天然排毒劑。懷孕前，減少身體的發炎情形和毒素極為重要，因此想提高生育能力時，我建議補充麩胱甘肽。多數口服的麩胱甘肽都沒有用，最好能找到以MCT脂質製膠囊包裹的口服麩胱甘肽，並有添加乳鐵蛋白，才能穿過腸壁，不會被消化作用摧毀麩胱甘肽的分子。

劑量：一百到二百毫克

形式：口服劑

服用時機：睡前空腹服用或按照需要（包括勃起！）隨時服用

活性椰子碳

和麩胱甘肽一樣，使用活性椰子碳（coconut charcoal）也是排毒的好方法。活性椰子碳會真的和毒素結合，再將這些毒素從體內系統排除。如果你打算要懷孕、外出旅行或不小心吃了含有營養的一些氪石食物，活性椰子碳都會是方便又很棒的營養補充品，可以幫你恢復得比平時還快。只要是旅行或外食，我都會帶上一瓶活性椰子碳。

劑量：五百毫克或不會讓你便秘的劑量

形式：膠囊

服用時機：吃到可疑食物或覺得不太舒服的時候。不要和藥物一起服用，活性椰子碳會把藥一起排除。

不是只有健身者才需要「睪固酮」

如你所知，防彈飲食最重要的目標之一，就是要平衡荷爾蒙，而其中一個要增加的荷爾蒙是「睪固酮」（testosterone），這對男女都一樣。雖然睪固酮常和男性特徵聯想在一起，但兩性都會製造睪固酮，而且都需要睪固酮才能讓身體正常運作。

睪固酮的主要兩個作用分別是維持性慾和性功能，以及協助合成蛋白質好建造出肌肉。有些女性擔心體內的睪固酮濃度升高，會讓她們更健壯，長出像健身者那樣的肌肉，但只要不是從外部補充睪固酮，這是不可能發生在女性身上。事實上，現代女性更常見的狀況是自行製造的睪固酮不足，這會造成體重增加、性慾變低，還有一大堆其他症狀。打造健康的骨頭也需要睪固酮，所以女性體內有適量的睪固酮非常重要，因為停經後，骨折和骨質疏鬆症的風險會變得更高。

那麼為什麼許多女性（甚至男性）分泌的睪固酮都太少了呢？很不幸地，這是低脂、高毒素、高碳水化合物飲食的另一個後遺症。當你限制自己攝取的卡路里和（或）脂肪，身體就會得到和「關閉生育力」一樣的壓力信號，開始把所有荷爾蒙材料都拿去製造皮質醇，而不是睪固酮。高皮質醇濃度長期下來會導致胰島素抗性、體脂增加和肌肉分解。碳水化合物造成的血糖飆高，也會耗盡睪固酮。關於男性的研究顯示，攝取七十五公克的葡萄糖後造成的血糖飆高，就足以降低睪固酮濃度二十五％超過兩小時以上[18]。事實上，早餐玉米片和全麥餅乾當初的設計就是要降低性慾，因為在當時，性驅力被認為是一種「問題」。

既然低脂、高碳水化合物的飲食會讓身體的睪固酮分泌量過少，那高脂、低糖、低碳水化合物的防彈飲食自然會提升睪固酮濃度也就不奇怪了[19]。研究確實顯示，攝取大量飽和脂肪、單元不飽和脂肪和膽固醇的男性運動員，睪固酮濃度較高[20]，而採用低脂、高纖飲食的健康中年男性，睪固酮則較低[21]。但要增加睪固酮濃度，也不是任何一種脂肪都有用。

防彈飲食會避開不健康的多元不飽和脂肪，這種脂肪並不會像飽和脂肪和單元不飽和脂肪一樣能提高睪固酮[22]。吃有機的草飼動物產品之所以占了防彈飲食的一大部分，睪固酮的重要性就是原因之一。戴奧辛（dioxin）是傳統畜牧產品中常見的毒素，也被證實會抑制製造睪固酮[23]。有機的草飼肉品和乳製品比相同的傳統畜牧產品比起來，所含的戴奧辛要更少[24]。

進行防彈飲食兩週後，你就會感到前所未有的強壯、有活力。無論你是男是女，這大都是因為你的身體現在有了能製造所有荷爾蒙的成分，而有了這些荷爾蒙，身體才能好好發揮。我不只擁有了家庭，還有非常健康又聰穎的孩子，以及強健又充滿青春活力的防彈賢內助，這一切都要功歸於防彈飲食！

9

防彈飲食指南：熱鬧精華區

THE BULLETPROOF DIET ROADMAP TO
SWANKY NEIGHBORHOODS

要將食物分成三個類別：「有益」、「中性」、「有害」，看似簡單，但事實上食物對人的影響要遠比這複雜許多。我在研究中得到的其中一個啟發，就是人所吃的每一種食物都落在一個從「最有益」到「最有害」的光譜之間。有些食物能提供的營養更多一點，有些食物會引起更多一點的發炎情形，這就是需要「防彈飲食指南」（Bulletproof Diet Roadmap）的時候了。這是提供各種食物的簡單指南，能幫你為自己本身、獨特的身心需求，做出更好的選擇。這在許多防彈飲食者身上都獲得很好的成效，因為你可以根據選擇的食物清楚瞭解自己是在指南的哪個部分，並知道將來要往哪個方向進行。你的下一餐，是要踏實朝有益的方向前進，還是要前往不那麼理想的地方？你在指南上想拜訪的下一個城市是哪裡，而那裡真的是你想拜訪的地方嗎？

等你學會「防彈飲食指南」的知識，就能一眼看到餐盤上的食物，便馬上知道你是在哪個城市。依據你個人體質「發旺」的方位，你會很清楚地知道該往哪個方向前進。如果你做出較差的選擇，可能就無法靠防彈飲食減重（像其他飲食法一樣），但你不能失敗了還停留在原地，因為你總是會在指南上的某處吃著東西。你才能決定自己要在哪裡吃，而接下來的幾個章節會提供你做出最佳決定的所有資訊。

你可以使用書裡的「防彈飲食指南」，也可以將你的姓名和電子郵件地址和數字「122182」傳送到 1-858-598-3980，或直接上 bulletproofexec.com/roadmap，我就會將一份全彩的「防彈飲食指南」海報免費寄給你。我希望你能學會運用這份指南，這樣你就不用像我一樣花了數年光陰和大把鈔票鑽研，就可以體驗全新境界的表現和精力。瞭解更多關於特定食物的有害或有益特性後，你就能做出明智的選擇，也能讓自己擁有各式各樣的防彈選項，讓你在兩週防彈計畫結束後，可以繼續混搭防彈食材，並保持絕佳氣色和狀態！

在飲食指南上，食物在有益和有害之間，會落入我前幾章已經大略提過的三個分類：防彈、可疑和氪石食物。防彈食物是最不容易引起發炎、毒素最低、營養最高的食物，是為身體和大腦充電的最佳選擇；可疑食物有好處也有壞處，對每個人的影響都不太一樣；氪石食物則是對每個人都是壞處遠超過好處的食物。你可以、也應該要訓練你的拉布拉多腦將最後這一類直接當作「非食物」，氪石食物幾乎肯定會破壞你的表現，讓你增加體重、快速老化並喪失專注力。

在接下來的兩星期，按照本書後面的飲食計畫攝取防彈食物，會讓你得到驚人的結果。這些食物會讓你覺得不可置信地有力

> 我將飲食變得更防彈後，結果非常驚人。雖然我一週有做兩三次重訓，但完全沒做有氧運動，卻還是輕輕鬆鬆就甩掉 11 公斤。我的力量、專注力都增強了，而能維持很久的精力讓我在片場可以連續工作 12 到 14 小時。我不再需要擔心身上老是減掉又復胖的兩多公斤這種煩人問題，對要上鏡頭的人來說真是一大解脫。感謝防彈飲食，我的體重和肌肉狀態都跟旺盛精力一樣穩定，甚至情緒也是。由於我不再會有血糖崩潰的問題，脾氣不再那麼容易失控，也對工作和家裡兩歲大的兒子都更有耐心。但我注意到防彈飲食帶來的最棒改變，或許是我能對外表現出自己一直認為內心那個真正的我。有了防彈飲食給予的額外腦力，我發覺自己能比以往更有效溝通和表達自己的感覺，也有更多精力去參與社交活動。以前，我只要在一旁觀看就覺得滿足了，現在，我更常成為眾人聊天的中心人物，並帶著真心愉悅參與其中。我終於能走出自己的世界，還能享受當下每個時刻，而我的注意力、自覺和表現都同時大幅提升。減重、美妙感覺、輕鬆保持身材就應該足夠了，我從沒想過光是在飲食中做些簡單改變，就能提供我深入探索自我的機會，但是防彈飲食就真的做到了。——**布蘭登・羅素（Brandon Routh），演員**

量、提升你的表現、幫你減重、讓你看起來更年輕、改善整體健康。在這之後，我會再教你如何把可疑食物（甚至是氪石食物，如果你想的話）再次納入日常飲食裡，但仍然能感到（幾乎）防彈。

這一章會聚焦在進行防彈飲食時，你會吃到最多也最重要的食物：蔬菜、脂肪和蛋白質。這些是飲食指南裡最時髦的地段，因為你會想花最多時間在它們身上！在下面幾章裡，飲食指南將繼續為你帶路，探索一些你不那麼常吃的食物以及香料和甘味劑，你可以用來煮出令人滿意又營養的防彈料理。

每個段落裡，食物會以「最防彈」到「最氪石」的順序列出。只要記住這就像是逐漸變化的光譜圖一樣，所有列出的食物就是依照以下的順序：營養價值漸漸減少，毒素含量和有害影響則漸漸增加。這種光譜般的方式讓許多讀者覺得防彈飲食很吸引人，因為這直接讓你能掌控前進的方向，讓你有能力帶領身體前往你想去的地方。你才是決定你想到指南上哪裡的人，也只有你才能做出正確決定，將你自己帶到目的地。

蔬菜

進行防彈飲食的時候，蔬菜會是你攝取最多的食物。只要是以天然形式上桌（而不是罐頭、油炸或以其他方式加工），絕大部分的蔬菜都很健康，但有些蔬菜能對健康帶來特殊的好處，而有些則含有有害的抗營養素、基改成分，或可能觸發拉布拉多腦並抑制表現的其他特性。以下的蔬菜清單的排列順序，是從最有營養且抗營養素最低的蔬菜，到最沒有營養且風險最高的蔬菜。

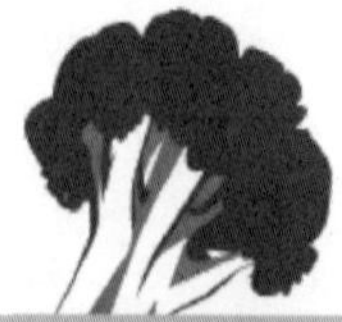

有機蔬菜	
BULLETPROOF 防彈	蘆筍、酪梨、大白菜、*綠花椰菜、*球芽橄欖、*白花椰菜、芹菜、小黃瓜、茴香、橄欖
	高麗菜、*羽衣甘藍、*綠葉甘藍、萵苣、蘿蔔、菠菜、*夏南瓜、櫛瓜
	朝鮮薊、冬南瓜、白胡桃、胡蘿蔔、綠豆、綠洋蔥、韭蔥、歐芹
	茄子、洋蔥、豌豆、青椒、青蔥、番茄
	甜菜根、蘑菇、南瓜、生牛皮菜、生高麗菜、生羽衣甘藍、生菠菜
	玉米棒(新鮮連莖的)
KRYPTONITE 氪石	所有其他形式的玉米、罐頭蔬菜、大豆

附註：加了星號 * 的這些蔬菜最好經烹煮後食用。請參閱本書附錄防彈飲食食譜。

防彈蔬菜

酪梨

酪梨（avocados）是相當美味的植物性單元不飽和脂肪來源，嚴格來說，酪梨是水果，但其所含的營養價值更接近蔬菜。酪梨是你能吃到的最防彈食物之一。唯一的壞處是，它含有大量會引起發炎的 omega-6 脂肪酸，所以你如果吃了大量酪梨，就應該配合服用更多 omega-3 補充品。好消息是，至少酪梨裡面的 omega-6 脂肪未被氧化、無溶劑且相當完整，所以身體可以好好利用。如果你確保攝取的脂肪至少有一半是來自飽和脂肪，那一天兩顆酪梨應該沒什麼問題，只要不要拿去加熱烹調就行了！

橄欖

橄欖嚴格說起來算是水果，但對身體的影響更像蔬菜，因此應該被當作蔬菜吃掉。幾世紀以來，橄欖都被認為是一種「完美的食物」，也有充分的理由被這麼認為，因為橄欖裡的毒素非常少，也是植物性脂肪較安全的來源之一。記得避開那種浸泡在劣質油脂裡、或偷偷以味精調味的加工橄欖。

大白菜

大白菜（bok choy）也被稱為「中國高麗菜」（Chinese cabbage）。大白菜的熱量和碳水化合物含量幾乎為零，味道也很清淡。我認為大白菜和美味的草飼奶油是絕配，只要確定有煮熟即可。

球芽甘藍

球芽甘藍（brussels sprouts）含有強效的抗癌成分，能協助 DNA 修復。球芽甘藍含有大量的鉀、葉酸、維生素 C、鈣質、纖維質和鐵質，而且熱量和碳水化合物都低，也是低毒素的蔬菜，還很容易料理。就像所有十字花科蔬菜一樣，球芽甘藍不適合生食。

芥藍菜葉

芥藍菜葉（collard）跟其他十字花科蔬菜一樣，都含有二吲哚基甲烷（DIM, diindolylmethane），可調節免疫功能，並保護人體不受細菌、癌症和病毒的危害。

菠菜

大力水手卜派對營養學確實略知一二，而且他的肌肉真是輪廓分明！菠菜是低碳水化合物、低熱量的蔬菜，並含有極高的類胡蘿蔔素、葉酸、維生素C、鈣質、鐵質和維生素K_1。記得要烹煮後才能吃。

羽衣甘藍

羽衣甘藍（kale）有豐富的β-胡蘿蔔素、維生素K_1、葉黃素、玉米黃素，並有適量鈣質。羽衣甘藍也含有一種強效的抗致癌物，叫作蘿蔔硫素（sulforophane），能和麩胱甘肽一起排除人體細胞內的毒素[1]。記得對生羽衣甘藍大聲說不，因為就跟所有高草酸鹽含量的蔬菜一樣，羽衣甘藍最好熟食。

蘆筍

蘆筍的熱量和碳水化合物含量都相當低，但是營養素滿滿，不但有大量的維生素K_1、鐵質、硫胺素（thiamine）和核黃素（riboflavin），也含有適量的水溶性纖維質，可滋養腸道細菌。

綠花椰菜

綠花椰菜含有大量維生素C、纖維質、磷、鈣質、葉酸、維生素K_1和類胡蘿蔔素，以及能促進健康的一些獨特營養素，像是有抗病毒、抗癌、抗菌效用的二吲哚甲烷[2]。攝取大量綠花椰菜的男性也能降低得到攝護腺癌的風險[3]。

高麗菜

十字花科蔬菜和碘的吸收

羽衣甘藍、球芽甘藍、綠花椰菜、白花椰菜、高麗菜和大白菜等十字花科（cruciferous）蔬菜都是絕佳的防彈選擇，但就如我先前討論過，這些蔬菜含有大量會妨礙營養吸收的「草酸鹽」（oxalates）。

草酸鹽進入身體後，會和血液中的鈣離子結合，形成微小結晶，可能會造成肌肉衰弱、疼痛，甚至是大腦問題。百分之八十的腎結石都是由草酸鹽形成。烹煮這些蔬菜能大幅減少這種成分，所以最好永遠不要生食這些蔬菜。你也可以將這些蔬菜浸在檸檬汁裡，或用一個叫作「鈣質超補法」的防彈技巧，在烹煮蔬菜的水裡加入一顆鈣膠囊，鈣質會和草酸作用，使其變得無害。

高麗菜的碳水化合物和抗營養素含量都很低，並有豐富的鉀、鈣質和維生素K_1，但高麗菜可能含有較高的殺蟲劑，所以最好購買有機的高麗菜。高麗菜屬於十字花科，所以要儘量減少生食，或可以嘗試發酵高麗菜，看你能不能接受。德國酸菜（sauerkraut）和韓國泡菜（kimchi）是相當受歡迎的兩種發酵高麗菜料理。

白花椰菜

白花椰菜的熱量和碳水化合物都很低，不過含有大量的維生素C、鉀、鈣質、纖維質和適量的維生素K_1。白花椰菜也有蘿蔔硫素、硫化葡萄糖苷（glucosinolate）、類胡蘿蔔素以及吲哚三甲醇（indole-3-carbinol），最後一個是能協助修復DNA並抗癌的一種化合物。

芹菜

芹菜含有少量的鈣質、鉀、葉酸、β-胡蘿蔔素、鈉，以及相當多的纖維質，幾乎是零熱量，還沒什麼味道，因此容易和其他食材搭配。美國環境工作小組（Environmental Working Group）在測試芹菜時，找到超過十三種不同的殺蟲劑[4]，所以最好能購買有機芹菜。

黃瓜

黃瓜含有的鉀、磷、纖維質很高，除此之外沒有太多別的了。試著拿黃瓜沾酪梨醬，或和沙拉醬混合來增添風味和營養。吃再多黃瓜也不用擔心！

深綠色葉萵苣

像是芝麻菜（arugula）、苦苣（escarole）和萵苣纈草（mâche）等深色萵苣類，含有大量的鉀、類胡蘿蔔素、維生素K_1、鐵質和纖維素，但這些菜很容易就腐壞或長黴菌。儘可能購買有機萵苣，並趁新鮮食用。

小蘿蔔

小蘿蔔有很豐富的維生素C、葉酸、纖維質和鈣質，毒素也很低，而由於生長在地下，因此比多數蔬菜的殺蟲劑含量更少。

夏南瓜家族

夏南瓜（summer squashes，）[ar]嚴格來說是水果，不過因為糖的含量很低，因此多數人都當成是蔬菜。夏南瓜家族能提供豐富的鉀和纖維質，如果你需要一點碳水化合物，也可以從中攝取。夏南瓜除了常被噴灑殺蟲劑以外，毒素都很低，食用前一定要確定有洗乾淨。

櫛瓜

櫛瓜（zucchini）這種夏南瓜無論是生或熟都很好吃，含有大量的鉀、磷和纖維質，碳水化合物則很低。要注意不要買到基因改造的櫛瓜，很不幸這種在市場上很常見。

可疑蔬菜

朝鮮薊

朝鮮薊（artichoke）除了沒烹煮之前帶有一些酸性物質，還有非常少量的茄科植物毒素之外，毒素含量很低。如果你知道自己對茄科植物會敏感，就儘量不要吃朝鮮薊。

四季豆

四季豆含有大量的鈣質、鐵質、鉀、纖維質和類胡蘿蔔素。通常四季豆的抗營養素都不多，也很少有基因改造的四季豆，但由於四季豆含有凝集素，可能會讓一些人產生消化問題，因此屬於可疑食

[ar] 編按：美國櫛瓜與其近似品種的合稱。

物。如果生食，腸道會更難消化四季豆。

茄子

茄子的毒素含量低，鉀、磷、纖維質則很高，但茄子是茄科的蔬菜。如果你的體質能夠接受茄子，這種蔬菜吸收草飼奶油後的美味可是一等一的。

辣椒

辣椒所含的維生素C比柳橙還多，並含有大量的鉀、磷、葉酸、茄紅素和胡蘿蔔素。乾辣椒或沒那麼新鮮的辣椒受到黴菌毒素汙染的風險特別高。辣椒也是茄科家族的一員。

番茄

番茄有很豐富的β-胡蘿蔔素、茄紅素和葉酸，磷和鉀的含量也很高，但番茄含有些許果糖，而且是茄科的蔬菜。番茄含有相當高的組織胺，所以要留意吃了番茄後，有沒有出現飢餓、疲累或暴躁的情形。

大蒜

大蒜可餵養健康的腸道細菌，研究也證明有抗真菌的效果。那我為何要建議大家儘量少吃這美味的特效植物呢？這是我所給予的建議裡，最具爭議也最不受歡迎的一個，但這是因為大蒜會影響到精

茄科植物

茄科植物（nightshades）的範圍涵蓋了食物、草本植物、灌木和樹木。菸草和會結出有毒莓果的顛茄（belladonna）都是茄科植物，還有許多常用的蔬菜也屬於茄科，包括茄子、馬鈴薯、番茄、甜椒和辣椒、黏果酸漿（tomatillos）、番椒（pimentos）和卡宴辣椒（cayenne pepper）。

這些食物都含有兩種氪石的可能來源。第一種是稱為生物鹼（alkaloid）的這類化合物，會影響神經、肌肉和關節，甚至會影響到某些人的消化功能五。另外由於茄科植物含有鈣化三醇（calcitriol），這種荷爾蒙的作用比維生素 D 還要強上千倍六，因此就有理由擔心茄科植物的生物鹼可能會導致骨骼的鈣質流失，並將流失的鈣質沉積在軟組織當中。茄科植物的第二個問題就如我先前討論過，是內含的抗營養凝集素，不管生物鹼有沒有造成問題，凝集素都會產生自體免疫反應。

有些人可以攝取茄科蔬菜，而不會出現太明顯的問題，不過有些人則較為敏感，或會對茄科植物產生自體免疫反應，因此所有茄科植物都是可疑食物。

記住一件事：烹煮可以將茄科蔬菜中的生物鹼含量減少約一半。也就是說，就算你對這類食物沒有特別敏感，但煮過的一定會最安全；如果你對茄科植物敏感，那就應該完全避開不吃。

如果你不確定，那就一整天吃一大堆茄科蔬菜，包括莎莎醬、椒類、茄子、馬鈴薯，看你接下來三天感覺如何——你很可能會對結果感到驚訝。

神層面的活動。

我首次注意到這件事，是在一次禪修四十年的訓練中，那次活動的主旨是要能進入更高層次的冥想狀態。訓練員告誡我要避免吃到大蒜，否則大腦的鍛鍊成果就不會那麼好。我不信邪，於是在第一週學完大腦能訓練到怎樣的程度後，我就吃了一些大蒜，稍後就試著進行冥想。結果我的大腦卻無法表現得跟先前一樣，維持專注力變得更困難，我後來還花了四天才能再次恢復到該有的狀態。

我做了些研究，發現歷史上的宗教領袖都知道大蒜的黑暗面。在一則伊斯蘭傳說裡，當撒旦離開伊甸園時，大蒜從撒旦第一個蹄印下長出來，而第二個蹄印裡則長出洋蔥；耆那教嚴格禁止信徒食用大蒜和洋蔥，因為會擾亂心神；尼泊爾和西藏的印度教和佛教則宣稱大蒜會使人焦慮不安並增加攻擊性、干擾專注力，還會使人難以進入更高層次的精神狀態。這些顯然都沒有科學根據，但卻支持了我的觀察。

關於大蒜耐人尋味的一些資料來自一位腦電波神經回饋（neuro-feedback）的先驅研究者羅伯特·貝克（Rober C. Beck）。貝克是公認的爭議性人物，他提出的所有理論也並不是都可行，但他確實提出了他那個時代的一些可靠研究成果。貝克在一九五〇年代擔任飛官的時候，被告知大蒜會減緩反應速度，於是就開始研究大蒜對大腦功能的影響；一九七〇年代，貝克經營一間腦波儀製造公司，也發現人在吃了大蒜後，大腦活動量大幅降低，而且受試者的腦波也變得不同步[7]。

許多不同的研究也顯示，大量或長期攝取大蒜會造成許多其他健康問題，包括給肝臟負擔或引起發炎[8]。對我來說，最有說服力的證據就是大蒜會打斷我的冥想，而我只要在冥想前吃了大蒜，就更難保持專注。別誤會，大蒜在某些情況下有很好的療效，但想要掌控大腦的話，你就不該把大蒜當成主要的調味料。生病和不需要太專注的時候再吃大蒜就行了！

洋蔥

洋蔥跟大蒜屬於同一家族，也有著類似的化學作用。如果你在鍛鍊腦力或大量練習冥想，就應該完全避開洋蔥，但洋蔥的影響似乎沒有大蒜那麼明顯。你應該先試試看，瞭解洋蔥對你個人的影響。我偶爾會把洋蔥當成調味料，但不建議每天都吃。洋蔥的糖分也很高，所以最好只在晚餐的時候吃。蔥（salad onion）的影響更小，所以我常用的是這種。

甜菜

甜菜除了草酸之外的抗營養素都很低，並且含有大量的鉀、鈉、磷、纖維質和葉酸，但由於甜菜的糖含量很高，會讓你在不知不覺間吃下一些不想要的碳水化合物。有些甜菜可能經過基因改造。美國農業部（USDA）過去曾被控告鼓勵並允許農夫栽種基因改造的甜菜，而基改甜菜可能會散播花粉到其他種類的甜菜。

碗豆

就跟四季豆一樣，許多種類的碗豆通常含會造成消化問題的凝集素抗營養素，但很多人都說碗豆造成的問題比四季豆還嚴重。碗豆的澱粉類碳水化合物含量非常高，所以如果你的體質能接受碗豆，最好只在晚餐食用。

氪石蔬菜

菇類

這是另一個讓我難以下筆的蔬菜，但這就是事實。菇類是美妙的藥用真菌，但常見食用菇類中含有的數千種化學物質還沒被研究過。吃藥用菇類是否有效，絕對是沒有定論的健康疑問，因為菇類被認為能增強免疫系統，但同時也會促進體內酵母菌的生長。白洋菇（white button mushroom，學名 Agaricus bisporus）含有對肼苯甲酸（p-hydrazinobenzoic acid），是可能和血管平滑肌細胞增生有關的物質，而這種增生是血管受損後自我重建的一部分，這也代表了肌肉可能受損，對血管健康可不是件好事。

雖然菇類多年以來都被當成美味食材來使用，卻隱藏著看不見的危機，而其實也有比菇類更好的選擇。吃菇類就像吃你不是真正需要的藥物。菇類的種類繁多，因此我建議你在兩週計畫裡最好限制菇類攝取量，而後如果你想使用像靈芝和香菇等的藥用菇類，最好先問過草藥專家。

所有的罐頭蔬菜

罐頭蔬菜在裝罐過程中經常受到雙酚 A（bisphenol A，以下簡稱 BPA）汙染，且通常含有大量的組織胺[9]。BPA 被用來製造塑膠製品，在體內會產生類似荷爾蒙的影響。最糟糕的是，罐頭蔬菜通常混合了防腐劑和其他添加物來延長保存期限，製造過程中的加熱程序也會減少蔬菜的營養價值。如果你無法使用新鮮蔬菜，改用一些冷凍蔬菜並無不可。冷凍蔬菜比罐頭蔬菜要好太多了，因為這種蔬菜一般會在最新鮮的時候被採收並直接冷凍，不像罐頭蔬菜會被多道加工程序破壞。

脂肪（FATS）

「脂肪是防彈飲食的核心」，這在一開始可能會讓人覺得很違反直覺，但知道人體有多需要脂肪，就很有道理了。吃下大量的健康油脂，其實比攝取大量的任何其他食物都更好，吃太多的糖和蛋白質

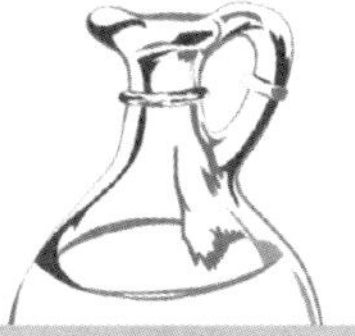

Oil & Fats

BULLETPROOF 防彈 → KRYPTONITE 氪石	
防彈	防彈腦辛烷值油、防彈MCT油、防彈酥油、防彈巧克力、防彈可可脂、放牧雞蛋黃、南極磷蝦油、草飼牛的紅肉脂肪、酪梨、椰子油、葵花卵磷脂
防彈	魚油、草飼牛油、酥油
	棕櫚油、棕櫚仁油、放牧豬培根油、生夏威夷豆、特級初榨橄欖油
	生杏仁、榛果、胡桃、腰果醬、非基改黃豆卵磷脂
氪石	飼養雞油、紅花油、葵花油、菜籽油、花生油、棉籽油、玉米油、蔬菜油、加熱花生和油脂、亞麻仁油
氪石	乳瑪琳和其他人工反式脂肪、基改穀物製成的油、商用豬油

附註：請確認你不會對蛋過敏。

對身體特別有害。過去數十年以來，飲食潮流開始將食物裡的脂肪換成糖[as]，但這已被證實對健康很糟糕。你先前也已經讀到了，用太多的蛋白質來替換碳水化合物，會讓要將蛋白質分解成胺基酸的肝臟很辛苦。擁有最多能量也燃燒得最乾淨的巨量營養素就是脂肪了，特別是以下列出最健康、最防彈的脂肪，這裡按照營養密度最高到沒有營養且有毒素的氪石脂肪來排列。

防彈脂肪

草飼動物脂肪（骨髓、牛脂、豬油等，但不包括家禽脂肪）

這些脂肪含有大量的營養素、必要脂肪酸、蛋白質、礦物質、抗氧化物，還有很難從別的食物吃到的脂溶性營養素。骨髓有特別高的 omega-3 脂肪，有些學者相信將吃剩的骨頭打碎並吃下骨髓，讓人類得以發展出大腦袋。這些就是地表上「最」防彈的脂肪了！記得，一定要選草飼動物產品，畢竟牛是吃素的！

草飼奶油

從草飼動物製成的奶油含有大量的脂溶性維生素、抗氧化物、健康脂肪和維生素A、E、D、

[as] 譯註：約從八〇年代開始，「低脂」成了飲食的流行趨勢。人們相信少吃脂肪有益於預防疾病，於是用食品科學調製配方的低脂食品蔚為流行，但這類食品的熱量與非低脂的版本幾乎沒有差異，原因在於為了填補移除脂肪所造成的風味流失，配方需添加比原先更多的糖，於是低脂食品大部分含有過多的糖。

K。以穀類飼養的動物會讓奶油裡的有益成分大幅下降，並產生新的毒素、提高 omega-6 脂肪含量。每次都買草飼奶油非常重要。

草飼酥油

酥油擁有奶油的所有微量營養素和抗氧化物，不過因為製作過程還多了一道手續，讓酥油更加防彈。處理過的草飼奶油會加熱一小段時間，以去除水分、被稱為酪蛋白的乳蛋白和乳糖，而最終產物比奶油的營養更豐富，同時去除了可能會讓某些人不適的酪蛋白和乳糖。對乳製品特別敏感或腸道受損的人來說，酥油可說是必備品。

初榨椰子油

初榨椰子油（virgin coconut oil）所含的飽和脂肪幾乎比任何食物都還要多，由於這讓椰子油非常穩定，因此很適合當烹飪油。如果你吃得夠多，椰子油裡少量的天然 MCT 可以增進大腦功能、增加酮類生成、協助甩脂。要小心不要買到乾椰仁油（copra oil），這種椰子油受到黴菌汙染的情形特別嚴重。

MCT 油

> 我從約兩年前開始服用 MCT 油，最近取得了最強效的 MCT 油，每天都添加到我的防彈咖啡裡。在開始進行防彈飲食後，我不只以 65 歲的年紀回到大學唸書並全部拿 A，跟了我一輩子的慢性氣喘也幾乎完全治好了，我現在都不會因咳嗽或感冒而生病了。這真的改變了我的人生！進行了防彈飲食後，還發生了另一件神奇的事，就是我不再需要降血壓藥，我還是會時常測量血壓，不過一切都非常好。再次感謝。——**夏綠蒂**

MCT 油是一種幾乎全由中鏈和短鏈脂肪所組成的液態椰子萃取物，是椰子油之中生物活性最高的形式，比天然椰子油提供的 MCT 多了六倍。MCT 油也能促進酮類生成並改善大腦機能，效果比椰子油還要好。

魚／磷蝦油

這些有益的 omega-3 脂肪酸能改善心血管方面的健康、對抗發炎、增進大腦機能並降低罹癌風險。選擇高品質的品牌很重要，因為便宜的產品可能在生產過程中被氧化。磷蝦油（Krill oil）含有蝦紅素（astaxanthin），一種強效抗氧化物，可能有助於在加工過程中減少氧化。如我先前提過，這些油也能改善睡眠品質。關於這點，我比較喜歡用磷蝦油。

發酵鱈魚魚肝油

鱈魚魚肝油（cod liver oil）是地表上營養密度最高的食物之一。以重量為單位計算，這種油是脂溶性維生素最豐富的來源，再加上含有大量抗氧化物、礦物質和脂肪酸。不幸地，現代製造鱈魚肝油的技術會產生極多的維生素 A，其中的蒸餾過程也會去除其他營養素和輔因子。還好有像 Green Pasture 這樣的公司，採用能保留全部有益成分的傳統方法來發酵鱈魚魚肝油，也會檢測產品的汙染物、重金屬甚至是黴菌的含量，這家公司是唯一會這樣做的品牌。

非基因改造大豆卵磷脂或葵花卵磷脂

卵磷脂（lecithin）大概是整株大豆植物裡唯一有食用價值的部分，是對大腦運作和整體健康非常重要的營養素。（請注意這裡是指蛋白質的卵磷脂，而非反營養食物的有毒凝集素 lectin 或飽足荷爾蒙瘦素 leptin）有些人在攝取卵磷脂後，會覺得精神一振，可能是因為卵磷脂會促使興奮性神經傳導物質乙醯膽鹼（acetylcholine）的濃度上升。有一些證據指出某些品牌的卵磷脂內含有少量的大豆植物雌激素（phytoestrogen），但不足以讓我（或你）需要特別擔心。

可可脂

英文的 cocoa butter 和 cacao butter 其實都是「可可脂」，不過多數美容護膚公司會用 cocoa butter 一詞來行銷產品，所以要確定你買的是「食品」的 cacao butter。

可可脂是一種植物性脂肪，含有大量的飽和以及單元不飽和脂肪，其中的多酚和抗氧化物可以改善心血管方面的健康，將血壓調節成健康狀態。可可脂能為食物增加相當濃厚的巧克力餘味。有些人會加到防彈咖啡裡，你也可以融化可可脂，運用在任何甜點食譜上，這是一種不用真的添加巧克力卻也能增加巧克力風味的美妙方法。我甚至會加進魚料理內，產生美味又濃郁的墨西哥混醬（mole）滋味。選購可可脂時品質十分重要，因為這是通常最容易受黴菌汙染的脂肪之一。找有標示「單一莊園」（single-estate）[at]的品牌。

[at] 編按：「單一莊園」（single estate）和「單一產地」（single domain）指的都是可可豆的產地，通常帶有這兩種標誌的巧克力及可可產品品質都極高。

酪梨油

酪梨油以小份量包裝比較好，但最好還是直接吃酪梨來攝取。服用太多萃取油，很容易超過多元不飽和脂肪的防彈限制量。雖然酪梨油的燃點很高，但最好不要拿去烹調，因為酪梨油很容易氧化，而且酪梨油也有使用溶劑製造的風險。請選擇品質可靠的品牌！

可疑油脂

特級初榨橄欖油

有些人覺得橄欖油是萬靈丹，不過橄欖油之所以會被列上可疑名單，是因為含有大量的 omega-6，而且最近有項調查顯示，檢驗的橄欖油中有六十九%都含有未在標示上的其他油類[10]。因為它實在太容易氧化，所以橄欖油永遠不該拿來烹飪。選擇高品質且以深色玻璃瓶包裝避免氧化的品牌。橄欖油的純度相當重要，很多市售品牌都另外添加菜籽油和（或）其他氫石油類。如果橄欖油適合你的體質，可以適量用在沙拉上。我自己會以二比一的比例來混合 MCT 油和橄欖油，獲得多元不飽和脂肪較少但風味相當的油。

棕櫚和棕櫚仁油

冷製棕櫚油是很好的脂肪來源，但不該大量攝取。棕櫚油含有大量的多元不飽和脂肪，再加上其中的棕櫚酸會讓叫作脂多醣（lipopolysaccharide，LPS）的腸道細菌毒素順利進入肝臟。MCT 油其實可以保護肝臟不受這種毒素損害，因此才會屬於防彈脂肪。棕櫚仁油是從棕櫚樹的果實製造，含有更少多元不飽和脂肪，受熱時也更穩定，同時有更高的中鏈脂肪，整體來說，棕櫚仁油是比一般棕櫚油更好的選擇。

冷壓堅果油（夏威夷豆、杏仁、核桃等）

堅果油大多由單元不飽和和多元不飽和脂肪酸組成，一旦接觸到空氣、光線和高溫就很容易氧化。這些油脂在堅果當中時還算穩定，但只要被萃取出來，就失去保護了。這些堅果油應該要儲存在冰箱裡，也絕對不要加熱，但加熱經常是萃取過程的一部分，也很難找到冷壓的堅果油。所有種類中，夏威夷豆油和杏仁油是最好的選擇，因為兩者含有最多的單元不飽和脂肪和飽和脂肪。

放牧培根

放牧培根有豐富的營養素、健康脂肪和抗氧化物，但 omega-6 脂肪含量也不太低，而且也極有可能受毒素和病菌汙染。我很愛吃培根，所以會在秋天囤積一些來自放牧、遺產品種（heritage breed）[au]的豬腹，然後自己燻製成培根——這真是解決問題的最美妙對策！工廠式養殖的豬肉和衍生的培根脂肪可能會殘留抗生素和黴菌毒素。

穀飼奶油和酥油

au 譯註：遺產品種（heritage breed）是在農業工業化之前人類所飼養的品種，通常風味優質、更具產地特色。

當乳牛是吃穀物飼料時，就會生病、營養不良並變得虛弱。這種乳牛常被注射荷爾蒙和抗生素以增加牛奶產量，但這樣生產的牛奶營養素比較少，也殘留微量的荷爾蒙和抗生素。穀飼奶油和酥油比較可能被黴菌和其他毒素汙染，因為黴菌是畜牧飼料的一大問題，並經由生物累積（bioaccumulate）留在動物生產的奶中。六十%的黴菌毒素會累積在酪蛋白中，所以只吃這些動物的脂肪會比喝牠們的奶來得安全。結論就是，穀飼產品對你不會有太大影響，但提供的健康好處比不上草飼產品。

放牧鴨和鵝油

這些脂肪含有大量營養素和能提升腦力的膽固醇。鴨和鵝的脂肪比雞的脂肪更不易氧化，但又略遜於牛和羊的脂肪。放牧飼養的鴨和鵝油幾乎買不到，只有在食品專賣店或狩獵小屋才找得到——一旦找到，最好多囤點貨！

放牧雞油

雞皮是膠原蛋白很好的來源，但雞皮也含有大量脂肪，而且大部分是會引起發炎的 omega-6 亞麻油酸。偶爾吃點雞脂肪沒什麼關係，但你只應該吃放牧雞的雞皮，而且還不能是燒焦或烤過的雞皮。變性蛋白質加上氧化的 omega-6 脂肪（像是辣雞翅！）一點都不防彈。

氪石脂肪和油類

紅花籽油和葵花油

紅花籽通常都會以高溫加熱的方式萃取油，但這會讓這種不穩定的油氧化。葵花油也有同樣的問題，而且比紅花籽油更容易氧化，冒煙點也很低，這幾乎是在說你所吃的葵花油十之八九都已經氧化過了。假如你的體質能接受，那不如偶爾吃一把葵花籽會更天然！

商業用豬油

穀飼牲畜不但被餵食受汙染的穀物、被迫住在骯髒的環境，還被注射抗生素和合成荷爾蒙，而環境裡的毒素和病菌會堆積在牠們的脂肪組織中。當你吃下商業用豬油，也同時吃下了這些毒素的大雜燴。一般市售豬油的營養價值和健康脂肪，和草飼的比起來非常低，且通常經過氫化處理。

菜籽、玉米、棉籽、亞麻、花生、大豆和其他「植物」油

如你在本書第三章所讀到，這些油給不了任何好處，而且無論短期和長期，就算只攝取少量都會損害健康。能避免吃到這些油類就儘量避免。

人造奶油和其他人造反式脂肪

如果要選一種脂肪，能同時摧毀身體機能、降低腦力、損害健康、縮短壽命，那絕對就是這種油類了。這種脂肪會降低你的 HDL 膽固醇（編按：高密度脂蛋白膽固醇，也是俗稱的「好膽固醇」）、增加心臟病風險、增加三酸甘油脂濃度並損害血管和心臟。這些脂肪對大腦功能的傷害特別大，因為會造成

腦部發炎。人造反式脂肪已被證實和癌症、老年癡呆症、阿茲海默症、肝損傷、不孕症及憂鬱症有關。

反式脂肪通常來自基改穀類、豆科植物和種子油，所以還要加上基因改造的健康風險。很多國家都已經開始對反式脂肪嚴加限制，但還是可以在一大堆產品裡發現這種脂肪。有些廠商很聰明，將配方裡的反式脂肪比例降到剛好在規定範圍內，因此可以在包裝上標示為「零反式脂肪」。

蛋白質（PROTEINS）

蛋白質是建構肌肉的成分，因此十分重要。但這不代表蛋白質要吃得越多越好，而是你該專注在攝取適量的最高品質蛋白質。你在第三章也讀到，一個很好的基本原則是一天吃每公斤體重〇．

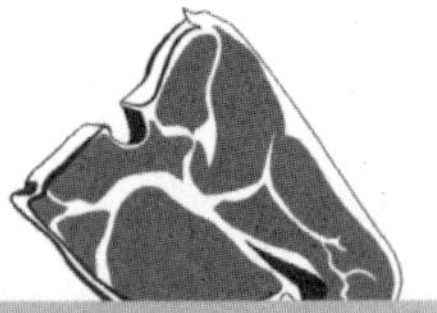

Protein 蛋白質

BULLETPROOF 防彈

防彈乳清、防彈膠原蛋白、防彈吉利丁、草飼牛牛肉和羊肉、放牧雞蛋、牛初乳

低汞魚如鯷魚、鱈魚、鰈魚、沙丁魚、鮭魚、比目魚、鱒魚

放牧豬肉、乾淨的分離乳清蛋白、*放牧鴨和鵝

養殖雞蛋、放牧雞和火雞

加熱乳清蛋白、大麻籽蛋白、米蛋白和豌豆蛋白

黃豆蛋白、小麥蛋白、豆子、起司和其他高溫殺菌的乳製品

氪石 KRYPTONITE

附註：乳清蛋白應該冷處理並且經過十字流微濾 (CFM)。對乳製品敏感的人應該分開使用。

七一五到一．六五公克的蛋白質。攝取適量的蛋白質也能提供最能抗老的效果。遵循防彈飲食，你應該就能進入打造肌肉、甩脂的狀態，你也可以運用同樣的原則，提高蛋白質攝取量來健身、打造一身肌肉。由於肌肉要靠蛋白質來建構，健身者會需要更多的蛋白質，但這卻要在代謝上付出代價。無論如何，這些基本原則是給那些想過健康生活並維持身材的人。

防彈蛋白質

草飼牛肉和羊肉

草飼牛肉和羊肉是防彈飲食裡蛋白質的最好來源，但要留意，草飼牛隻在被屠宰前，常會被餵食三十天的穀物，以增加動物脂肪，這會除去對健康的好處，所以要堅持選擇不只是「牧草飼養」（grass-fed），還要「完全草飼」（grass-finished），表示動物終其一生都只吃草！

放牧雞蛋

有越來越多人對雞蛋過敏卻不自知。只有在你確定自己沒有對雞蛋過敏，再於「兩週計畫」期間吃雞蛋。除了鉀和一些胺基酸，雞蛋大部分的營養都在蛋黃裡，而蛋黃的微量營養素含量非常高，這表示蛋白做成的煎蛋捲並不防彈！就跟奶油一樣，如果雞吃的都是抗生素、基改玉米和基改黃豆，蛋黃就會喪失大部分的營養益處，但你在超市裡找得到的雞產品絕大多數都是以這種飼料餵養而成。

放牧雞蛋黃因為富含維生素A和抗氧化物，呈現濃郁的金黃色，而穀飼雞所產的蛋黃則跟穀飼奶油一樣，顏色很淡又很稀。《大地之母新聞》（Mother Earth News）雜誌拿來自十四個農場的放牧雞蛋和工業化生產的雞蛋，比較兩者的營養價值，結果發現放牧雞蛋的β-胡蘿蔔素多了七倍、維生素E多了三倍、維生素A多了三分之二、omega-3多了兩倍[11]。這可是很嚴肅的問題：如果你想有好表現和好氣色，攝取營養密度最高的食物就是你自己的責任，那你要選擇哪種雞蛋呢？

草飼膠原蛋白

攝取膠原蛋白能平衡體內的胺基酸比例，腸道細菌也能把膠原蛋白轉變成對腸道相當有益的酪酸。膠原蛋白也能修復軟骨並協助組織修復，讓你能擁有年輕、有彈性的關節和光滑肌膚。膠原蛋白也支持著骨基質以及血管壁[12]。不過現代飲食卻幾乎沒有膠原蛋白。最便宜卻最不便利獲得膠原蛋白的方式，是以前老祖母的方法——就是將草飼動物骨頭拿去燉煮骨頭高湯。我改採用從草飼牛萃取的膠原蛋白，這個產品利用酵素預先消化處理，比另一個選擇的草飼牛明膠更容易消化。多數市售明膠產品都來自工業化飼養的動物，也都用高溫處理的方式萃取，而不是使用酵素的處理方法預，因此這些產品提供的好處比不上草飼、酵素處理並水解的膠原蛋白。

初乳

初乳是牛媽媽用來保護小牛、最先分泌的牛奶。初乳含有豐富的刺激免疫成分和生長因子，能保護你不受病菌影響，初乳也顯示能幫助預防腸道受損，並減少腸道的通透性。初乳的產品有粉狀蛋白質補充品的形式，要確保你買的是來自草飼乳牛。

濃縮乳清蛋白

乳清蛋白在肝臟能提升抗氧化物麩胱甘肽的濃度，因為高品質的乳清蛋白包含所有製造麩胱甘肽會用到的關鍵胺基酸。乳清常用於增加健身者和老年人的肌肉量。唯一的問題是，一般乳清蛋白的加工過程會使其容易引起發炎。我建議一天最多攝取兩大匙，除非你的運動量很大，那就可以一天攝取最多四大匙。如果你靠乳清蛋白來攝取每日蛋白質以外的量，就會攝取過多的半胱胺酸（cysteine）和甲硫胺酸（methionine），這兩種胺基酸一旦過量就會導致發炎。如果你想多吃些蛋白質粉，那我建議你用草飼膠原蛋白搭配乳清，以平衡胺基酸的比例。

野生海鮮

野生海鮮含有大量的健康脂肪、微量營養素、微量礦物質和抗氧化物。所有的魚類都含有些許的汞，但關於這是否有害，有相當多的正反意見，因為魚的汞伴隨著有保護作用的硒13。雖然證據還不明確，但根據我自己的經驗，我認為魚裡的汞確實有負面影響。我減去四十五公斤後，要努力練習瑜珈，才能學會如何運用我新得到的「瘦子身體」。

我記錄自己進步多少的一個方法，就是在瑜珈課時閉著眼睛、單腳站立（就是瑜珈的「樹式」）。這個動作意外地很困難，但我利用幾乎感覺不到的微幅移動來調整姿勢，最後學會能站直二十到三十秒。但有幾堂課，無論我多努力嘗試，都只能站個二、三秒就倒下去了。我花了六個月的時間想找出到底是什麼原因，然後發現，我如果在瑜珈課前一晚吃壽司當晚餐，平衡感就會受到影響。

回想起來，這一點也不讓人訝異。大家都知道來自食物和環境的神經毒素會對神經系統造成細微的影響。汞已被證明是耳中毒的起因，會對耳朵裡的神經造成傷害。一項日本研究發現，十四個人在接觸到有機汞後，平衡系統出現問題[14]。我們也知道，體內汞含量較多的人，對念珠菌和其他腸道酵母菌造成的問題更為敏感[15]。當我在瑜珈課裡出現平衡感問題時，把尿液拿去檢驗，發現汞含量很高，表示我的身體承受汞的負擔也很大。這也是為什麼我相信最安全的選擇就是選購汞含量最低的魚類，像是：

鯷魚（anchovies）、黑線鱈（haddock）、海鷗鯛（petrel sole）、沙丁魚、紅鮭（sockeye salmon）、大西洋牙鮃（summer flounder）、野生吳郭魚（wild tilapia）、野生鱒魚（wild trout）。

可疑蛋白質

禽肉

基本上，每週吃幾次豬肉、鴨肉、鵝肉、雞肉或火雞肉沒有問題，但你受益的程度會比你只吃魚或草飼反芻動物要更低。禽肉的一個問題是，禽類的脂肪含有大量的omega-6脂肪，除此之外，你能買到的絕大多數雞肉（甚至包是有機的）都是吃玉米和大豆長大。這代表，這些動物脂肪的品質比原本應該要有的還要差，而且通常還含有比草飼動物更多的毒素。要找到高品質的雞肉極為困難，如果你能從在地農家那裡找到有機放牧雞，那會往正確方向前進一大步，但這種雞的脂肪因為omega-6脂肪含量高，品質還是比不上草飼牛肉或羊肉。

放牧豬肉

豬幾乎什麼都吃，多數畜牧業者都用常被黴菌毒素汙染的穀物餵食他們的豬隻。豬對黴菌毒素非常敏感，而人類是唯一比豬還要敏感的動物。大型工業化的畜牧營運業者都知道黴菌毒素會影響到豬隻增加多少體重，因此會在屠宰前餵食更便宜且發霉更嚴重的飼料，好讓豬變胖、脂肪變多。當豬吃下黴菌毒素，毒素就會累積在脂肪細胞裡。在冬季或春季被屠宰的豬，脂肪通常會含有更多毒素，因為冬天吃的食物都被儲存在黴菌生長的筒倉裡；夏天和秋天的豬都吃還沒開始腐敗的新鮮食物。最後，豬肉通常含有較多的組織胺，如果你吃了之後覺得疲累或昏昏沉沉，甚至是過敏發作，可能就是吃到煮之前放了太久讓蛋白質開始分解的豬肉。

放牧鴨、鵝、雞和火雞肉

禽鳥是天生就以穀類為食的少數動物，因為這點，再加上這些動物常被餵食額外的玉米和大豆，所以就算放養，鴨肉和鵝肉的 omega-6 脂肪含量也比很多其他肉類要高。雞和火雞吃的穀物比鴨鵝還多，所以受到黴菌毒素污染的機率也比較高。

工廠畜養雞蛋

工廠化飼養的雞隻一輩子都被迫吃低品質的穀物，也會被餵食抗生素。幸好，演化的力量讓小雞不會受到媽媽的飲食傷害。母雞通常會把可能進入雞蛋中的毒素過濾、累積起來，也就是說，工廠畜養雞隻的雞蛋毒素含量相當少，但營養素也比放牧雞蛋更少。

純淨分離乳清蛋白

分離乳清蛋白（whey protein isolated）是一種高度加工和精煉的乳清蛋白。藉由將乳清蛋白以高溫加熱、讓蛋白質結構變性，同時破壞能提升麩胱甘肽作用的特性，也氧化了乳清蛋白裡殘留的少量脂肪。分離乳清蛋白所含的營養素和生長因子也比濃縮乳清來得少，但如果你對乳糖和（或）濃縮乳清蛋白少量酪蛋白會敏感，分離乳清蛋白會是個好選擇。

發芽豆類

體質能不能接受豆類，有很大一部分是取決於烹煮方法、你的基因、你的過敏症還有腸道菌落。發芽和（或）浸泡豆類是最健康的處理方式，因為這樣做還能吃到營養，處理方法也減少了抗營養素的影響。但豆類仍含有過敏原和妨礙消化的成分，所含的黴菌毒素也並非不常見[16]，所以最好選購高品質的豆類。鷹嘴豆[av]非常受歡迎，但問題在於鷹嘴豆是最容易引發過敏的豆類之一[17]，幾乎快跟花生打成平手了。豆類是低營養價值碳水化合物和低品質蛋白質的來源，引起發炎和過敏反應的風險也很高。別管鷹嘴豆泥醬了，改吃酪梨醬吧！

---

av 編按：在台灣也稱作雪蓮子。

氪石蛋白質

養殖海產

養殖海產含有大量殺蟲劑、毒素、重金屬、寄生蟲、病菌和環境汙染物，營養素和健康脂肪也比野生海產低很多，而挪威的鮭魚養殖場已經開始影響全世界健康的野生魚群——在開放海域進行水產養殖並不符合永續海洋的概念，不但殺害了野生魚種、造成汙染，養殖的魚也不能成為讓你表現更好的食材。別吃會傷害你的健康和整個地球的食物！

工廠畜牧的肉品

為了增加脂肪，工廠化農場的動物會被餵食最不花成本的飼料，包括被汙染的穀物、垃圾、不新鮮的垃圾食物，甚至是動物屍體殘留物像是雞喙和雞羽毛。因為這些動物的居住環境實在太糟了，所以往往被施打大量的抗生素，讓牠們能存活到被屠宰的那一天。抗生素、荷爾蒙和合成雌激素的成分也讓牛隻長得更肥，再加上，飼育場的動物比草飼動物含有更少的營養素。

如果你找不到、負擔不起或下定決心買草飼肉品，儘量選擇較瘦的部分，才能避開堆積在脂肪裡的毒素，並用魚油或磷蝦油補充更多你需要的脂肪。

大豆

豆漿、大豆蛋白被當作健康食品來販售，但事實並非如此。大豆因以下幾個原因被列為氪石食物。

大豆作物受黴菌毒素汙染的問題或許比玉米或穀類要少，但仍是個嚴重的問題。大豆裡幾乎所有脂肪都是由多元不飽和 omega-6 脂肪酸組成，處理時也受高溫加熱，因此只要吃了大豆，幾乎就等於吃下了被氧化的脂肪。大豆含有我先前討論過的數種抗營養素，而大豆中的蛋白質也非常有可能引發過敏，特別是基因改造的大豆，這點非常有問題，因為大豆幾乎都是基因改造，除非有標示「有機」[18]。

大豆廣為人知的一點是會抑止甲狀腺機能，而由於新陳代謝因此變慢，長期下來會讓你行動遲緩並發胖。但大豆最大的一個問題是含有植物雌激素：大豆的植物性異黃酮有和人類的雌激素很相似的作用，這會造成荷爾蒙的問題，並可能提高罹癌風險。

人們喜歡用在亞洲大量攝取大豆的飲食作為範例，吹捧大豆的好處，但亞洲人吃的大豆其實沒大家想的那麼多，因為他們並不會將大豆替代肉類或乳製品。你喝下一杯豆漿或吃了一塊豆腐漢堡，攝取的大豆蛋白質遠比日本人平均每天攝取的八公克還多。亞洲飲食中常見的發酵大豆製品，像是丹貝（**tempeh**）[aw]、味噌、納豆和醬油，和一般大豆很不一樣，因為發酵過程會降低抗營養素的含量，但這些產品仍然含有大量的生物胺（如組織胺）、真菌代謝物、天然和添加的 MSG[19] 以及基改成分（除非被標示為「有機」）。

豆類

豆類一直以來都被吹捧成健康食品，但其實會干擾消化功能、減少胃酸分泌、使人生長遲緩，並

aw 譯註：丹貝（tempeh）是源自印尼的白色餅狀發酵食品，將真菌添加至煮好的黃豆，再經數天發酵製成。

含有纖維質、凝集素和能傷害腸道的消化抑制因子[20]。豆類烹煮過後，會喪失大量營養素（以及阻礙礦物質吸收的植酸鹽），並含有幾乎和麵食一樣多的碳水化合物。光是烹煮通常還不足以消除豆類使人嚴重消化不良（通常還有脹氣）的作用，但你可以靠著正確浸泡、沖洗、發酵的方式，再烹煮豆類來移除大部分的凝集素。豆類也含有一些抗性澱粉，根據你的腸道細菌組成，可能會對你有益，但其實還有更乾淨的抗性澱粉來源可選擇。如果你還沒有被說服應該要避開豆類，可以考慮看看畢達哥拉斯曾說過的一句話：「A fabis abstinete」，意思是「別吃豆子」。

乳製品

含有蛋白質的所有形式乳製品（dairy，也就是除了奶油和酥油以外的東西）都會在多數人身上造

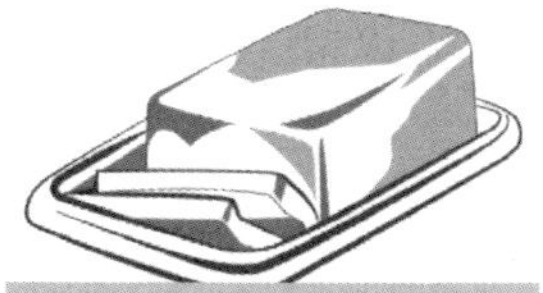

Dairy

BULLETPROOF 防彈

- 防彈酥油，有機草飼牛油，牛初乳
- 有機草飼酥油或牛油，有機草飼奶油
- 有機草飼全脂生乳或優格
- 非有機草飼酥油或牛油，非有機草飼奶油
- 穀飼牛油
- 低脂牛奶，假牛油，高溫殺菌非有機牛奶或優格
- 所有的起司，奶粉，工廠製乳品，乳品替代物，奶水或煉乳，傳統冰淇淋

氪石 KRYPTONITE

附註：乳製品的蛋白質是過敏與發炎的主要來源，自我測試看看。酥油對幾乎每個人來說都比較安全，牛油通常也是，因為蛋白質較低。

成問題，最常見的工業生產乳製品完完全全都是每個人的氪石食品。有一點很重要：就算你吃的是防彈乳製品（之後馬上就會討論），或只要在早上從牛奶中攝取了糖分，那你的防彈間歇性斷食就破功了。只有奶油和酥油算數！

防彈乳製品

草飼、有機、生乳、全脂的牛奶、鮮奶油或優格

草飼生乳遭到媒體和多數健康權威專家扭曲，卻沒有科學為證。正確處理的生乳並沒有特別重大的微生物問題，如果有，你今天大概也不會在這裡了，因為你祖母以前喝的牛奶，多半是每天裝在玻璃瓶裡送來的生乳。之所以造成了現在的健康風險，是因為蓄養動物的方式改變了。

現今，一般乳牛都被飼養在不衛生的環境裡，這也就是為什麼喝牛奶會生病成了很大的問題，政府也開始要求飼養場得先將牛奶殺菌。由於媒體詆毀，許多人對生乳問的第一個問題是：「這安全嗎？」答案是，每樣食物都有讓你生病的風險，但生乳比多數食物（譬如雞肉）

我的醫生替我開了抗酸劑，我知道並不是胃灼熱，為此感到苦惱的我只好決定靠自己找回健康。症狀帶來的痛苦非常嚇人，我可以感覺到身體在懇求我做出改變。我判定造成我經常胸痛的原因，主要（但非唯一）是因為我用來提升效率而依賴了好幾年的藥物；我並沒有準備好要面對喪失效率後會發生什麼事。對於如何能奪回腦袋的控制權，並且不讓疼痛再次襲來，在我的飲食裡放進有科學支持的防彈原則非常重要。我已經成功取回先前的做事效率，如今我在工作上持續成長，也感覺到活出了真正的自己。——**安東尼奧**

要安全得多。英國政府最近建議民眾在烹飪之前不要清洗雞肉，因為清洗時，雞肉上有七十五%的有害細菌會在廚房裡散播。這可遠比生乳要危險得多了！全面健康專家克里斯・奎瑞瑟（Chris Kresser）曾接受過防彈電台的專訪，他在徹底檢視過研究報告後，發現喝生乳進醫院的機率只有六百萬分之一[21]。

生乳的營養價值也比一般牛奶來得更高，不但有更多脂溶性維生素、礦物質和抗氧化物，也含有稱作乳糖酶（lactase）的酵素，能助人消化乳糖，所以耐受度比一般牛奶更高。生乳裡還含有對腸道和大腦認知功能有幫助的益菌。但你之前也讀到，這些益菌都會在高溫殺菌過程中被殺掉，而殺菌也會改變牛奶裡蛋白質的結構，使其帶有引起發炎的特性。「均質化」則是另一個加工手續，不只會破壞牛奶裡的脂肪，還會移除能抗發炎的酵素。未均質化的「奶蓋」牛奶是最好的[ax]。不是吃穀物，而是百分之百吃草的乳牛，其所產的牛奶會含有更健康的脂肪、更多營養和更少毒素。

乳製品要達成以下標準，才算得上是「防彈」：

- **「牧草飼養」加上「完全草飼」，才能增加營養含量並避免帶有抗營養素**
- **有機（如果可能的話，不過最重要的還是要草飼），以避免荷爾蒙、抗生素和農藥**
- **未經處理，才能保有營養素、益菌、提升麩胱甘肽的蛋白質（奶油除外，處理與否影響較小）**

ax 譯註：生乳中的脂肪本來是有大有小、不平均地懸浮在牛奶中，未經均質化處理時，大脂肪球會浮到牛奶上面變得像飲料的「奶蓋」一樣。市售牛奶為求口感均勻、賣相好看，通常都會經過均質化處理，也就是用均質器將脂肪打碎，使其均勻穩定地懸浮在牛奶中。

- **全脂，因為有太多營養素都在脂肪中，而且都是飽和脂肪**

因為要找到符合這些條件的乳製品實在很困難（也很昂貴），再加上很多人還無法正常消化乳製品中的蛋白質，因此我通常會建議，除了奶油和酥油，避開所有乳製品。如果你的體質能接受生的鮮奶油，那你很幸運，但別把生鮮奶油放進咖啡裡，會被煮熟，而是將生鮮奶油打發，用在甜點上。

我偶爾會在部落格裡，放上符合這些條件草飼乳製品（像是優格）的連結，你可以參考：bulletproofexec.com/grassfeddairy

氪石乳製品

殺菌、常規、低脂和無脂的乳製品

你先前也讀到，殺菌和均質化會破壞生乳裡許多營養素並氧化脂肪。在西式飲食中最會引起過敏的物質，能跟殺菌牛奶比的大概只有麩質，而殺菌牛奶還和一堆病症有關，像是自體免疫症狀、骨質疏鬆症、關節炎、心臟疾病、癌症和自閉症。酪蛋白在許多人的體內會被分解成酪啡肽（casomorphin），這種物質會和大腦裡的鴉片受體（opiate receptor）結合，造成飲食衝動和行為改變。如果你飲用了非有機的殺菌牛奶，也就攝取了合成荷爾蒙、抗生素，可能還有來自乳牛穀物飼料來的少量基改成分。

在工業化牧場裡，動物們可能被餵以基改穀物、雞喙、木屑，有時甚至還包括垃圾和過期未拆封的垃圾食物。為了增加牛奶產量，這些乳牛都被注射了抗生素，這也是為了確保牛隻直到被屠宰的那一天前，能活更久以產出更多牛奶。這些抗生素會轉移到牛奶裡，當你攝取了乳製品，抗生素就會轉移到你體內。如果你對身體的健康和表現夠關心，並讓你拿起這本書開始讀的話，那就應該有充足理由拒絕支持工業化牧場不人道對待動物，並進而傷害你的健康。

起司

起司是細菌和真菌等微生物「為食物競爭」的產物。每一個微生物都會用化學物質，試圖說服別的生命體「不要吃這塊食物」，有時這些化學物質被稱為抗生素或黴菌毒素，有時則被叫作是「美味可口」。當你的肝臟要處理這些起司毒素時，你的拉布拉多腦就會要求要有能量，你很有可能就會產生飲食衝動。難怪那麼多人就這麼愛吃起司，因為越吃，就會越想吃。

起司和乳製品裡的黴菌毒素有兩個來源。第一是「間接汙染」，也就是乳牛吃了受真菌毒素汙染的飼料後，毒素會轉移到牛奶裡。飼料受汙染的程度越高就越便宜，所以生產方通常不會致力將毒素從飼料中排除。起司的第二種毒素來源是「直接汙染」，也就是我們不小心或刻意將黴菌加到起司裡。

起司裡最常見的穩定真菌毒素包括橘黴素（citrinin）、青黴震顫素（penitrem A）、異煙棒麯黴素C（roquefortine C）、黃黴毒素（sterigmatocystin）、黃麴毒素（aflatoxin），而有些像棒麴毒素（patulin）、青黴酸（penicillic acid）和藍酪黴毒素（PR toxin）會從起司裡被自然排除；黃黴毒素會致癌[22]。我並沒有要危言聳聽，除非你對起司嚴重過敏，不然你今天吃一塊起司並不會死，但卻可能導致你的皮膚、關節、大腦發炎，也可能會讓你發胖。你可以自己選擇要不要吃。

奶粉

製造奶粉的方法，就是在一間很大的加熱室中噴灑工業化畜牧的殺菌牛奶，牛奶裡的水分會蒸發，留下由蛋白質、糖和一點脂肪所構成的細粉。一般工業畜養的殺菌牛奶有的健康風險，奶粉都有，還要再加上脂肪氧化的問題。美國的政府津貼導致奶粉大量生產，這也是為什麼食品工業一直試著要偷偷把奶粉塞進別的食物裡。

煉乳

煉乳是將牛奶加熱到高溫來蒸發掉大部分水分，再加進很多糖，變得又甜又濃。為了拉長保存期限並變得更可口，防腐劑、色素和其他化合物也常被加進煉乳。用來包裝煉乳的鐵罐也是**BPA**和溴（bromine）的主要來源之一，**BPA**的作用類似雌激素，而溴則會阻斷甲狀腺對碘的吸收，導致甲狀腺功能衰退[23]。

冰淇淋

很不幸地，冰淇淋擁有所有一般工業化畜牧生產乳製品的風險，還要再加上高果糖玉米糖漿、安定劑、色素、香料、防腐劑以及各種完全不防彈的成分。即使是有機冰淇淋也含有大量的糖和乳蛋白。但別擔心，你可以自己製作〈防彈香濃椰子「吃吧！」冰淇淋〉（參閱附錄的食譜）！

方便食品乳製品（美式起司片、奶油球、起司抹醬、起司醬等）

咖啡的奶油球是用工業化畜牧生產的殺菌牛奶製成，而且幾乎總是包裝在和 **BPA** 和溴相關的容器裡。起司抹醬（像 Cheez Whiz 牌）和起司醬的成分幾乎都是玉米澱粉、糖、橘色色素，還有一堆根本不知道怎麼唸的成分。這類的食物根本沒有任何營養價值，還充滿了氧化脂肪、像味精這種會引起腦霧的毒素，甚至可能有致癌成分。**#不是食物**。

現在，你應該很清楚自己要把大部分的時間花在「防彈飲食指南」的哪裡，也就是**蔬菜、脂肪和蛋白質**這三類。如果你多數時間都能堅持以這三種食物為主，就會得到最大的好處，但如果你完全避開碳水化合物，可能不會覺得太好受。下一章將會帶你前往碳水化合物中最有益且最防彈的食物來源，好找到你會最有成效的平衡點。

10

防彈飲食指南：粗陋貧民區

THE BULLETPROOF DIET ROADMAP
TO SKETCHY NEIGHBORHOODS

本章要談論的食物——堅果、澱粉和水果，是防彈飲食裡要適量攝取的類別，不過做出明智抉擇仍然非常重要。這部分的飲食指南可看作是簡陋卻沒有立即危險的地段，表示你不會想太常來這拜訪，而且來的時候會小心謹慎。用這個指南來找出那些讓你感覺更強、狀態更佳的食物，而不是只吃一點就會造成飲食衝動、腦霧並增重的食物。

這些食物算不上是不健康，但如果吃太多，就不會幫你達成像是排除飲食衝動、隨時氣色好、身材棒的目標。這章的食物都含有一定分量的碳水化合物和一些抗營養素，所以進食的時機就很關鍵了。如果你想減重，只吃非常少量的這類食物就會很重要；但如果你想維持體重，適度吃一些不會有問題。我自己在努力瘦身時，幾乎完全不吃這區的食物，但在我寫這本書的時候，每週有好幾晚都會吃限量的防彈澱粉食物，並偶爾一天吃一塊水果。如果我明天開始要減重，那就直接把這些食物都踢除。這部分的飲食很容易預測，因此幾乎是一改變就會出現想要的結果。

堅果

除了椰子以外，所有堅果在某種程度上都算是可疑食物，因為受黴菌和毒素汙染的機率都很高，還含有大量容易氧化並會引起發炎的 omega-6 脂肪。如果你在進行防彈飲食時，很難減重或受頭痛和關節疼痛困擾，試試將堅果從飲食中完全剔除。

你先前也讀過，堅果含有大量叫作植酸鹽的抗營養素，而要去除堅果中的植酸鹽，最好的辦法就

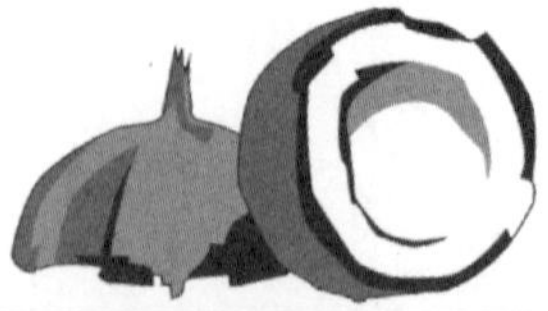

Nuts, Seeds & Legumes 堅果和豆類

BULLETPROOF	椰子
	杏仁，腰果，栗子，榛果，夏威夷豆，美國山核桃，胡桃
	開心果，松子，發芽豆，巴西堅果，鷹嘴豆，鷹嘴豆泥，乾豆子，大部分的豆類(乾豆和小扁豆)，花生，亞麻，奇亞子
KRYPTONITE	黃豆，黃豆仁，玉米粒

附註：沒有烘烤過的有機堅果是最好的，烘烤會破壞 omega-6 油脂。堅果也很容易發霉，因此要避免損壞的堅果和包裝切片或壓碎的堅果。

是將堅果拿去浸泡和（或）發芽。為了擁有一把無毒素的堅果，大部分的人（包括我在內）都沒有時間這樣做並處理得好。因此我建議購買還包在皮（不是殼）裡的整顆堅果；因為製造商會拿更容易含有黴菌毒素的受損堅果去切片、切碎、磨碎或做成堅果醬和堅果粉。買冷藏堅果也會得到品質更好的油脂，有些健康食品店有賣這種堅果。以下的堅果清單，是根據含有黴菌的可能性、不飽和脂肪的比例、抗營養素的含量和碳水化合物的總含量排列而成。

防彈堅果

椰子

椰子是擁有乾淨飽和脂肪和植物性中鏈脂肪的少數來源之一，這些脂肪能抗發炎、協助燃脂，還有增進認知表現。如果處理適當，椰子幾乎不會有任何抗營養素，也以抗過敏的效果聞名。但是，購買椰子絲的時候要很小心，因為一項研究顯示，約有三分之一的檢測品中含有一種危害健康的黴菌[1]。購買這類產品時，最好選擇高品質、無甘味劑、較大片的類型，而大片椰子絲的黴菌問題比小片的要少。整顆椰子是非常棒的食物，尤其是新鮮的泰國椰子，白色柔軟的果肉幾乎沒有碳水化合物，但椰子水含有大量的果糖，最好留到晚餐再喝。如果椰子內部呈現灰色或混濁狀，那就丟棄果肉和椰子水，因為那是細菌或黴菌已經讓椰子腐敗的跡象。

可疑核果

生杏仁

杏仁含有大量的維生素E、植物固醇（phytosterol）和抗氧化物，但糖、多元不飽和油脂和植酸鹽的含量也相當高。杏仁帶來的飽足感可能並不如你想得那麼高。

腰果

黴菌肯定是腰果的一大問題，因為腰果的外層口感不佳，所以都會用水煮過

> 我試了防彈咖啡後，整天下來的精力、熱忱、直覺都一飛沖天，這些就是我現在努力維持的「天然嗨」。我的體重從約113公斤減到現在停留的77公斤左右，最近正要參加第一次的五千公尺路跑。——**肯尼斯**

來去除。一項研究發現巴西腰果上有三十七種真菌，而比例占最大的黴菌剛好就是會分泌毒素的種類[2]。另一項加拿大的研究則發現，六十七％的腰果都被能產生毒素的黴菌汙染了[3]。腰果含有相當高的組織胺。選購密封包裝（不是罐裝）的新鮮腰果，要留意吃了之後有沒有出現頭痛、腦霧、飲食衝動或關節疼痛等症狀。

榛果

榛果含有大量的維生素B、抗氧化物、鎂、鉀和錳。食用適量的生榛果才不會攝取到太多多元不飽和脂肪。在一項檢測埃及榛果的研究裡，有九十％都含有黃麴毒素，這是一種致癌又削弱身體機能的黴菌毒素，但在美國及歐洲的發生率可能會比較低[4]。

夏威夷豆

這種核果含有豐富的維生素E、磷、鉀，也應該要被列為防彈堅果，特別是幾乎沒有研究有在夏威夷豆裡找到黴菌毒素。不過話說回來，其實也沒有什麼人在做這種研究。夏威夷豆最大的問題是油脂很容易變質，所以儘量選購冷藏區的夏威夷豆，買回家後也要放冰箱。夏威夷豆油的冒煙點很高，但很容易被氧化，所以我建議不要用這種油，只要趁新鮮時直接吃堅果就好了！

胡桃

胡桃（pecan）的維生素B_1、B_6、鎂、錳、磷、鋅和抗氧化物的含量都很高。這種堅果會吸收空氣裡的溼氣，導致黴菌形成，因此最好購買完整的胡桃，並密封以冷藏或甚至是冷凍保存。保存方法真的很重要，我曾買過去殼的胡桃，放在一般溼度的室溫下，才一星期就壞掉了。

核桃

核桃（walnut）的微量營養素非常高，但組織胺含量也不低，而除了巴西果和開心果以外，核桃受黴菌汙染的風險比其他堅果都還要高[5]。自己剝核桃能有效避免這問題，而且用肌肉的力量徒手夾碎核桃殼也能額外加分！

栗子

和多數堅果不同，栗子被列為可疑食品是因為幾乎全由碳水化合物組成，但栗子也含有豐富的維生素B群、維生素C和鉀，抗營養素也相當低。

松子

我在美國新墨西哥州長大，從小就自己撿松子來吃，那味道真是棒透了。現在你能買到的松子大多來自中國，品質低且通常有更多黴菌問題。研究顯示許多品種的松子上都有黴菌毒素，所以我將松子全列為可疑食物[6]。我幾乎都不吃這種堅果。

身為精英選手級的鐵人三項運動員，我總是在尋找取得優勢的方法，而多虧採取防彈飲食為我的生活帶來許多的小改變，現在我比以前更精瘦、更強健。

——**亞當．歐米亞拉（Adam O'Meara），職業運動員和 Purica 公司代表**

開心果

平心而論，開心果含有許多抗氧化物和礦物質，包括維生素B群、鎂、錳、磷、鉀、鋅。但開心果是最常受黴菌毒素汙染的堅果之一，因為開心果在樹上一旦熟透就會開口，暴露在麴菌之下。如果你吃下一堆開心果，數小時之內沒有飲食衝動並感覺絕佳的機率非常低，說是這樣說，但開心果實在太美味了。

巴西栗子

巴西栗子的亞麻油酸含量之高，所以因去殼後數日內油脂就會變質而聞名，但最大的問題還是巴西栗子是目前最容易被黴菌毒素汙染的堅果產品之一。事實上，巴西栗子裡出現黃麴毒素的機會實在太高，導致歐盟對進口巴西栗子的品質和數量設下了極為嚴格的標準[7]。巴西栗子含有很高的硒，但每一顆含量不一，也沒必要為了攝取硒而吃下毒素。

氪石堅果

花生

花生其實是豆類，但大家常認為是堅果。花生裡的凝集素會讓多數人吃下後產生發炎的反應，對花生嚴重過敏時會發生過敏性休克甚至死亡。這種豆類是最常帶有黃麴毒素的作物之一[8]，而且不像其他豆類，花生裡的凝集素無法用加熱去除[9]。也就是說，這些凝集素能夠進到你的血液，造成發炎和腸道破壞。吃花生也會讓腸黏液分泌增加超過四十％（意味著腸道很可能受損），而花生的組織胺含量也很高。花生的營養和其他豆類相去不遠，但和動物產品比起來可說是幾乎沒有營養價值。花生也會增加體內的超長鏈飽和脂肪[10]，長到無法嵌入細胞膜，這種脂肪酸常能在阿茲海默症患者的大腦裡找到[11]。

澱粉

澱粉是被儲存在食物裡的能量，在大自然裡非常搶手。到處都能看到經常有搶奪澱粉的戰爭：小蟲想要吃，細菌想要吃，真菌也想吃，更別提，所有動物都想吃澱粉。因為如此，大部分的植物都演化出複雜的防衛系統來保護自己的澱粉，比方說用抗營養素來武裝，讓我們更難消化。但你偶爾還是能從吃些澱粉得到好處，尤其是正在進行高強度的運動計畫。如果你的生活較常需要久坐，或你有腸道細菌的問題，那就需要較少的澱粉，但你還是不該長期完全避開澱粉食物。

簡單來說，如果你多數時間都不吃澱粉，體重就會減輕，但如果你完全不吃澱粉，可能感覺就不會太好。還要記住很重要的一點是，澱粉的大部分形式都不會讓你獲得很多營養素，澱粉單純就只是燃料和身體基本建構成分的來源，而解決方案就是要將抗營養素最少的澱粉限制一定的攝取量。以下的澱粉食物是依照最有營養、最少抗營養素和糖，到壞處比好處多的澱粉來排列。

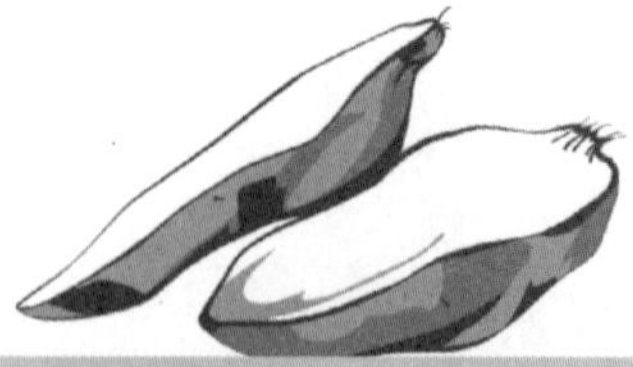

Starch 澱粉類

BULLETPROOF ▲	南瓜，胡瓜，甜薯，番薯，胡蘿蔔
	白米，木薯，芋頭，大蕉
	抗性澱粉粉末（馬鈴薯澱粉，大蕉粉，玉米抗性澱粉）
	黑米，野米，棕米，香蕉，新鮮或冷凍的有機整支玉米
	馬鈴薯（白色，紫色）
	蕎麥，燕麥，藜麥
KRYPTONITE ▼	小麥，玉米，小米，其他穀物，馬鈴薯澱粉，玉米澱粉，無麩質粉

附註：澱粉類食物要少吃，並且最好在傍晚吃。每三到七天之中有一天可以多吃一點。

防彈澱粉

南瓜和其他冬季瓜家族

南瓜輕易就成為碳水化合物的最防彈來源，因為南瓜的果糖很低，所含的抗營養素幾乎跟水一樣少。南瓜還有極為豐富的鉀、類胡蘿蔔素和抗氧化物，以及適量的磷、維生素C、維生素K、葉酸、鋅、鎂、錳和鈣質。南瓜的大量水溶性纖維也能在不讓你跑廁所的情況下，滋養腸道細菌。要吃新鮮的南瓜，而不是罐頭南瓜，因為後者經常受BPA汙染，也很可能含有其他有害成分。

地瓜／薯類

地瓜是一種營養豐富、美味、低毒素且代謝負擔很低的澱粉食物，同時也含有大量的礦物質、維生素和抗氧化物，幾世紀以來都是許多傳統文化的主食。地瓜裡的果糖含量低到可以忽略，地瓜皮裡的物質可以改善糖尿病病患的胰島素敏感度、糖化血色素（HbA1C）、膽固醇和三酸甘油脂濃度[12]。

胡蘿蔔

胡蘿蔔是類胡蘿蔔素、鉀、鈣質、磷、維生素C、維生素K、抗氧化物的很好來源，也含有一點點硒。胡蘿蔔的也包含大量的多元聚乙炔化合物（polyacetylene），研究顯示能抑止癌細胞生長[13]，還有能改善大腦機能的花青素（anthocyanin）。胡蘿蔔的果糖含量很低，也沒有值得一提的抗營養素，不過纖維質的含量非常高。如果你有腸躁症或腸道受損，最好吃煮熟的胡蘿蔔，比較好消化。

白米

白米是一種穀類，但作用卻不像其他穀物，因為白米的抗營養素相當低，也是含糖量最低的澱粉之一。白米因為含有抗營養素的外皮被去除，所以抗營養素含量很低。白米的維生素和礦物質含量都不高，所以我大多拿來搭配奶油、蔬菜、壽司和MCT油做料理，或當作晚間睡眠的燃料，也是晚上提供腸道細菌一些食物的方法。

> 身為精英選手級的鐵人三項運動員，我總是在尋找取得優勢的方法，而多虧採取防彈飲食為我的生活帶來許多的小改變，現在我比以前更精瘦、更強健。
>
> **——亞當．歐米亞拉（Adam O' Meara），職業運動員和 Purica 公司代表**

砷汙染是白米的一大問題，而要減少風險，就要買高品質的品牌並徹底洗淨生米。腸道細菌會從任何一種米取得澱粉質當食物，但你可以靠一個小技巧把米飯變成腸菌最愛的食物：將白米煮過後放涼，以形成抗性澱粉。你也可以選擇半熟米，對腸道細菌更有益，或是史上最可口的米製品——年糕。年糕是將蒸熟的糯米壓製成一塊紮實的長方形，然後放涼。你可以在天然食品店的冷藏區找到這種只要烤一烤就可以吃的食品，年糕烤後會膨脹、變得香脆、有嚼勁、中空，像是神奇餅乾一樣的東西，可以抹上奶油，或當成是全由白米做的鬆餅來吃！（這和米糕可不一樣）和多數人認為的相反，**白米比糙米或野米還要防彈**，這兩種米我會在後面可疑澱粉的章節再討論。

可疑澱粉

木薯（cassava）、木薯粉（tapioca）及芋頭

這些熱帶木本灌木的果實果糖含量低但總碳水化合物卻很高，也幾乎沒有什麼其他營養。這類食物的抗營養素含量也很低，但沒煮熟的話，會含有可能致命的成分。要將芋頭和木薯的這類毒素去除很容易，但你如果是個生食主義者，就要小心了！木薯可以做成碳水化合物非常低的麵包，這是非常健康的食物。這類食物也是抗性澱粉的來源。當你進入維持模式時，試著在晚上將這類食物搭配益生菌一起吃，看你感覺如何。

有機新鮮／冷凍整根玉米

幾乎全世界的玉米都受到汙染了，因為玉米會和一種已知會形成毒素的黴菌「鐮菌屬」（fusarium）一起生長。當你購買整根的有機玉米時，這種黴菌製造出來的毒素較少，因為栽種玉米的土壤沒有被噴灑像農達（Roundup）這樣的除草劑。農達除草劑會讓農作物黴菌製造更多毒素[14]。玉米仍算是風險挺高的食物，但只要是有機，就比其他穀類來得好。買冷凍的玉米，或在產季跟農夫買當天剛摘下的玉米。

去殼蕎麥

蕎麥嚴格說來是植物的果實。有些人的體質可以接受蕎麥，但有些人吃了則會有嚴重反應。腸道有問題的人應該治療好再來嘗試蕎麥，因為蕎麥外皮裡的蛋白質可能和其他過敏源交互反應。

燕麥

燕麥的植酸鹽抗營養素含量和小麥差不多，但發酵燕麥似乎可以摧毀大部分的植酸鹽。燕麥受農作物黴菌影響的程度雖然不大，但研究顯示有機燕麥比一般燕麥含有的黴菌毒素更少[15]。燕麥也含有燕麥蛋白（avenin），這是一種和麩質相似的醇溶蛋白（prolamin），會和麩質交互反應，產生類似麩質造成的問題。對腸道有損傷的人來說，所有燕麥都是氪石食物，而至於其他人，燕麥仍舊不是早餐的好選擇！

糙米、黑米、野米

很多人都相信野米是最好的減重食品，但黑米和野米含有很多抗營養素，如植酸鹽和凝集素，還有會干擾消化的纖維質。我們過去都常聽到「多攝取纖維質是消化健康的關鍵」，但某些特定的纖維質其實會傷害部分的腸壁絨毛。當腸道的絨毛受損，將營養素在消化道內往前推進的能力就減弱了。白米比糙米、黑米和野米都還好吃，也不會造成同樣的消化問題，而且抗營養素也較低，話雖如此，野米其實也很美味。在我看來，沒有理由選擇糙米而不是白米。

藜麥

跟大豆一樣，這種澱粉食物襲捲了素食界，而且確實有好理由：藜麥不含麩質。藜麥比大部分其他穀類要更好，但仍可能會刺激腸道。藜麥有肌肉生長所需的所有胺基酸，但因為含量很少，所以要吃到能夠生成肌肉的量會很困難。由於一份藜麥含有三公克的蛋白質，但同樣分量的牛肉就有二十六公克，因此不要把藜麥當作是飲食裡有用的蛋白質來源。藜麥是高澱粉含量的穀物，也和所有貯存的穀類一樣受到相同限制——在農地裡就已經開始腐壞，即便儲藏起來還是會繼續腐壞。藜麥也許不像小麥那麼糟，但也不像一些人想的那樣是至高無上的健康食品。

我對抗憂鬱症已有多年，雖然治療和補充品的成效很好，我還是會有劇烈的情緒起伏。我進行沒麩質也沒糖的防彈飲食幾個月後，發現自己不再有激烈的情緒崩潰和痛哭反應。事實上，我不再有極端的情緒起伏了。進入防彈狀態讓我神智清明、穩定又專注，我這輩子大概從沒這麼好過。我對防彈的生活方式深信不疑，我的未婚妻也是，她靠著遠離穀物和糖，已經不需要用藥物控制類風溼性關節炎的症狀了。謝謝你，防彈飲食管理者！——**貝利**

馬鈴薯澱粉

這種抗性澱粉如果晚上和益生菌一起食用，對某些人來說，可以增加健康的腸道細菌，但對其他人來說則會感覺很糟，並導致腦霧和腫脹。一旦進入維持模式，你可以拿這種抗性澱粉來實驗，充分利用這項進階的生物破解技巧，不過只能在晚上進行。

氪石澱粉

傳統農業玉米

玉米是被黴菌汙染程度最高的其中一種作物，真是多虧了基因改造和農達除草劑，兩者都增強了農田裡自然存在黴菌的毒性。玉米也含有玉米蛋白（zein），這是一種醇溶蛋白很高的蛋白質，會和麩質交互作用，讓人感到腸道不適。偶爾吃一些有機、非常新鮮或冷凍的整根玉米沒有問題，但玉米麵包、玉米糊、玉米粥和其他加工的乾燥玉米產品都是氪石食物。

小麥／含麩質穀類

你已經知道小麥對健康的壞處，也就是會讓血糖飆高、損壞腸道、帶有黴菌毒素、降低腦力並使你上癮。小麥澱粉造成的血糖飆高，會比葡萄糖和蔗糖還要更劇烈，導致血糖大起大落。根據個人的基因體質不同，麩質和其他小麥裡的蛋白質可能會損害腸壁。眾所皆知麩質會造成一大堆自體免疫症狀，也就是身體的免疫系統攻擊自身，還有像橋本氏甲狀腺炎或狼瘡的這類疾病，會花上數年時間才逐漸形成，因此你吃下麩質後，不會立刻就感覺到有什麼影響。小麥也常受到黴菌毒素汙染，這會影響你的身體和健康的各方面表現，就如我們先前討論過的一樣。小麥裡的蛋白質經代謝後，會轉變為類鴉片化合物的穀嗎啡，這是麵包癮很難戒除的原因之一。人對麵包的渴望，和讓人對鴉片上癮的生理機制相同。麩質也會減少大腦血流量，這對想讓大腦好好運作的人來說是件壞事。

小米

小米雖然不含麩質，但含有的蛋白質卻和麩質類似，也會造成腸道損傷並引起發炎。就像多數會被長期囤積的穀類，小米也經常被黴菌毒素汙染。對體質敏感的人來說，小米比任何食物都還要容易傷害甲狀腺[16]。小米含有致甲狀腺腫原（goitrogen），這種物質會干擾碘的吸收，因此抑制了甲狀腺機能，更可能會造成甲狀腺腫大。真可惜，對人類來說，穀類真的算不上是非常好的食物。

玉米澱粉

除了高果糖玉米糖漿外，玉米澱粉和幾乎所有玉米製品都不同；因為大量加工的緣故，所以被黴菌毒素汙染的風險並不高。但是玉米澱粉對血糖通常會有負面影響，對腸道細菌也不是很好的食物來源。一大特例是抗性玉米澱粉（resistant corn starch），這種玉米澱粉經過高度純化和改良，是適合腸道細菌的食物。這是一種非常精製的玉米，就算是來自基因改造的玉米，也不會有殘留的蛋白質成分。我曾對抗性玉米澱粉進行過實驗檢測，發現竟沒有驗出黴菌毒素。支持基因改造食品產業雖然並不理想，但這是我唯一會使用的基改玉米產品。

如果你有酵母菌問題，最好不要吃抗性玉米澱粉，因為澱粉會餵養酵母菌。或是如果你最近有接觸到黴菌毒素也不要吃，因為零澱粉飲食對黴菌造成的症狀會有幫助。你如果想用抗性澱粉，要確定買的玉米澱粉是特別加工製成抗性玉米澱粉的產品，而且只在晚上食用。你可以拿去烹調，不過我自己用的時候，則是將兩大匙的抗性玉米澱粉加進水裡，睡前搭配益生菌一起服用。我連續一個月的晚上都這麼做，好讓腸道菌落習慣，這樣做也略為提升了睡眠品質，而沒有增加任何體重或帶來其他健康問題。抗性澱粉對每個人的效果都會不一樣，而且也沒有納入兩週計畫當中。

水果

要記得，由於水果的糖分很高，所以一般來說只能在晚上吃。以下的水果依照營養最多、抗營養素和果糖最低，到果糖含量最高、最常被黴菌汙染、營養素最少的順序排列。

防彈水果

覆盆莓

覆盆莓（raspberry）的糖含量很低，而且是微量營養素密度最高的一種水果。覆盆莓富含花青素、多酚，還有像鞣花酸（ellagic acid）的抗氧化物，可以確實讓你不受黃麴毒素的傷害，黃麴毒素是人類食物供給系統裡最能致癌的危險黴菌毒素[17]。覆盆莓裡幾乎沒有任何抗營養素，但農藥殘留量通常會比其他水果更高一點。然而，就算是最小心翼翼地採收和包裝的覆盆莓，保存期限也非常短。選購結實且非常新鮮的覆盆莓，而不是軟爛的那種，也不要買特價的覆盆莓，因為店家常會把快壞掉但還看不出有黴菌的覆盆莓用特價促銷。

檸檬和萊姆

檸檬的毒素很低，還含有可幫助肝臟排毒的抗氧化物。想來杯防彈飲料時，不妨用檸檬或萊姆擠汁加氣泡水。

蔓越莓

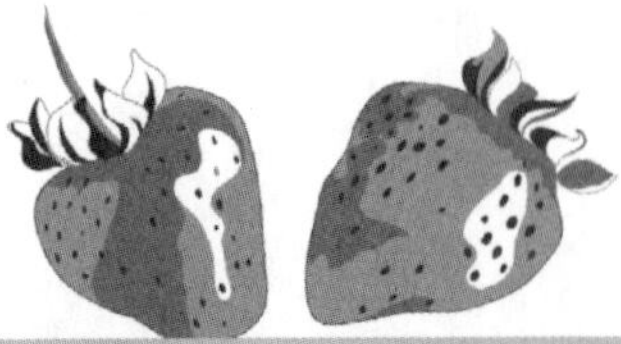

Fruit 水果

BULLETPROOF ▶

- 酪梨，黑莓，椰子，小紅莓，檸檬，萊姆，覆盆子(樹莓)
- 藍莓，鳳梨，草莓，柑橘
- 石榴，葡萄柚
- 蘋果，杏桃，櫻桃，無花果，蜜瓜，奇異果，荔枝，油桃，橘子，水蜜桃，梨子，李子
- 香蕉，海棗，葡萄，番石榴，芒果，哈密瓜，木瓜，百香果，柿子，大蕉，西瓜
- 香瓜
- 葡萄乾，乾果，果皮，果醬，果凍，罐裝水果

◀ KRYPTONITE

雖然蔓越莓常被做成果乾、果汁和其他不防彈的加工食品，但你如果自己下廚調理，整顆蔓越莓是很好的選擇。蔓越莓含有大量的維生素和少量的糖，大致上來說抗營養素也很低，而且還不是（至少現在不是）被基因改造的一員。

黑莓

黑莓含有很低的抗營養素，而巨量和微量營養素的含量也很可觀。黑莓和覆盆莓有類似的保鮮、易腐敗問題，所以不要吃軟爛的那些！

草莓

草莓的維生素和抗氧化物含量很高，但缺點是草莓的農藥殘留和組織胺通常都相當高。買有機草莓，也要留意吃了之後有什麼感覺。草莓也壞得很快，軟爛的部分切掉不要吃。

鳳梨

鳳梨的抗營養素和農藥殘留量極低，而維生素和抗氧化物則很高。把鳳梨留到點心時刻再吃，因為鳳梨的糖含量有點高。鳳梨的組織胺也比多數水果還要多。

柑橘

柑橘含有大量的維生素和多種抗氧化物，通常抗營養素和黴菌也都很低。

藍莓

藍莓是極有營養價值的水果，抗氧化物和多酚的含量也很高，這被認為具有抗癌和預防心血管疾病的功效。藍莓的農藥殘留通常很高，所以有機藍莓會比較好，而野生藍莓則是最佳選擇。藍莓裡的多酚就像咖啡和巧克力裡的一樣，可以幫助腸道內的擬桿菌（瘦子細菌）生長。藍莓也像咖啡一樣，會增加 BDNF[ay]，大腦要形成新的神經連結就必需要有這種物質。

除了農藥殘留外，藍莓還有一個問題，就是冷凍藍莓很少有不發霉的。食品公司會把新鮮的藍莓立刻賣掉，再把過熟且發霉的藍莓冷凍起來。如果你吃了冷凍藍莓之後覺得不太舒服，那可能就是吃到了黴菌毒素。選購冷凍或新鮮結實的高品質有機藍莓。冷凍發霉藍莓所造成的問題比多數人想得要嚴重多了。

可疑水果

石榴

有研究顯示，新鮮的石榴汁能減少 LDL 膽固醇被氧化、血小板聚集和造成動脈粥樣硬化的可能因子[18]。不幸的是，石榴汁甚至是石榴籽的糖分都太高了，因此不能大量攝取。

---

ay BDNF（brain-derived neurotrophic factor），也就是大腦衍生神經滋養因子，這是一種幫助神經生長的蛋白質，能活化組織生長力、增加記憶力。

葡萄柚

葡萄柚含有亞精胺（spermidine）和多胺（polyamine），對會敏感的人將引起頭痛和類似過敏的反應。但亞精胺對體質能接受的人反而可能會有好處，有些動物實驗指出，亞精胺或許能預防一些老化作用[19]。葡萄柚的整體抗營養素很低，但其中一種叫柚苷（naringin）的成分，會干擾肝臟在解毒像藥物和石油化學產品物質的過程。就因為如此，有些藥物包裝可能會有「不要吃葡萄柚」的警告。根據你的肝臟健康程度和壓力程度，也許吃葡萄柚不是個好主意。我是不會故意去降低身體代謝毒素的能力！

香瓜和西瓜

這些瓜果含有大量的維生素和抗氧化物，以及很低的抗營養素和農藥殘留。建議你只在晚餐後享用適當大小的這類瓜果當甜點，因為這些是身體能非常快速消化的糖分炸彈，但也別在晚餐後馬上吃，你可不會想讓這些會快速消化的瓜果和蛋白質和脂肪同時待在胃裡。如果瓜果在小腸後段跟其他食物一起發酵，就可能會造成消化不良。你可以在空腹時適量吃些瓜果，但這還是會讓你的血糖大幅飆升。

蘋果

有些人會對蘋果裡的某些蛋白質過敏，所以你在防彈飲食頭兩週後把蘋果加回飲食時，注意自己對蘋果的反應如何很重要。蘋果的好幾種抗氧化物含量都很高，這些被認為能幫助預防癌症和心臟疾病。蘋果最大的問題是農藥殘留：美國環境工作小組在二〇一四年列出的十二個汙染最嚴重的蔬菜水果之中，蘋果排名第一。你應該儘可能買有機蘋果，非有機的蘋果也要在吃之前徹底洗淨。

杏桃

杏桃是類胡蘿蔔素、抗氧化物、微量營養素的絕佳來源，抗營養素的含量也相當低。但不幸地，杏桃通常會受農藥殘留的汙染，因此你應該儘量買有機杏桃，非有機的則要徹底洗淨；去皮也會是個好方法。因為杏桃有滿滿的果糖，所以當成甜點吃吧。

櫻桃

櫻桃的營養價值和葡萄糖含量都很高，但通常也有一定程度的農藥殘留汙染。許多研究顯示酸櫻桃汁（tart cherry juice）能降低發炎情形、膽固醇和三酸甘油脂。餵老鼠吃，則能減少其體脂肪堆積[20,21]。但櫻桃本身含有很多糖，因此應該適量地吃。

奇異果

奇異果的營養很豐富，但組織胺和果糖的含量都比很多其他水果要高。奇異果裡的種子能稍微稀釋血液，可能會幫助預防血栓。

油桃

油桃（nectarine）極為美味，但幾乎滿滿都是含有大量果糖的糖水，而且農藥殘留量也比多數水果高。要降低農藥殘留的風險，就要買有機油桃，或將非有機的徹底洗淨。

柳橙

柳橙的含糖量非常高，事實上，比油桃還多了五十%，簡直可說是水糖果。再加上，柳橙的抗氧化物通常在果實被採收後，品質就會開始降低。柳橙的一個好處是幾乎沒有抗營養素，也只有一般的農藥殘留量，因為它的果皮可以不讓很多農藥進到果肉裡。

水蜜桃

水蜜桃應該要放置在室溫下，否則甜度就會降低，但一定要在開始發霉之前吃掉。美國環境工作小組在二〇一四年汙染最嚴重的蔬菜水果之中，將水蜜桃列為第五，而水蜜桃的農藥殘留量很高。水蜜桃表皮上的絨毛會留住農藥，而由於表皮很軟，因此讓農藥很容易就被吸收到果肉裡。盡可能買有機水蜜桃。

梨子

梨子是地表上最不會讓人過敏的食物之一，所以幾乎所有人的體質都能接受。梨子有一般的農藥殘留量，果糖含量則比許多水果還要高，所以最好只吃少量。

李子

李子的營養素和纖維質都很豐富，也含有能化解便秘的山梨糖醇（sorbitol）。李子本身幾乎沒有抗營養素，但經常會被噴灑農藥。幸好，根據美國環境工作小組的研究，檢測農藥含量的五十一種植物中，李子只排在第十七名。

無花果

無花果（figs）的含糖量非常高，但還是有一些對健康有益的營養素，包括多酚類甚至鈣質。無花果的抗營養素很少，但沒冷藏的話很容易腐壞，新鮮與否對無花果來說很重要。可惜無花果的果糖太多了，因此只能偶爾吃一次。

荔枝

荔枝的營養價值和抗氧化物都很高，但抗氧化物會隨著儲藏時間和（或）發黑情形而變少。荔枝的糖分也很高，應該適量地吃。

百香果

百香果之所以成為可疑食物，是因為卡路里和碳水化合物的含量比多數其他水果都更高。好消息是，百香果的果糖含量相當低，而含有的鐵質、鉀、磷、葉酸和類胡蘿蔔素都很高，也有相當多的水溶性纖維質。

木瓜

木瓜的一些營養素很多，農藥殘留量也相當低，但通常都經過基因改造。我的血液檢測顯示我其實對木瓜過敏，這還蠻怪的，因為我其實並不喜歡吃木瓜，這輩子大概只吃過二十次吧。通常過敏是要更頻繁地不斷接觸過敏原後，才會產生，而雖然沒有實驗或研究可以證實，但我相信自己之所以會對木瓜過敏，可能是因為木瓜大多都經過基改。看看你吃了木瓜後感覺如何。我自己是完全不吃木瓜。

大蕉

由於大蕉（plantain）所含的卡路里、碳水化合物和糖都很高，因此應該被想成更像是澱粉食物而不是水果。因為大蕉的果糖含量很高，因此不適合當主食，但會是抗性澱粉的一個很有用形式，不過只能在晚上和益生菌一起食用。

香蕉

大家最愛的水果「香蕉」，其營養密度和馬鈴薯很接近，營養成分也很相似。香蕉的碳水化合物比例很高，大部分的營養素都很低。雖然香蕉是很方便的食物，但因為果糖和碳水化合物的含量太高，因此無法列入防彈食物，也只應該偶爾在晚餐後吃。

新鮮椰棗

椰棗含有大量的鈣質、鉀、鎂、類胡蘿蔔素，但果糖也非常高。乾燥椰棗是受黴菌汙染的常見來源。吃椰棗並沒有辦法獲得太多好處，最好還是吃其他更防彈的食物。

葡萄

葡萄是另一種高果糖、低益處的水果。葡萄中的白藜蘆醇（resveratrol）和其他抗老物質應該會有益，多半都是「法國矛盾」（the French paradox）式的過度解釋（所謂法國人之所以心臟病患人口很低，是因為喝了大量葡萄酒——其實大概是因為法國人吃了很多牛油！）。而特別是葡萄和葡萄乾，皆是黃麴毒素這種黴菌毒素的來源。

番石榴

番石榴含有的水溶性纖維非常多，如果你有便秘的話，這種纖維質會有幫助。粉紅番石榴所含的茄紅素是番茄的兩倍。這是另一個不幸因為糖分過高而不太防彈的水果。

芒果

芒果含有很高的鈣質、磷、鉀、維生素C、纖維質、葉酸、β胡蘿蔔素和超過二十五種不同的類胡蘿蔔素，其中一些在試管內進行的實驗顯示具有抑制癌細胞的效果。芒果很好吃，但含糖量非常高，所以只能吃適量。芒果的升糖指數（glycemic index）極高；以前我還很胖的時候，曾注意到我吃完芒果後，會變得很易怒，情緒起伏也很大，這是因為血糖飆高又掉落得太劇烈的緣故。現在我有了防彈體質，可以偶爾吃點芒果，但當我處於減重模式時，就完全不吃這種水果。

哈密瓜

哈密瓜的糖分極高，也是世界上最容易發霉的水果之一，所以除非你能吃到現切、熟度剛好、沒有損傷的哈密瓜，那就乾脆不要吃了。不過，哈密瓜容易發霉的特性過去卻曾證明很有幫助：科學家剛開始研發盤尼西林作為疫苗時，到處尋找可用的盤尼西林，結果在皮歐里亞（Peoria）市場裡的發霉哈密瓜中發現一個品種，只要完全浸入到深缸裡，就能製造出最大量的盤尼西林。

柿子

柿子含有大量的鈣質、磷、鉀、維生素C，毒素、黴菌和農藥通常相當低，但糖分太高不適合每天吃。柿子富含一種叫鞣酸（tannic acid，也作單寧酸）的多酚，是用於鞣製皮革的成分。有些像是葡萄籽萃取液的鞣酸對健康有益，但攝取過多可能會造成消化不良和舌頭麻掉。

氪石水果

葡萄乾、水果軟糖捲和其他果乾

果乾的卡路里、碳水化合物、糖和果糖都比一般水果高，而且這種製法通常也會去除水果裡的有益成分。製作果乾的過程，經常會以像苯甲酸鈉（sodium benzoate）的防腐劑和像食用色素紅色四十號（Red #40）的色素處理，好增加賣相。更糟的是，眾所皆知果乾因乾燥過程會產生更多的黴菌毒素，也就是說，吃了果乾後，你會經歷兩倍的飲食衝動，因為肝臟得要同時將黴菌和果糖一起排毒。

罐頭水果

罐頭水果不比罐頭蔬菜好。罐頭水果通常會添加色素和防腐劑，看起來才會新鮮，而且經常是浸泡在濃稠的果糖糖漿裡。用來製作罐頭的水果通常品質都較差或有損傷，也就表示更可能含有一些發霉水果。一般的罐頭水果在高壓、高溫的製作過程中，就喪失了很多營養素，而罐頭本身則是另一個問題，因為糖漿會溶解並吸收像溴和BPA的化合物，這些物質會阻礙人體吸收碘並干擾體內的荷爾蒙濃度。和普通水果相比，罐頭水果沒有一丁點好處，而大量的糖和毒素讓罐頭水果被列為氪石食物。

果醬、果凍和蜜餞

這些都是在高壓之下以高溫烹煮的產品，也就摧毀了水果裡大部分有益的營養素和抗氧化物。加工過後，剩餘的幾乎是純粹的糖，而多數蜜餞都添加了一大堆甘味劑、安定劑和防腐劑。最糟的是，拿來做蜜餞的水果通常都是不能擺在店裡販賣的被丟棄水果，因為都已經開始壞掉了。你是可以用新鮮水果和有機的糖做自己的果醬，我也注意到，在吃了高品質材料做的果醬後，感覺非常不一樣。但即使是自製蜜餞，還是會含有大量的糖。如果你沒有重大健康問題要解決，大概是可以在蛋白質禁食日偷吃點果醬，但不應該一直吃這類食物。

很可惜，堅果、澱粉和水果不能當作是健康飲食的主食。多數澱粉食物基本上都是會餵養體內酵母菌的糖，除了一些例外像是白米、澱粉蔬菜和抗性澱粉，而攝取澱粉時，要注意時機和份量。堅果美味又方便，但新鮮程度、脂肪不穩定和抗營養素都是主要問題。在我努力要擁有防彈體質時，多數時間吃了很大量的堅果，但我發現排除堅果後，我的健康和表現都提升了。現在我只把堅果當成偶爾吃的點心。說到點心，碳水化合物和水果則應該被當作甜點，而不是營養的主要來源。盛夏吃水果是很棒的體驗，而現在我的體重已達到理想的目標，我可以在草莓慶典上攝取超過二十五公克的果糖，也不會有一絲內疚感，但重要的是，要記得水果和蔬菜沒有關係，水果更像糖果才對。尤其是在進行防彈兩週計畫時，要盡可能避免食用水果。

11
防彈飲食指南：紅燈區

THE BULLETPROOF DIET ROADMAP TO
RED-LIGHT NEIGHBORHOODS

本章要探討的項目有香料、調味料、甘味劑和飲品，都是防彈飲食指南上會為你的飲食增添風味和刺激的地區。要享受食物的藝術，這些是必需品，但吃太多或吃錯種類則會讓你變得遲緩、虛弱和臃腫——基本上就跟糟糕的宿醉一樣！大部分的人在考量飲食或身體狀態時，並不會想到用了哪種調味料或喝了什麼，但真相是，許多常見飲品都包含有害成分，會讓你感到疲累、變胖並極度渴望有更多糖，甚至是你在家用的乾燥香料也對你的外貌、感受和表現有很大的影響。

當我開始努力想變健康時，我將普通汽水換成無糖汽水（diet soda）。一個大熱天，我在趕去上課的路上買了約三十二盎司（約九百毫升）的無糖汽水。講座開始前我就把整瓶喝完了。而後坐在教室裡，我開始感到極度地頭暈目眩、精神恍惚，嚴重到我甚至在自己身上流了一點口水。我很困惑。我那天所做唯一和平常不同的事，就是喝了那樣大瓶的無糖汽水，這讓我開始注意到無糖汽水對我的影響。當我把汽水從飲食中剔除時，就覺得飲食衝動大幅減少了。我領悟到這是因為我拒絕再允許汽水中的化學成分，讓我的拉布拉多腦陷入驚慌狀態。喝下那麼大份量的無糖汽水，讓我感受到無糖汽水一直以來真正在我身上的作用為何。

在我的研究中發現，許多調味料、甘味劑和飲品對大腦的影響，就跟無糖汽水一樣。我從飲食中排除不同的香料做實驗，才能知道哪些會幫助我思考並讓我的感覺和氣色都更好，又是哪些會造成飲食衝動和腦霧。結果都在這裡，從最有益到最有害的順序排列。接著就來看看風味、甜味和水分的最好和最壞來源。

香料和調味料

多數香草和香料都對健康有益，也有抗氧化的作用，通常還會對腸道菌落有健康影響。但是許多常見的香料和香草含有會影響精神狀況的化合物，原本都是作為醫療用。以下的香草、香料和其他調味料按照這個順序排，是為了盡可能讓你獲得香料的最多好處，同時讓你接觸到抗營養素的機會降到最低，並讓你能徹底掌控自己的身體狀態。

香草和香料工業非常清楚產品的變質問題，因此**照射**（irradiation）香料變得很常見。這道程序將香料暴露在輻射中，讓香料變得無菌，但照射會摧毀香草和香料中許多抗氧化物和對健康有益的成分，而且無論有沒有照射，香草和香料放在家中都很容易變質。香草在自然狀態下常含有強效的抗真菌和抗菌油脂，所以能在香草上大量生長的種類通常都是最具侵略性的毒素。你從櫥櫃後方把辣椒粉的小

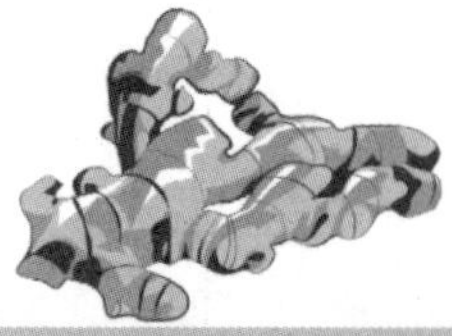

Spices & Flavorings 香料

BULLETPROOF 防彈

- 防彈巧克力粉，防彈香草精，蘋果醋，芫荽，咖啡，*薑，*巴西利(香芹)，海鹽
- 薰衣草，奧瑞岡，迷迭香，麝香草，薑黃
- 所有辣香料，肉桂，丁香，*不含添加物的有機芥末
- 芥末籽，洋蔥，食鹽
- 黑胡椒，*一般巧克力，大蒜，*肉豆蔻，*辣椒粉
- 味噌，醬油，豆腐
- 商業醬料，辣椒混合物，MSG，酵母，酪蛋白，人造蛋白，肉汁和高湯，水溶性麩質，任何標榜酵素化的調味品

KRYPTONITE 氪石

附註：當心這些標有星號的食物，常常帶有有毒黴菌菌種。最好盡量選用新鮮、高品質的品項。

罐子撈出來，用力撬開，再倒一些在鍋內的熱騰騰食物上，很可能也放進了相當多的毒素。天然產品裡總是會有一些黴菌孢子，而你爐子上方的香料櫃正好是完美的生長環境。為了提升身體機能，你能做的一件最簡單事，就是把放置數個月以上的香料全都丟掉。只用高品質、近期開封的新鮮或乾燥香料和香草，否則就完全不要用。我已經盡力找出這個部分排序成這樣的基本道理，但無論如何，你還是有自行做實驗去調整的空間。你自己才能決定你要去指南上的哪個地方，並決定這樣做會讓你有怎樣的感受和表現。

防彈香料和調味料

蘋果醋

一項研究發現，二十公克的蘋果醋能減少用餐後的葡萄糖濃度和胰島素敏感度，對有胰島素抗性和健康的人都有效果[1]。也有證據指出蘋果醋能改善心血管功能、對抗腫瘤和消滅病原體[2]。除了蒸餾醋外，我下廚用的醋只有蘋果醋。

海鹽

你在第二章的迷思部分學到了，鹽只要是正確的形式，會帶來許多好處，並幫你控制壓力。我通常一天會攝取五到八公克的海鹽。

> 今早，我在防彈咖啡裡加了半小匙的香草，是直接加進現煮咖啡裡攪拌，不是加進咖啡粉。之後我的感覺就好像大腦上有張我自己都不知道的毯子被拉開一樣。如果奶油和 MCT 油的作用是潤滑和恢復，那添加香草就可說是讓神智清明、能量大增了。——**賽斯**

新鮮的薑

薑是很強效的抗發炎物質，好幾個世紀以來都被用來退燒和減少割傷、瘀傷造成的腫脹。要小心很可能會在店裡買到的薑粉，尤其是裝在大桶裡的那種，因為它通常都暴露在溼氣過和變質的風險中。生薑黴菌裡被發現含有強效的免疫系統抑制物質[3]。

奧瑞岡

這種香草含有大量的抗氧化物和植物酚化合物，在協助腸道細菌和抑制體內的酵母菌時，也有一些藥用療效。只要你買的是高品質產品，而且沒拿著香料罐在蒸氣上灑（水蒸氣會跑進罐子裡，讓黴菌在任何香料中生長），奧瑞岡（oregano）就是一種很棒的香料。我會用奧勒岡取代黑胡椒灑在肉的表層。

薑黃

薑黃（turmeric）是食物裡能提供你最多強效抗發炎的一種食材。薑黃的類胡蘿蔔素極高，因此才會呈現黃色，而薑黃用來治癒傷口、對抗感染，甚至降低癌症風險已有數世紀之久。探討關於薑黃好處的研究現在仍在進行，不過已有文獻清楚記載薑黃能幫助腸道菌落、減少發炎、稀釋血液。薑黃甚至能保護身體不受黃麴毒素的傷害[4]！

迷迭香

鼠尾草酸（carnosic acid）是迷迭香（rosemary）裡的活性成分，在試管實驗顯示出它能保護大腦細胞不發炎[5]，有些人則認為迷迭香能增強大腦功能。迷迭香酸（rosmarinic acid）是迷迭香裡的另一個主要活性成分，能保護體內葡萄糖和脂質的新陳代謝[6]。另一項研究則指出，迷迭香可幫助對抗類風溼性關節炎[7]。迷迭香含有的毒素異常地低，而且會預防脂肪氧化。如果用迷迭香做醃料，可以保護肉裡的不穩定油脂，如果是用在煎炒，則能讓易受損的油脂保持完整更久[8]。

百里香

百里香（thyme，又名麝香草）有抗真菌和抗氧化的效果，而且烹飪時的作用幾乎和迷迭香一樣好，也就是能保護食物中易受破壞的脂肪不被氧化[9]。

不含添加物的有機芥末醬

在多數餐廳裡你找得到的芥末醬都充滿了填充劑、人工色素、玉米糖漿、味精，還常帶有植物油和其他會降低身體機能的成分。儘量選購不含添加物或糖的高品質有機芥末。

香草

真正的香草（vanilla）並不只是空氣芳香劑的熱門香味，還真的能增強腦力！香草含有一種名為香草素（vanilloid）的化學物質，能激發體內受器、減少發炎、增進精神方面的表現。幾個世紀以來，香草都用來減緩胃痛、減少飢餓產生的劇痛、舒緩壓力；歐洲人相信香草有減輕關節疼痛和幫助消化的功用；在南太平洋群島上，孕婦會用香草來減緩晨起的反胃感。最近有研究聲稱香草可以增加陰莖的血流量，起碼較年長的男性可以[10]。香草也是氧自由基吸收能力（**oxygen radical absorption capacity**，以下簡稱 ORAC）數值最高的一種食材之一，而 ORAC 是測量食物抗氧化物的數值[11]。

問題是，加熱過頭會破壞香草裡抗發炎的化合物。如果香草豆莢或香草粉處理不當並（或）暴露在過高的溫度下，就會喪失有益的成分，而且加熱香草還會產生另一個問題：黴菌毒素。香草裡協助改善認知表現的化合物，也是天然抗真菌的物質，這些化合物被破壞後，黴菌孢子和真菌就能夠在乾燥香草的儲存期間生長。香草對食物和大腦來說都是強效調味物質，但如果你吃到不對的香草，那帶來的壞處會比益處多[12]。

多數人幾乎或甚至根本沒有碰過真正的香草粉，不過有人工合成的香草精。

巧克力

一般的巧克力棒是氪石食物，因為添加了糖、乳製品和人工調味料，但純度非常高的黑巧克力本身其實挺健康。巧克力充滿多酚和抗氧化物，可對抗自由基，也含有少量咖啡因，能增強身體機能。研究顯示純度八五%的黑巧克力能提高健康的 HDL 膽固醇濃度，還不會影響到胰島素抗性、發炎情形或增加體重[13]。但也不是全然毫無風險。所有的巧克力都是經過發酵製成，而受測的南美巧克力中有八十%受到黴菌汙染[14]。用來發酵巧克力的微生物中，有六四%會製造黴菌毒素[15]。歐洲巧克力的黴菌毒素通常會最低，因為該地的管制比較嚴格。小心選擇你吃的巧克力，要確定至少是純度八五%以上的黑巧克力，然後好好享用吧！我吃巧克力時，幾乎都會配著椰子活性碳一起吃，才能結合並清除掉一些黴菌毒素——巧克力裡的黴菌至少和咖啡裡的一樣常見[16]。

可疑香料和調味料

黑胡椒

黑胡椒雖然是最常見的香料之一，但研究顯示黑胡椒通常含有的黴菌毒素卻特別高[17]，尤其是黃麴毒素和赭麴毒素A（ochratoxin A）[18]。我很喜歡黑胡椒的味道，但也注意到吃下大量黑胡椒後，第二天起床會關節痠痛，這對我來說就是接觸到黴菌的徵兆。既然風險那麼高，我建議一般就避免食用這種香料。如果你想繼續用黑胡椒，那最好拋棄黑胡椒粉，因為這種非常容易發霉，而且重要的油脂都沒了，新鮮的高品質黑胡椒加上一個好的研磨罐才是唯一的用法。我大多會替換成奧勒岡。

肉豆蔻

有相當高比例的肉豆蔻（nutmeg）含有大量黴菌毒素，但不需要去注意這點，因為肉豆蔻「本身」只要兩小匙就具有毒性[19]。肉豆蔻本來就帶有毒素，即便只有半小匙都能感覺得到。少量攝取不太會造成大問題，但最好還是選購高品質的品牌，而且一次只用一點點就好。我曾經出現過明顯的口吃症狀，就是因為從蛋酒裡攝取了半小匙的肉豆蔻。

食鹽（純氯化鈉）

普通食鹽因為精煉過，因此去除了所有營養成分，但食鹽真正的問題是填充劑和抗結塊劑。用海鹽取代食鹽，能確保你不會吃進不想要的化學物質，也能攝取到微量礦物質。

（蘋果醋以外的）所有醋

醋的風味十足，但多數的醋都含有相當多的酵母菌和作為抗營養素的真菌代謝副產品，兩者皆能限制身體機能。紅酒醋、麥芽醋和義大利黑醋（balsamic vinegar）通常含有最多的抗營養素，包括黴菌毒素，以義大利黑醋來說則還多了鉛。我把沙拉醬裡的義大利黑醋換成蘋果醋後，感覺差異之大令我非常震驚。

氪石香料和調味料

發酵大豆、醬油和味噌

你也已經知道了，除了卵磷脂和（以細菌發酵的）納豆以外，幾乎所有形式的大豆產品都有一籮筐問題。就算只吃一點點，這些食物也會是氪石，因為成分裡有組織胺，還會引起發炎、過敏、甲狀腺問題、骨質疏鬆、荷爾蒙問題、降低大腦機能。**#不是食物**

市售沙拉醬

這些是精心調製的飲食衝動交響曲，通常以精煉油、人工調味料、香料、未標示的味精和廉價防腐劑。低脂的沙拉醬還常加入人工甘味劑，如阿斯巴甜。

酵母

有些素食者會拿營養酵母和其他酵母製品代替乳製品。事實上是真菌的酵母，顯然幾乎總是含有大量毒素。當你吃下酵母，會促使念珠菌在你體內生長，並改變腸道內的真菌菌落。酵母製造的毒素實在太多，因此連美國 FDA 都承認有這個問題[20]。當你吃下來自酵母菌的毒素，或甚至更糟糕的情形，也就是酵母菌在你腸道內製造毒素，你就會感到飲食衝動、精力不足。烘焙酵母、釀酒酵母和心臟疾病也有關連。你想防彈的話，最好避開全部酵母。

味精 MSG

如果要談對認知功能的影響，現代食品裡的所有添加劑、調味劑、防腐劑中，會有最糟糕影響的大概就是味精了。好幾年前，食品工業成功在一條法規中偷偷加進：任何成分中，只要味精占的重量不到七五%，就不必在包裝上標示成味精。對此，化學公司現在製造了味精重量占七四%的「香料」，而這些不會被罰的「香料」可以加進標示為「沒有添加味精」的食品；這些公司也會確保味精是由麩胺酸鹽結合鈉形成，而不是直接添加味精本身，因為加了真正的味精就需要標示出來了。真是狡猾！上防彈網站 bulletproofexec.com/MSG 看看哪些食物裡藏了味精。

人工香料

人工香料通常是從石油化學物質製造而成，也常對肝臟和大腦有無法預料（但絕不會有幫助）的作用。多數人工香料都未經充分檢驗，也經常能在高果糖玉米糖漿、味精和其他毒素中找到。人工香料被認為和孩童的注意力不足過動症（ADHD）和行為問題有關，對成人也可能會造成認知上的問題。

甘味劑和糖

甘味劑在多數飲食中都具有爭議性，因為有些證據顯示，即使是只是留在口中、還沒吞下去的一股甜味，都可能會影響到胰島素。不過甜味是一些菜餚裡不可缺少的一部分，沒有了甜味，吃到的食物就稱不上是完整。經過全面研究後，我決定列出以下的防彈甘味劑，自己也確實用其中一些有十年了。看看這些適不適合你。

防彈甘味劑和糖

北美硬木的木糖醇（xylitol）

這種你可以買到萃取形式的醣醇，存在於許多水果和蔬菜當中，而且幾乎所有人的體質都能接受。木糖醇比砂糖更甜，但對胰島素的影響卻是微不足道。如果你在身體習慣之前就吃下太多木糖醇，或是吃到來自中國、以基改玉米製成的木糖醇，就可能會有「褲底之災」或是它的好兄弟「龍捲風脹氣」。如果你只是定期吃一點木糖醇，身體消化時不會有任何問題。攝取木糖醇的女性較不易得到骨質疏鬆症，而眾所周知，木糖醇能預防牙齒蛀洞、齲齒，甚至是鼻竇感染[21]。我用木糖醇做冰淇淋已經好多年了，並會在上飛機前，噴一些木糖醇溶液到鼻腔裡，降低感染鼻竇細菌的風險。反對木糖醇的論點是其「可能」會對腸道菌落有負面影響，但我相信好處比風險還要多。木糖醇放進防彈咖啡也很美味！

赤藻糖醇（erythritol）

這是另一種可以在水果和蔬菜裡找到的天然糖醇。赤藻糖醇約有砂糖六十到七十%的甜度，但是沒有任何熱量和碳水化合物，也不會影響葡萄糖或胰島素濃度。赤藻糖醇比起其他糖醇，最不容易引

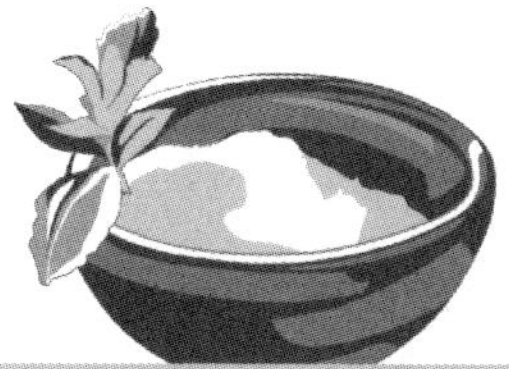

Sweeteners 甘味劑

BULLETPROOF 防彈 ↔ KRYPTONITE 氪石
木糖醇，赤藻糖醇，甜菊
山梨糖醇，麥芽糖醇和其他糖醇
非基因改造右旋糖，葡萄糖，生蜜
楓糖漿，椰糖
白糖，紅糖，龍舌蘭糖，加熱過的蜂蜜
果糖，濃縮果汁，高果糖玉米糖漿
阿斯巴甜，蔗糖素，AK糖

起胃部不適。和木糖醇一樣，最好能找到非基因改造的產品。我常以一比一的比例混合木糖醇和赤藻糖醇，可以得到更順口的甜味。

甜菊（stevia）

作為甘味劑的這種植物越來越受歡迎，也已經在日本被用了幾十年。農夫以前會摘下甜菊植物的葉子當口香糖嚼。甜菊萃取物的味道是帶苦的甜味，有些人很愛，有些人不喜歡。甜菊被認為是安全的甘味劑，研究也顯示能改善對血糖的控制，並幫糖尿病患者控制血糖濃度。

山梨糖醇（sorbitol）、麥芽糖醇（maltitol）和其他糖醇

這些甜味化合物通常都來自植物。如果攝取過量，會有輕瀉的效果，也對血糖濃度有一點影響，但整體來說還是比砂糖要好得多。

非基因改造右旋糖（non-GMO dextrose）和葡萄糖（glucose）

葡萄糖是身體使用的最主要糖類，也是大腦的主要能量來源。事實上，當你不處於酮症狀態時，大腦幾乎全靠葡萄糖運作。右旋糖是分子稍大的葡萄糖。右旋糖和葡萄糖能輕易被吸收到血液中，這也是為什麼兩者常被用在檢測血糖控制。攝取太多並不是個好主意，但在考試、上台報告、運動比賽前，少量攝取則對協助大腦功能有所幫助。右旋糖和葡萄糖也都不含任何果糖，因此對肝臟、腸道、大腦都很好。右旋糖被廣泛運用在發酵，所以如果你有酵母菌問題，右旋糖就會讓你有嚴重脹氣，應

該不要吃。

生蜜

生蜜含有抗氧化物、酵素和營養素，但加熱會破壞許多的這些物質，讓蜂蜜變成跟玉米糖漿差不多的東西。**生蜜可以當作抗微生物劑來使用，加熱過的蜂蜜則沒有這種效果**。生蜜被列為防彈食品的主要原因，你在第五章就讀到了，也就是睡前服用最多一大匙的生蜜，能對睡眠有非常大的正面影響。提醒一下，如果你把生蜜放進熱咖啡裡，那就不再是生的了！如果你喜歡喝甜咖啡，就用甜菊或木糖醇。

可疑甘味劑和糖

楓糖漿

純楓糖漿（maple syrup，不是多半用高果糖玉米糖漿做成的假貨）是果糖相當低的甘味劑，在特殊場合吃沒什麼問題，像是你做了無麩質美式鬆餅的時候，但不應該每日使用。

椰糖（coconut sugar）

椰糖幾乎都是蔗糖，再加上少量的果糖和葡萄糖。比起一般砂糖，椰糖讓血糖升高的幅度較低，也含有非常多的鐵質、維生素B群、鉀、鋅、鎂等營養。但椰糖仍然是糖，所以要注意攝取量。

白糖

砂糖（蔗糖）是以等比的葡萄糖和果糖混合而成。晚上吃一點點不會造成太大的傷害，但攝取過量的蔗糖會造成齲齒、心臟疾病、糖尿病、肥胖，也會餵養身體裡的酵母菌。一般美國人平均一年會吃下約三十一．七公斤的糖，這顯然太多了。避免食用蔗糖是邁向防彈體質的一大步。

紅糖

紅糖跟普通砂糖沒有太大差別，除了多了一點糖蜜（molasses），這是生產糖時的副產品。這會製造出更多糖化最終產物，會加速老化並可能導致心臟疾病。吃紅糖會逐日降低你的身體表現機能，所以應該只在特殊場合的晚上使用。

龍舌蘭糖漿（agave syrup）或龍舌蘭蜜（agave nectar）

無論某些健康網站怎麼說，龍舌蘭糖漿並沒有比一般的糖來得健康。事實上還更糟，因為龍舌蘭糖漿或龍舌蘭蜜約有七十到九十%都是果糖。某種程度來說，這種糖漿比加了蔗糖的甜汽水還糟糕，因為其含有使表現變差的果糖量幾乎是兩倍之多。

氪石甘味劑和糖

果糖（fructose）

果糖是防彈飲食裡最需要把攝取量降到最低的食物之一。果糖會造成肝臟損傷、毒素堆積、形成糖化最終產物、脂肪肝疾病，也可能會造成肥胖、腸道細菌過度生長、痛風和真菌感染的發生，並降低大腦功能。你能不稱為「氪石」嗎？

濃縮果汁

濃縮果汁裡沒有任何營養是不能從其他食物吃到的，而這種果汁主要只提供你不想要的果糖。濃縮果汁大多是以品質最低且發霉最嚴重的水果製成，所以通常都含有黃麴毒素、赭麴毒素A、棒麴毒素、鏈格孢菌屬（Alternaria）的菌類[22]。

高果糖玉米糖漿

高果糖玉米糖漿是將基因改造玉米糖濃縮成糖漿，再加到幾乎是一般美國飲食裡的所有食物中。健康專家羅伯．魯斯提醫師和蓋瑞．陶布斯（Gary Taubes）等人的研究顯示，這種糖漿是肥胖、糖尿病、高血壓和痛風發生的一大因素。即使只攝取非常少的量，高果糖玉米糖漿還是會損害肝臟、降低心理方面的表現、造成真菌感染、讓人變胖，也是造成飲食衝動的主因之一。

阿斯巴甜（Aspartame）

你在第三章也讀到，這種人造甘味劑和許多種類的癌症有關[23]（雖然有關與否目前還是吵得很兇），也會在體內被代謝成已知致癌物質的甲醛。實在沒什麼好理由要讓你表現水準超高的身體機器使用這種代糖！阿斯巴甜在產生飲食衝動的食物中名列前茅[24]。

蔗糖素

蔗糖素（sucralose，又稱三氯蔗糖）的商品名是Splenda，這種人工甘味劑比起糖，更接近農藥。蔗糖素是將普通糖中的一些分子替換成氯，製造成結構類似多氯聯苯（polychlorinated biphenyl，PCB）的分子，而多氯聯苯是已知的致癌物質。你攝取的蔗糖素約有十五%會被儲存在體內，沒有人知道在這之後這些分子會有什麼影響或會被代謝到哪裡。目前還沒有任何針對長期使用蔗糖素的安全性進行研究，不過有一些動物實驗顯示這種分子可能有害。蔗糖素也會對腸道的健康細菌大肆破壞[25]。

安賽蜜（Acesulfame Potassuim，AK糖）

這種人造甘味劑被用於健怡可樂（Diet Coke）和其他產品中。對於AK糖在人體裡究竟安不安全的相關研究非常少，而學者也都擔憂AK糖的影響[26]。這真的很令人害怕，而我個人的AK糖經驗更是嚇人。我在一九九〇年代採用一種阿金式的飲食法時，由於攝取了大量AK糖，因此長出了良性甲狀腺結節，這種症狀是經常會有的副作用，而當我停用AK糖後，結節就消失了。

我很抱歉要告訴你，但**並沒有防彈酒精這種東西**。有些酒可能比其他好，但酒精絕對全部都會讓你產生飲食衝動、腦霧並降低恢復力。我也不喜歡，但研究結果就是這麼顯示，我的客戶戒酒一個月後也是這麼回報。你進行防彈飲食的頭兩週時，試著完全不要攝取酒精，看看你的大腦如何表現。一旦你進入維持模式，你便可以適量飲用清單裡的可疑酒精。你選擇的酒精種類，會對你的健康和隔天的感覺有深遠的影響。

防彈飲品

水和礦泉水

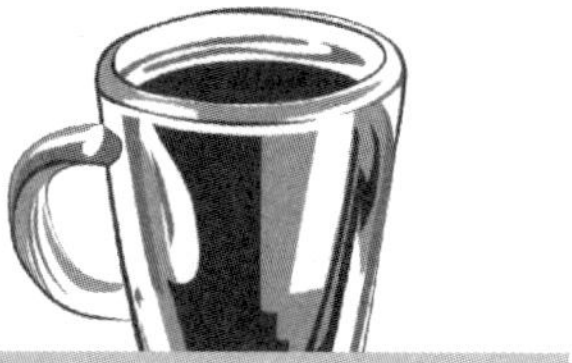

Beverages 飲品

BULLETPROOF 防彈 ▲

- 防彈咖啡豆製成的咖啡，高品質綠茶，稀釋椰奶，杯裝礦泉水
- 萊姆或檸檬水(濾過水)，綠茶
- 萊姆或檸檬水(一般水)，果粒水，無糖現煮新鮮冰茶，新鮮堅果奶
- 紅茶菌，生牛奶，無糖瓶裝冰茶，新鮮椰子汁，瓶裝或盒裝椰子水，瓶裝堅果奶
- 現榨果汁
- 高溫殺菌牛奶
- 豆漿，包裝果汁，減肥飲品，蘇打水，甘味飲料，阿斯巴甜飲料，運動飲料

▼ KRYPTONITE 氪石

要讓你保持不脫水和活著的狀態，水顯然很重要。你的身體一整天都需要水，也只能以緩慢的速度來吸收水分。一天分好幾次喝半杯半杯的水，遠比一次喝大量的水要來得好。別擔心「一天要喝八杯水」這回事，反而你要多注意並回應自己的渴，並且每次上小號後都應該喝杯水。說到小號，看尿液顏色來判斷缺水程度並不是個好主意。許多人都認為清澈透明的小便代表身體不缺水，但這可能代表你要不是喝了太多水，打亂了體內的電解質平衡，就可能是吃下了含有毒素的東西，而你的身體正試著要稀釋它，好將它對腎臟和膀胱的傷害減低。如果你聽了身體的話而喝了整天的水，那麼黃色的尿液也沒問題。

防彈咖啡

不用說，防彈咖啡是最防彈的晨間飲品。你已經讀到了，一般未經檢測的咖啡豆因為有黴菌毒素而是氪石食物，而某些特別的咖啡豆屬於可疑食物，是因為含有毒素的機率較低但未經過檢測。使用經檢測證實幾乎沒有任何毒素的咖啡豆是極大的升級。另外添加的草飼奶油和 MCT 油，就像是在防彈咖啡蛋糕上抹一層糖霜一樣。

高品質綠茶或瑪黛茶

綠茶能提供抗氧化和抗發炎的好處，只要你買的是高品質的品牌。綠茶有很多抗氧化物，但它可能會吸收天然葉酸，特別是懷孕的女性。在一項有爭議的研究中顯示，綠茶萃取物能降低睪固酮[27]，而飲用過多綠茶可能會提供不健康的氟化物含量。這是一種健康的飲品，你喜歡的話，也可以加入奶油和MCT油，不過我建議你一天最多就只喝一到兩杯。

椰奶

就像椰子油對身體和表現極有幫助一樣，椰奶也是，但有兩件事要注意。一是有些椰奶製造商會用卡拉膠（carrageenan）作為乳化劑，這種成分可能會傷害腸壁；其他製造商會用瓜爾膠（guar gum），這種可以接受，但並沒有比完全不用乳化劑更健康。另一個問題是BPA，這種塑化劑的作用和雌激素類似，而多數罐頭都會在內部塗上一層。上網找不含BPA品牌的名單。如果你想讓椰奶嚐起來更像濃郁的鮮奶油，試著用果汁機和一點草飼奶油混合在一起！要小心，低卡椰奶（light coconut milk）是個騙局，製造商就只是將水加到椰奶裡。一般椰奶的質地可能會很濃稠，你可以自己加點水來稀釋。

可疑飲品

椰子水

雖然椰奶富含健康脂肪，椰子水則大多是糖。雖然椰子水確實有些營養價值，但會讓你脫離燃脂模式，還可能會在稍後造成飲食衝動。如果你只是偶爾在運動後或睡前喝，會有比較好的健康效果。

香草茶／無糖冰茶

香草茶沒什麼問題，但提供的健康好處不像綠茶那麼多，注意使用的是哪種香草也很重要。多數香草茶都有藥用療效，所以要注意飲用後會讓你有什麼感覺。就算只是普通的薄荷茶都可能改善消化，卻同時會造成飲食衝動，任何茶只要有調味用添加劑或你會敏感的成分，都可能導致相同結果。高品質的茶比較不可能含有會造成飲食衝動的添加物。

瓶裝堅果奶

堅果奶的問題跟堅果一樣，但通常會更糟，因為瓶裝堅果奶都是用賣相太差的堅果製成。是什麼讓堅果的賣相差？你猜對了，就是表面有損傷，因為這就敞開了歡迎黴菌入侵的大門。有些公司也會用堅果榨油，再拿廢料製作「堅果奶」，所以務必選購高品質的品牌。就跟椰奶一樣，避開用卡拉膠的品牌，這種乳化劑會使人不適、虛弱、削弱意志力。

伏特加、琴酒、龍舌蘭和威士忌

這些酒類的糖和抗營養素含量最低，而正是這兩者讓多數酒精飲料被劃分為氪石食品。但別天真地以為可以無限量暢飲這些酒，還能拿出你最好的表現。酒精幾乎一定會妨礙身體機能並產生腦霧，所以以酒精來說，適量極為重要。當然，你也該留意調酒的材料。試試看在伏特加裡加蘇打水，再擠點檸檬或萊姆，而不是加進像果汁這類的果糖炸彈，或是氪石的雞尾酒預拌粉。

乾型香檳和乾型白葡萄酒

乾型香檳、乾型白葡萄酒[az]比上述的酒類還要更可疑，因為皆未經過過濾，還含有更多的真菌代謝產物。不過，這些酒比紅葡萄酒或啤酒來得安全，我會在後面討論這點。這些酒最好還是留到特殊場合再喝。

現榨新鮮果汁

果汁裡含有太多會造成傷害的果糖，因此不適合經常飲用，但只要是沒有添加任何糖或填充劑的新鮮現榨果汁，而且只是偶爾飲用，就不會對你的表現帶來太多傷害。要保證這點的話，最好自己榨果汁。但要記住，一杯果汁很可能就讓你超過一天二十五公克果糖的限制。

氪石飲品

豆漿

豆漿會被列為氪石食物的原因就跟其他大豆產品一樣，但豆漿可能是最糟糕的一個。就像堅果奶，豆漿通常都用較低品質的大豆製成，因此更可能受到來自農田或儲存方式的黴菌汙染。光是在美國，就有九種能形成毒素的真菌會影響大豆作物[28]。試著改用稀釋的椰奶吧。

白葡萄酒和紅葡萄酒

az 譯註：乾型（dry）的酒是指一款酒中不含或只含極少量的殘糖，也就是含糖量低的酒。

許多人都以為葡萄酒是健康飲品，但這完全不是事實。葡萄酒產業很成功地說服大眾，說白藜蘆醇（resveratrol）這種葡萄中的化合物對健康有益。這點是真是假還沒有定論（我相信它可能是有用的營養補充品）。不過毫無爭議的一點，就是葡萄酒內的白藜蘆醇含量這麼低，根本不用管它到底有沒有益處了。你必須要喝下數以百瓶計的葡萄酒，才能獲得相當於服用兩顆白藜蘆醇膠囊的好處。

白藜蘆醇對人體的影響，我們其實所知還很少，有研究指出白藜蘆醇可能會干擾荷爾蒙[29]。另一方面，葡萄酒充滿了未經過濾的酵母菌，會誘發酵母菌生長並引起腦霧，也含有組織胺，能讓你產生頭痛、腦霧和游泳圈。紅葡萄酒的一個最大問題，是含有黴菌毒素的赭麴毒素A，尤其是美國紅葡萄酒，因為這種酒沒有受到歐洲2ppb的嚴格標準所規範。紅葡萄酒比白葡萄酒的毒素含量更高，是因為黴菌會在果皮表面形成，而為了萃取色素和鞣酸，紅葡萄酒需要比白葡萄酒更長的時間浸泡果皮[30]。

葡萄酒帶來的愉悅感，是否值得用已被證實的毒素和整體表現下降的結果來換，就要由你自己來決定了。

啤酒

很不幸，啤酒有任何常見酒類中最多的毒素。喝啤酒會破壞身體機能表現、引起嚴重飲食衝動，也會變得非常難減重。再加上，啤酒含有全部的穀類毒素，而且比葡萄酒或未經檢測的咖啡還含有更多赭麴毒素。「啤酒肚」可不是隨便亂發明的詞。

汽水和其他含糖飲料

汽水含有巨量的高果糖玉米糖漿，會造成極為嚴重的飲食衝動，還有會讓骨骼變脆弱的磷酸。你的飲食中沒有空間容納用天然糖調味的汽水，或是其更危險表親的無糖汽水，因為這種汽水用的人造甘味劑會造成更強烈的飲食衝動。如果你喜歡喝碳酸飲料的刺激感，試試加檸檬或萊姆的氣泡水，我自己最喜歡無糖的聖沛黎洛（San Pellegrino）氣泡水。

運動飲料

運動飲料是高果糖玉米糖漿的主要來源，基本上就是充滿人工色素但沒有碳酸的汽水。健康飲食裡容不下運動飲料，而這些飲料對運動表現的壞處遠多過好處。如果你要進行需要高耐力的運動，試著改喝加了點海鹽的水吧。

確實，豐富多變是生活的調味劑，能運用各種不同調味料製作餐點很重要，不只是增添風味，也是要創造幸福感。小心選擇烹飪的香料，就能大幅改變你一整天的感受，這點在飲食衝動方面尤其明顯。我發現到低品質香料會影響我的感覺，而人造甘味劑和調味料則對認知功能傷害很大，當時真的非常震驚。好消息是，有些像是薑黃、奧勒岡甚至香草的調味料，不只算是中性香草，還確實有益健康。想獲得對腸道細菌有益的天然多酚，幾乎沒有什麼比得上香料和香草了。而很重要的是，一定要用高品質的正確種類，並適當地儲存它們。

12

錯誤的烹調方式會讓食物有毒

THE WAY YOU COOK YOUR FOOD CAN MAKE IT TOXIC

無論你是技藝高超的廚師或是常吃外食的人，在開始任何飲食法時，要下廚做新的餐點都會有些手足無措。為了省掉你摸索的時間，我提供了一系列食譜（見附錄），從只要混合幾樣防彈食材的超級簡單料理，到要花費更多力氣的精緻大餐都有。你可以從中自行挑選想做哪一道、吃哪一道，不過先理解不同烹調方式對食物的影響非常重要。

你先前也讀過，我開始設計防彈飲食法時，一個最主要的目標就是要將會引起發炎的可能從所有食物來源中排除。我在進行生食純素的那段期間，學到了很多會在某些烹飪方式過程中形成的毒素。當我將得到的資訊彙整在一起後，發現事實顯而易見：我處理和料理食物的方式（特別是蛋白質和脂肪）對我發炎的程度有很重大的影響。我開始研究現代料理的各種烹飪方法，但我並沒有用科學般的精準測量來一一找出每個風味，而是將目標放在追求讓我感覺最棒的那些料理。這樣做的確有效，也很清楚揭露了哪些烹飪方法能減少發炎、哪些會造成發炎。

這就是為什麼在進行防彈飲食時，**你如何烹調你的食物就跟吃什麼一樣重要**。當你將肉拿去煙燻、油炸或燒烤，會產生兩種致癌物質：雜環胺（heterocyclic amine，以下簡稱 HCA）和多環芳香煙（polycyclic aromatic hydrocarbon，以下簡稱 PAH）。胺基酸、糖和肌酸（creatine）在高溫之下會形成 HCA；脂肪和肉汁直接被火焰（像是燒烤）燒煮時，就會形成 PAH，然後這種物質會附著在肉的表面。PAH 的另外兩個來源是汽車廢氣和香菸的菸。沒錯，烤肉對身體的傷害可能和抽菸一樣！只要**烹調的溫度超過攝氏一百六十度**，所有肉類都會產生一些這類的致癌化合物，而致癌物產量的多寡則視溫度、烹調時間、使用的香料和實際烹調方法而定。

有些料理方法還有別的問題，就是會破壞蛋白質。因為加熱而失去原有結構的變性蛋白質，本身並不含有也不具有毒素。但是蛋白質越被加熱，變性的程度就越高，身體也就更不可能利用蛋白質的信號分子。舉例來說，以老鼠為實驗的研究顯示，只有沒有變性的乳清蛋白能增加人體主要抗氧化物的麩胱甘肽[1]。這也是為什麼我都儘量減少加熱蛋白質食物的機會。

有些料理方法的最後一個問題，就是會氧化脂肪。脂肪是你的好朋友，好好對待它們很重要！如你所知，多元不飽和脂肪很容易與高溫和其他化學作用起反應。這些油脂在加熱時，會製造雙羰基化合物（dicarbonyl），這種物質會讓細胞突變，也可能致癌[2]。

在你開始烹調你的防彈餐點前，需要瞭解哪些烹飪方法會讓食物產生這些毒素。為了讓事情簡單一些，以下是防彈、可疑還有氪石烹調法清單，以最安全到最危險的順序排列，讓你可以不會用錯誤方式破壞珍貴食材。

防彈烹調法

生食

處理脂肪和多數蛋白質食材的最防彈方法就是不要煮。你可能會覺得有點怪，因為在進行防彈飲食時，要從動物製品攝取許多熱量，不過草飼動物產品被寄生蟲、病菌、毒素汙染的機率要比穀飼動物產品低很多，所以我認為生吃會很安全。想像一下好了，你可以在果昔裡加顆生蛋，或吃更多（不加醬油的）壽司，或是義式前菜料理（carpaccio）。多數烹調法也會氧化脆弱的omega-3和omega-6脂肪，讓這些脂肪變得容易引起發炎。所以很多我的食譜都指示你要在蛋白質或蔬菜煮熟後，再加脂肪，才能維持生的狀態。

稍微加熱

烹煮肉類時，最好的方法是放在少量的水中（保護肉不被氧化，同時保留脂肪和肉汁），用小火到中火（避免損壞蛋白質和摧毀營養素），蓋緊鍋蓋煮一小段時間（避免脂肪氧化）。無論你用的是什麼方法，儘量用最少的熱能來烹煮，讓食材能熟透同時還很美味。

蒸煮至有嚼勁

蒸煮是烹調肉類最安全的一個方法，也是烹調多數蔬菜的最好方法。蒸煮會保護食材裡大部分的營養素不受破壞，讓蔬菜和肉類變得更可口，也能讓你做出各式各樣的料理。不過，蒸煮很容易煮過頭。將蔬菜蒸至軟爛可能比較容易入口，但也會摧毀許多營養素。

以攝氏一百六十度或更低來烘烤

烘烤通常是風險較高的烹調法，因為必須使用高溫和充足氧氣。用高溫長時間

謝謝你徹底改變了我的人生。我大半輩子都有與慢性焦慮症和抑鬱症的問題。老實講，你是我能夠逆轉一切的原因。許多醫生為我做的都比不上你不求回報的分享。——約翰

加熱糖（即使是植物裡的糖分），可能會產生糖化最終產物和自由基，烘烤蛋白質則可能破壞蛋白質鍵並形成有毒的麩胺酸鹽，而烘烤脂肪會造成氧化。所有這些反應都會導致發炎，也就降低了你的身心表現，但以低於攝氏一百六十度來烘烤可以減低這些風險。你可以試著在菜餚中加進薑黃、綠茶、檸檬、迷迭香、鼠尾草或奧勒岡，保護脂肪不被氧化。

水煮

滾水能防止脂肪和蛋白質氧化，因為水會取代大部分氧氣所占的空間。水煮的肉通常比較沒什麼味道，但用來做湯或手撕肉料理就沒問題。水煮蔬菜很健康，將多餘的水瀝乾可能會除去你不需要的抗營養素。

可疑烹調法

燉煮

燉煮可以防止脂肪氧化，但通常會讓蛋白質完全變性。燉煮一小段時間沒問題，但將一大堆肉放在爐子上燉幾個小時可不是好主意。只要沒有煮過頭，燉煮也是料理蔬菜的好方法。

真空低溫烹調法

真空低溫（sous vide）是用水浴的烹調法，可以讓肉料理真的變得入口即化。我的廚房有真空低溫烹調機已經十年了。這是一種很棒的烹調法，但也有一些缺點。最大的風險是BPA和其他化合物可能會從你用來包裝食材的塑膠袋流進食物裡。解決這個問題的最好的辦法，是改用塞得滿滿的玻璃罐。幾乎你找得到使用真空低溫法的所有食譜，都不太去注意這個烹調法會產生的生物作用。我們真的不知道用攝氏一百六十度煮十小時的朝鮮薊，你會吃到什麼，這樣做到底是能吃得更安全還是更不安全？你烹煮了十二小時的那塊肉，溫度是不是高到不會有細菌降解和組織胺的問題？真空低溫是很有趣的烹飪法，能產生美妙的烹飪成果。看看這種烹調法煮出的食物會讓你有什麼感覺。

略為燒烤（不是烤焦）

這種烹調法會讓肉品產生明顯的風味和口感，同時讓毒素形成的機會降到最低。燒烤肉類的最佳方法是將外層烤到只帶有些許棕色，而裡頭還是五分熟到生的之間。這會減少肉類在焦化時形成的毒素，同時仍然讓肉有美妙的燒烤味道和口感。

低溫慢煮

低溫慢煮（slow cooking）是簡單又有效率的料理方式，但有些缺點。長時間慢煮會分解膠原蛋白，做出美味且軟嫩的肉類料理，但也會產生麩胺酸鹽，並將肉煮過頭。使用這個烹調法時，要把蓋子蓋緊，並使用大量抗氧化的香料，如薑黃和迷迭香，如果你打算慢煮好幾個小時，可以考慮加一些維生素C粉。

炙燒

炙燒（broil）是用高溫將肉的全部外層都燒至棕色，這讓蛋白質變質的程度比防彈烹調法還要高。炙燒也會氧化脂肪，讓麩胺酸鹽形成在肉的表面，也比其他料理方法破壞更多營養素。偶爾做點炙燒料理沒有關係，但這不該成為你的首選烹飪方法。

氪石烹調法

燒烤（BBQ）

直接用火或放在烤肉架上燒烤的肉料理會很美味，但也會產生幾個嚴重問題。當油脂滴到炭火上，就會形成引起發炎並致癌的 HCA 和 PAH。大部分的烤肉醬也含有糖和味精。多數情況下，你都可以自製防彈烤肉醬，並用低溫燒烤的方式，做出類似的風味和口感，用這種方式也會產生更少的降低表現毒素。

燒焦、變黑或烤焦

燒焦、變黑或烤焦的肉會氧化脂肪分子，變成會引起發炎的食物。氧化脂肪也會擾亂荷爾蒙的信號，讓你對胰島素較不敏感，進而發胖。這些方法也會讓蛋白質變性，因而刺激你的免疫系統，也更難消化，還會製造出誘發突變、致癌的物質。最後，這些烹調法會製造麩胺酸鹽，如果有大量的這種神經傳導物質，就會過度刺激腦細胞致死。以上所有作用都會降低你的身心表現，甚至可能讓你加速老化。永遠不要吃焦黑的肉。

油炸

油炸是最糟糕的烹調法之一，因為油炸時，食物會浸泡在被氧化的脂肪、變性蛋白質、經糖化作用的糖中，而油炸時的高溫也會製造出很多可能增加罹癌風險的有毒化合物。

微波

食物微波後都會完全變性，有項（雖然有爭議的）實驗顯示，微波會造成HDL、LDL和白血球的改變[3]。微波爐通常也會在廚房創造出強大的電磁場，所以我不建議用微波爐。

13

防彈兩週計畫：不挨餓，日減 1 磅

LOSE A POUND A DAY WITHOUT BEING HUNGRY:
THE 2-WEEK BULLETPROOF PROTOCOL

在設計防彈飲食的過程中，我經常從一種飲食法切換到另一種。我發現每換一次新飲食法，都要花上大約兩週的時間，才能步上軌道並習慣那種改變，而那樣的改變是身體在自行調整接受不同類型食物時，你也能在體內感覺到的差別。接下來的兩週內，你的身體和大腦將會變得防彈。當你開始從飲食中排除抗營養素，並攝取地球上最富營養、最有飽足感的食物時，你的大腦會明顯變得更敏銳，精力也會一飛衝天。你可以在享用大量美味的健康脂肪、蛋白質和蔬菜時，還能一天瘦下將近半公斤，同時不會出現你可能以為任何減肥法都會有的食物被剝奪感和嘴饞。你的肌膚會散發光彩，頭髮會更強韌，你起床會覺得腳步輕盈、有活力，比以往更有信心準備應付一天的挑戰。

有些人跟我說，每天吃牛排、奶油這些之前讓他們有罪惡感的食物，卻能輕鬆減重，感覺「不對」。有位知名的出版主管人員在進行防彈飲食六個月後停止了，因為他「厭倦了肚子永遠不會餓」。但正是提高專注力、輕鬆減重這樣的組合，才讓防彈飲食法非常「對」。你本來就該這樣吃，而現在你可以拿回身體的主控權，並享受能控制自己生理系統的成果。

遵循防彈飲食的第一步，就是把家裡所有的氪石食物全部清掉。花一個小時徹底檢查冰箱和食品儲藏室，把洋芋片、餅乾、加工食品、汽水、人造奶油、人工甘味劑、麵包和蘇打餅乾丟到它們的歸處——垃圾桶裡。這些食物對你沒有好處，你也不需要讓它們留在屋子裡，削弱你的意志力，留著這些食物，只會讓你的拉布拉多腦更容易綁架人類腦，讓你有「吃一口就好」的念頭。吃一兩塊餅乾或蝴蝶脆餅（pretzel）或許好像沒什麼大不了，但只要一兩塊就會產生飲食衝動，讓你之後忍不住把整包都吃完。

你還記得以前樂事（Lay's）的洋芋片廣告說「打賭你不會只吃一片」嗎？嗯，他們是對的。那句廣告詞其實完全是實話。你沒辦法只吃一片，因為那些食物就是做成會讓你上癮。好好清除食物櫃，你就不必用意志力向藏在各個角落的氪石食物說不，也有了成為防彈體質的嶄新起點。我們會靠著根除毒素和增加脂肪來關閉這些飲食衝動，但先把這些誘惑移除，會讓進行計畫的頭幾天變得更容易。

一旦你的家裡都沒有了那些會讓你虛弱、變胖並限制身體機能的氪石食物，就是重新為廚房補貨的時候了，但這一次要放滿美味又有飽足感的防彈食材。把「防彈飲食指南」當作嚮導，專注在「防彈」食物上，避開從超市中央貨架上呼喚你的「可疑」和「氪石」食材；你也可以從防彈管理網站上，免費下載購物指南。簡單來說，你的購物車應該要裝滿蔬菜和大量的健康脂肪和蛋白質，再添購一些防彈澱粉食物和水果以及你喜歡的調味料。如果你的購物車不是看起來綠油油一片，就是蔬菜買得不夠多——回去再拿一些。

多數人不會考慮上網購買食物，但我認這是個在購買前，能好好研究各家品牌和精確成分的好方法。在地農產市集或社區支持農業（community supported agriculture），是購買在地永續有機蔬菜的最好來源，通常也會有很棒的動物產品。如果這些離你家太遠，你可以在附近超市尋找品質最好的產

身為職業運動員和醫療專業人員，我在實踐防彈的生活方式後，幾乎是立刻就在身心靈三方面感受到效果。我對防彈生活的好處太有熱忱，以至於覺得有義務要和我的運動員同儕、同事、朋友和家人分享，讓他們也能增加生活的能量和生命的光采。——**喬許・賓斯托克（Josh Binstock），奧運沙灘排球選手和手療師**

品，再加上網路購物來彌補不足。只要確定你會把廚房儘量塞滿防彈食物，才能避免被速食還有能快速止飢的食物誘惑。

追蹤記錄氪石食物

食物過敏症是免疫系統對特定食物產生的反應，或是身體缺乏消化那些食物適當酵素的結果。當身體對某種食物產生過敏，就會釋出發炎蛋白和皮質醇，造成輕度的慢性發炎。這種慢性發炎可能會損害消化能力，並造成關節痠痛、頭痛、飲食衝動和腦霧。發炎也會引起體重增加，因為發炎會影響大腦的一個特定部位（下視丘），使其對胰島素、瘦素產生抗性。對任何有效的瘦身方案，減少發炎必不可少，防彈飲食法也包括在內。不幸的是，多數有輕度慢性發炎的人都不會把症狀和造成發炎的食物聯想在一起。

因為每個人的生物化學系統都獨一無二，你對每樣吃下的食物反應都會和那神祕的「一般人」不同。有些食物對每個人來說都是氪石食物，比方說麩質和人造奶油，但對某些人的影響可能會比其他人要更大。可疑食物可能適合也可能不適合你，如果不適合的話，就是「你」的氪石食物。舉例來說，紅甜椒是一種可疑食物，有些人吃了會感覺很棒，但有些人吃了則會引起關節疼痛。當某個可疑食物對你來說是氪石，對其他人來說卻不是時，就說明了這種食物會讓你有敏感或過敏的情形。

花個大約三百五十美金去看醫生，並做一次 IgG/IgE 食物過敏原血液檢測，這是獲得你個人頗為完整食物敏感名單的最快方法。你會得到一份報告，上面列出會讓你敏感的食物——也就是你個人的氪石。這個檢測只有一個侷限，就是即使白血球對某種食物沒有抗體，但有些本來就會引起免疫反應的食物敏感來源，就會造成白血球增生，而食物過敏原血液測試會檢驗不出這類過敏原。不過，如果你負擔得起這項檢測，報告裡的資料仍舊無價。

無論如何，你還可以利用我製作的手機應用程式來取得你個人的完整氪石食物清單；我免費提供大家使用這個應用程式，希望如果有更多人能學會避開讓拉布拉多腦掌權的氪石食物，大家都能過得快樂一些、對人好一些。目前為止，這個免費的應用程式已經幫助超過五萬人了，所以讓它也幫助你吧。「防彈飲食敏感食物追蹤」（Bulletproof Food Detective）應用程式提供了食物敏感度測驗，採用的方法是來自醫學博士亞瑟．可卡（Arthur F. Coca）的研究，其研究顯示在吃了你會敏感的食物後，可預期心跳每分鐘最少會增加十六下[1]。也許你在吃下敏感食物時，不會立即感覺到有什麼症狀，但你的身體會有所反應，提高你的心跳速率至多一個半小時。這就是為什麼可輕鬆操作的食物追蹤應用程式那麼方便。

iPhone 版的食物追蹤應用程式會在每天特定的時間，用相機感測器簡單快速測量心跳速率，而 **Android** 版的應用程式則會在相同時間提醒你輸入心跳速

防彈飲食帶來的最大改變，不是我移除了什麼，而是我加入了什麼——脂肪！當然，這是從防彈咖啡和間歇性斷食開始。一週內，我就注意到脹氣和飢餓感都減少了。現在是第十週，我已經瘦了九公斤，我的創意簡直破表，我也有能掌控生活中各種活動的真正能量了。——**蘿拉**

率。你可以拿負擔得起（約五十美元）的 Polar 心跳帶或 VitalConnect 貼片式心率檢測器和應用程式一起使用，或是用相機感測器的便利方法，將食物敏感檢試輕鬆納入生活。用相機感測器時，只需將指尖放在 iPhone 的相機鏡頭和閃光燈前，不會用到針也不會見血。

你早上要先用應用程式量脈搏，取得休息狀態的心率作為基準。接著在吃飯前，你得先紀錄盤裡的食物，再做一次快速脈搏檢測。應用程式會在餐後一個半小時內，每三十分鐘提醒你量一次心跳。檢測結束後，應用程式會判斷餐點有沒有引發食物敏感，有的話，以紅色的「X」表示，如果你沒有吃到任何會造成敏感的食物，就會看到一個綠色的勾。

十五年前，唯一能辨認出食物過敏原的方法，是費力進行長達六個月的排除飲食（編按：不含引起過敏食物的飲食），所以幾乎沒有人這麼做。多數人當時也沒有意識到，自己可能幾乎算是健康，但仍有因食物敏感而引發一些看似偶然的症狀，像飲食衝動和體重增加。快轉回到現在，你已經有了手機上的科技配備，可以運用生物駭客技巧。食物追蹤應用程式讓找出你個人的氪石食物變得很簡單，而且還免費。如果你沒有智慧型手機，或偏好用傳統方式，你可以自行測量並記錄心跳速率，看看在吃了不同食物後是否能找出一種模式。

http://bulletproofexec.com/food-detective-ios

http://bulletproofexec.com/food-detective-android

開始使用食物追蹤應用程式的最好時機，就是在進行防彈兩週計畫的期間，因為每一餐，你都會吃到乾淨食物，引發反應的風險很低。如果你還在吃一般西式飲食時，就開始在餐前和餐後追蹤心跳速率，可能會無法得知是什麼成分讓你產生反應，因為你的餐點裡多半包含了許多不同的氪石和可疑食物。遵循兩週計畫、只吃防彈食物，你就能很快知道是不是有任何防彈食物其實對你來說是氪石食物。

如果你在進行防彈飲食時，對某種食物產生了反應，試著用有同樣巨量營養素的食物來取代那樣食材。舉例來說，如果每次你吃雞蛋，心跳速率就會上升，而雞蛋是高蛋白質、高健康脂肪的食物，那你就可以用煙燻鮭魚和酪梨來取代雞蛋，看看會不會有差別。一旦你進入維持模式，繼續使用食物追蹤應用程式，追蹤你對防彈飲食指南上所有食物的反應，可疑食物包括在內。這點很重要，因為升高的心跳速率代表有食物啟動了你的「打或逃」反應，你的身體會因此進入驚慌模式，而不是高效能又燃脂的頭腦清晰模式，進行防彈飲食時，你應該一直處於後者。

如何從一日兩餐中獲得最大效益

由於在執行兩週計畫時，你同時也會進行防彈間歇性斷食，所以每天的早餐都會是美味的防彈咖啡。這杯飲品會關閉飢餓感和飲食衝動、讓你一早精力大增，並補充大腦和身體的燃料。如果你用大腦辛烷的 C8 MCT 油來製作防彈咖啡，這種油比一般椰子油還要濃縮十八倍，就可以幫你更快進入酮症狀態，並燃燒脂肪，還能讓你以提升的專注力和注意力，一直持續工作到午餐時刻。

如果你是年過四十的女性，或需要減掉很多體重，和（或）光是防彈咖啡並不能讓你滿足，增加攝取二十五到三十公克的蛋白質是個好主意。我推薦在防彈咖啡裡加一些草飼膠原蛋白一起飲用。使用大腦辛烷油時，大腦可能可以拿酮類當作燃料，而膠原蛋白可以幫助穩定瘦素濃度，確保你能長期維持成功。如果你使用的是一般椰子油，是很美味沒錯，但並不算是完全防彈，因為你體內會有較少的酮類，也可能精力沒那麼好，但你應該還是不會覺得餓。

這一天接下來的時間，你的飲食就會集中在兩頓餐點上，而這兩餐都會含有大量蔬菜、許多健康脂肪、適量蛋白質，再加上晚餐時和晚餐後的少量澱粉食物。記得，要從防彈間歇性斷食法中取得最好成果，就應該要

一年多一點之前，我的體重超過 230 磅（一百公斤），我的身心全都很不健康，也沒有什麼能激勵我。現在，我變輕了、更能掌握生活、頭腦清醒，工作效率更是前所未有地高。收聽防彈電台播客讓我茅塞頓開，節目中有許多聰明的人洞悉該如何打造完美的生活藝術，我深受啟發也深受鼓舞。——**馬克．海隆（Mark Heylmun），悄聲終結樂團（Suicide Silence）主奏吉他手**

在約六小時內吃完這兩餐，也就是說，如果你在晚上七點吃了晚餐，那隔天到下午一點前你都不應該吃午餐。如果你習慣晚點才吃晚餐，那你的午餐時間也該往後移。你不需要很精確遵守這個時間也能受益，但你越常將進餐時間限制在六小時內，得到的好處就越多，像是你的發炎症狀會減少更多，甚至精力和腦力也會提升更多。但不要因為你錯過六小時的時限就跳過一餐不吃。

每週一次（在第六天和第十三天），你將嘗試進行防彈蛋白質斷食。這是為了讓細胞進行大掃除，讓你的感受、外貌和思考能力都更像個年輕人，在這幾天嚴格執行計畫很重要，也要依照建議進餐，才能限制蛋白質的攝取量。這也是你重新補充碳水化合物的機會，而我針對這幾天提出的餐點計畫，是高碳水化合物、低蛋白質的最有益防彈飲食。

你可能習慣用零嘴來暫時滿足飢餓感，因為你在正餐時間吃的食物不那麼有飽足感，但這其實會刺激你的食慾造成反效果。吃兩或三份的大份量正餐，而不要整天不斷吃小點心，這樣能將飢餓荷爾蒙的分泌降到最低並讓你感到飽足，而不會在你東吃一點西吃一點時，拉長了飢餓感的時間。這是防彈飲食破解飢餓感的一個方法，而成果就是進行防彈飲食時，零食不再具有吸引力。因為你的拉布拉多腦會知道沒有饑荒，所以你會完全不在乎這些零食。

如果你嚴格按照飲食計畫進行，就應該不需要吃零食，因為你的身體在兩餐之

好幾年前，戴夫．阿斯普雷改變了我的飲食，幫我從甲狀腺低能症中恢復健康。有了他的幫助，我輕鬆在 3 個月內減少了將近 23 公斤，也變得更加健康。他是一位非凡的大腦與身體駭客。——**史提夫**

間有能力應付超過五小時，而不會能量不足。我現在都把「零食衝動」當成「我可能哪裡做錯了」的象徵。身為生物駭客，我學到最重要的一件事，就是飢餓感幾乎是完全可以掌控。防彈飲食不會讓你經歷以前那種讓人無法忍受的飢餓感，你會自然覺得吃飯時間到了，也會感覺到你可以吃東西了，但那一點也不會是難受的飢腸轆轆。

如果你在進行兩週計畫時，發現自己會想在兩餐之間吃零食，那可能是因為以前就習慣吃點東西來休息一下，而不是真的生理上的餓。如果是這樣，試著在工作中小憩一下，可以做些深呼吸，或花十分鐘散散步。如果這些都沒效，吃點東西也沒關係，但一定要吃高脂肪且能滿足你的點心，而不是一般的高碳水化合物零食。想吃零食的另一個原因，可能是你上一餐吃的份量不夠多。那也沒關係，以下是防彈點心的一些建議：

- 喝更多防彈咖啡（只要是在下午兩點前就沒問題）
- 一大匙混合可可粉的奶油
- 防彈酪梨醬加上芹菜和（或）黃瓜棒
- 非常純（九十％的黑巧克力）的高品質歐洲巧克力
- 杏仁醬（如果你的體質能接受）配芹菜棒
- 等量的杏仁醬（如果你的體質能接受）和草飼奶油，混合可可粉可以有巧克力風味。這個抹醬可以用在蔬菜上，或直接用湯匙挖著吃！單是杏仁醬配上可可粉就有驚人的美味，但這樣飽和脂肪卻不足，添加奶油則可以漂亮解決這個問題。你甚至可以在吃杏仁醬配芹菜棒時，加草飼奶油，大量增添健康脂肪和營養素。

防彈兩週計畫

在防彈飲食的頭兩週，我已經幫你省去摸索每天應該要吃什麼的功夫。這會讓你可以輕鬆做到這些飲食上的重大改變，就能專注在感覺有多棒以及外表的驚人改變！只要從以下清單中選出想吃的餐點，再參考附錄食譜的詳細指示做就行了。要記住，我故意不在食譜裡註明餐點的份量。你吃多少，應該要根據你身體的需求來決定，而你的身體會根據你的睡眠、天氣、當天活動以及新陳代謝來自行調整。吃到你覺得飽了就可以，是時候該相信你的身體能自行調節其所需的能量了。

在接下來的兩週裡，你應該要非常享受高效能、高能量的初次體驗。你會感受到很大的不同，因為你的身體連同體重一起擺脫了毒素，而且依照計畫進食的話，你應該能每天能將近半公斤。每一天，你都將從以下午餐、晚餐和甜點的清單中各挑出一道——沒錯，你可以吃甜點，而且如果你想的話，還可以每天都吃，雖然這些不是店裡會賣的普通甜點。這裡提供的選項足夠讓你能吃到豐富的餐點，而且絕不會有被剝奪吃東西的感覺。這些餐點裡有的非常簡單也很快就能完成，像是〈酪梨煙燻鮭魚「快速壽司」〉和〈奶油煙燻鮭魚一口吃〉，有的則要多花些時間和精力製作。在你決定好頭兩個星期要吃哪道餐點前，先仔細看過附錄的食譜內容，才知道需要準備什麼。

剛開始兩週的第六天和第十三天是你的蛋白質禁食日。在這幾天裡，就從防彈蛋白質斷食日餐點的清單中挑選菜色，而不是一般防彈餐點的清單。確實，這會需要花你一點心思好好計畫，但驚人的抗發炎和提振精力的效果會讓努力的一切都值得！

防彈餐點計畫

以下就是你將在接下來兩週享用的美味餐點。每一天，就從每個項目裡選出一道菜，讓你能開始體驗前所未有的好精神、好氣色、好表現。

防彈早餐

（從中選擇一道，起床之後就吃，或在任何你習慣吃早餐的時間吃。）

- **防彈咖啡**[ba]（附註：如果你是年過四十的女性或超重的人，試著在防彈咖啡裡添加草飼膠原蛋白，或甚至在喝完咖啡後吃點蛋白質食物。）
- **無咖啡香草拿鐵**（給那些不喜歡喝或能喝咖啡的人）
- **綠茶混合奶油和 MCT 油**（但這不如防彈咖啡那麼有效！）

防彈午餐

[ba] 編按：以下所有食譜都請參見本書附錄的防彈食譜。

（從中選擇一道，前一晚的晚餐過了十五到十八小時後再吃。）

- 酪梨煙燻鮭魚「快速壽司」
- 煙燻鮭魚奶油一口吃
- 防彈水波蛋佐嫩煎綠蔬
- 防彈墨西哥塔可沙拉
- 防彈肉丸
- 防彈一鍋湯
- 防彈非典型蛋捲
- 升級羽衣甘藍奶昔
- 防彈班尼迪克蛋

防彈晚餐

（從中選擇一道，午餐過了五到六小時後再吃。）

- 防彈哈許
- 烤豬五花佐蔬菜

- 防彈烤肉佐球芽甘藍
- 防彈燉肉
- 烤羊排佐蔬菜
- 防彈手撕肉，搭配一道蔬食配菜
- 烤箱漢堡排搭配一道蔬食配菜
- 防彈烤魚搭配一道蔬食配菜

防彈蔬食配菜

- 嫩煎綠蔬
- 培根白花椰菜泥
- 「起司風」奶油瓜
- 奶油蔬菜
- 萊姆香菜白花椰菜「偽白飯」
- 「薑薑好」烤綠花椰菜

防彈甜點

（從中選擇一道，晚餐後就可食用。）

- 超濃郁松露巧克力布丁
- 杏仁松露布丁杯
- 超濃郁椰子藍莓義式奶酪
- 香濃椰子「吃吧」冰淇淋
- 防彈杯子蛋糕

防彈蛋白質斷食餐點計畫

在第六天和第十三天，以下餐點能幫你的身體更有效排毒，同時讓你增加額外能量。

防彈蛋白質斷食早餐

（從中選擇一道，起床之後就吃，或在任何你習慣吃早餐的時間吃。）

- 防彈咖啡（不添加任何蛋白質）
- 無咖啡香草拿鐵（給不喜歡或不能喝咖啡的人）
- 綠茶混合奶油和 MCT 油（但這不如防彈咖啡那麼有效）

防彈蛋白質斷食午餐

（從中選擇一道，前一晚的晚餐過了十五到十八小時後再吃。）

- 升級羽衣甘藍奶昔
- 升級酪梨醬搭配黃瓜和（或）芹菜棒
- 防彈生薑地瓜湯
- 升級生菜沙拉搭配烤胡蘿蔔條

防彈蛋白質斷食晚餐

（從中選擇一道，午餐過了五、六小時後再吃。）

- 升級生菜沙拉搭配檸檬飯
- 防彈無豆豆泥糊配飯
- 防彈胡蘿蔔茴香湯配飯
- 烤地瓜搭配升級酪梨醬

防彈蛋白質斷食甜點

（從中選擇一道，晚餐後就可食用。）

- 超濃郁椰子藍莓義式奶酪
- 防彈莓果總匯

解決防彈飲食的疑難雜症

如果你嚴格遵照飲食計畫，你在接下來兩週的時間內，應該會覺得非常棒，但如果進行得不順利，有兩個可能的罪魁禍首。如果你進行過低脂且低卡路里的飲食，或純素飲食，你的拉布拉多腦就會知道你的身體相當缺乏珍貴的健康脂肪，而叫你要過量攝取這類脂肪。問題是，如果你的脂肪消化系統一直被閒置，要重新完全啟動，得要花上身體一週到一個月的時間。如果你在身體準備好可以利用脂肪前，就過量攝取，結果就會發生防彈飲食愛好者戲稱的「褲底之災」——這可不是你想要的身體機能「爆發」吧！MCT油對「褲底之災」影響最大，是非常強效的補充品，因此在咖啡裡添加MCT油時，要慢慢增加使用量。最短鏈的C8 MCT比較不會造成「褲底之災」，也能提供大腦更多能量。用MCT油時，先從少量的一茶匙開始，再慢慢增加。越多不見得總是越好！

無論「褲底之災」有沒有發生在你身上，只要能讓身體學會把脂肪當作燃料，你就能獲得最佳成效。你可以服用含有消化脂肪酶和甜菜鹼鹽酸鹽（betaine HCL）的消化酵素，這可讓你的身體有足夠胃酸來消化脂肪和蛋白質，而多數成人的胃酸都有些不足。對大部分的人來說，在餐前或吃飯時（但不是餐後）服用這些補充品，就能解決消化脂肪的問題。這可能會花上數星期，但你的身體終究會習慣用油脂當燃料，所以你不會永遠都需要這些補充品。不過，這些補充品確實能提供一直持續的好處，所以你也可以選擇繼續使用。也有人完全不需要這些補充品。

另一個可能問題則是胃酸逆流，這是源自胃上方的瓣膜因為沒有接收到正確的信號，而沒有好好閉合。記住，讓這塊瓣膜閉合的信號就是胃酸！許多人都以為是胃酸造成消化不良，但事實正好相反，是胃酸過低才會讓瓣膜打開，並造成消化不良。綜合醫療的醫生知道這件事已經很多年了。我曾有一次很嚴重的胃灼熱，醫師用氫離子幫浦抑制劑（proton pump inhibitor）來治療我，這可能導致了我之後產生的食物過敏。當然，我服用甜菜鹼鹽酸鹽後，胃灼熱就沒了，原來這種藉由增加胃酸的補充品，不只能解決脂肪消化問題，也能治療胃酸逆流。如果你試了之後，覺得更痛，沒什麼大不了，服用一點點小蘇打粉來中和胃酸也沒問題。不過，因為你需要胃酸來好好消化，一直靠小蘇打粉解決問題並不是好主意，但必要時確實能幫上忙，才能讓你體驗防彈飲食的所有好處。

14

防彈過一生

BULLETPROOF FOR LIFE

在進行防彈兩週計畫後，我希望也相信你已經開始發現體重掉下去了，同時也注意到精力程度、專注力和身體表現都不一樣了。防彈飲食進行了兩週後，我建議你去做的第一件事，是出去吃塊大披薩、中華料理大餐或任何過去兩週內你最想吃的氪石食物，再配上一些啤酒或紅酒。聽起來很瘋狂，對吧？但現在你已經體驗過防彈生活是什麼滋味，也是時候該讓你看看回頭吃氪石食物，對你的感覺、氣色和表現會造成什麼不同。吃氪石食物是不是會讓你覺得無精打采、疲累、脹氣且無法專注？發炎有沒有讓你的褲頭覺得有點緊？就算才剛吃飽，你是不是突然又十分渴望吃有糖分的食物？事實就是，在你變得防彈前，這些就是食物對你的影響，但你幾乎察覺不到，因為這對你來說已經是常態了，而現在唯一的差異，就是你知道了還有別的可能。

當我剛開始進行這些飲食研究時，允許自己每週有一天「作弊日」，但我很快就發現，為了這一天的飲食，要賠上一週下來的身心感受，一點都不值得。當你可以做出更明智的選擇，讓一整週都感覺棒透了的時候，何必要花上半週的時間從「作弊日」恢復？我如果在週末吃了氪石食物，星期一和二都不會是我的好日子，最後也意識到人生苦短，沒必要為了能享用某些食物而犧牲一週兩天的旺盛精力。最好的解決方法是找到你喜歡吃又能讓你活力十足的食物，這就是「防彈飲食」的核心。

你可以選擇回去過表現低於水準的生活，或讓「防彈」成為你的新標準，才能每一天、無時無刻都能拿出最好的表現。如果你選擇後者，這才只是個開始。你會在享受高營養、滋味豐富的防彈食物時，繼續減重，感覺也仍舊會很棒。在你漸漸學會使用防彈飲食指南後，會找到適合你體質的其他食物，然後加進菜單。無論你選擇吃什麼，那個食物都會落在指南上的某處。那你又想待在哪裡呢？

「防彈一輩子」並不是限制你永遠只能吃兩週計畫裡的餐點，或甚至是清單上的防彈食物，而是大部分時間要做出更好——但不一定完美——的選擇來維持你的成果。有了這本書，你就擁有能得到理想結果所需的一切知識。你每一次在選擇要吃什麼的時候，都可以自己決定是要吃能增強表現的食物，還是會讓你虛弱、削弱意志力的食物。變得防彈並不是非黑即白，而是落在一個光譜範圍內的某處。吃越多防彈食物，你的氣色和感覺就會越好，而吃越多氪石食物，你就更容易增重、發脾氣還會有腦霧。就這麼簡單。

你可能不知道，但你其實一直都在進行防彈飲食。你可能只是在過去做了比較糟糕的選擇、吃了比過去兩週更多的氪石食物，但那是因為你手上沒有防彈飲食指南，或是為你帶路的工具。從現在起，每次吃飯都是做更明智決擇的機會，讓你能提升表現並變得更「防彈」。

處於維持模式時，有三項可變因素你可以自己實驗看看，一是你吃下多少可疑食物，二是你有多常拜訪指南上的粗陋貧民區（澱粉、堅果和水果），三則是你有多常進行防彈間歇性斷食。如果你想，可以在晚上多吃點碳水化合物，如果你的褲子因此變緊，只要減量就行。如果你真的很想要的話，甚至有時可以在早上吃澱粉，因為你知道自己的身體有足夠的恢復力能應付。我住的地方買不太到新鮮水果，所以如果我在盛夏旅行至盛產水果的地區時，絕對會攝取超過一天二十五公克果糖的限制，但我並不覺得很糟。這樣吃可能會引發額外的一點飲食衝動，但我明白有這種風險，也會據此做出選擇。當我開始增加了一點體重並想要甩掉時，就會少吃水果，留著當甜點。

當你在維持模式時，如果早餐除了防彈咖啡外，再吃點別的食物會讓你感覺更好，那就吃吧，然後只偶爾進行防彈間歇性斷食就好，但防彈間歇性斷食做起來實在太不痛苦了，比準備早餐、吃早餐還要輕鬆，那你可能就會想一週七天都進行防彈間歇性斷食。坦白說，我並不太愛吃早餐，除非有像高品質培根和鴨蛋這樣的絕妙食物，不然我就算只喝防彈咖啡，也能感覺更好。喝了兩週防彈咖啡當早餐後，你可以和吃一般早餐時的感覺比較一下，再選擇讓你感覺最棒、能得到想要結果的作法。

雖然現在我已經沒有了「作弊日」，仍然會偶爾有意吃些氪石食物，因為我心甘情願承受對身體的後續影響。和家人一起看電影的晚上，我有時會吃淋了草飼奶油的爆米花。隔天早上，我通常不會像以往一樣專注，但……那可是電影之夜啊。當然，如果我第二天預先排定好有大型演講，就不會這麼做了。你也可以像這樣根據哪件事比較重要去做同樣的選擇，是吃爆米花（或其他氪石食物），還是要第二天能有巔峰表現。如果你非吃某種「作弊」食物不可，那就吃吧，但別因此就覺得自己回到舊飲食的懷抱了。記住，你還是在進行防彈飲食，只是選擇了光譜另一端的食物罷了。一點小變化沒什麼關係，並不會導致失敗，但當體重和表現都開始變糟時，你當然還是會想要控制不要吃太多，並堅持繼續吃防彈食物。發生這種情形時，回頭重新執行防彈兩週計畫，再複習一下防彈飲食原則。

處於維持模式時，你要得到最好的成效，就要儘量嚴格遵守防彈飲食的主要原則：以防彈咖啡展開你的一天、多數日子嚴格執行防彈間歇性斷食、一週進行一次蛋白質斷食、大部分時間都避開氪石食物。進入維持模式後的最大變因，會取決於你是不是開始吃更多可疑食物。每個人對防彈飲食指南的各種食物反應都不盡相同。根據祖先的發源地不同，有些人的基因會讓身體分解毒素的能力更好，如果你的祖先來自盛產馬鈴薯的地區，像是愛爾蘭，那你可能會比祖先源自亞洲的人更能分解馬鈴薯裡的凝集素。但也並不一定總是如此，因為我們的血統多半都混在一起，很多人甚至不太清楚自己的祖先來自何處。

可能你的飲食中有五種會讓你表現不佳的可疑食物，如果你只排除了一兩樣，那無論是感覺還是氣色都不會有太大改變。這可能會讓你誤以為食物並不是讓身體變差的變因，你因此開始吃實際上會妨礙你每一天表現的食物。如果你對某些食物特別敏感，或許不會在進食後立即出現症狀，這又讓情況變得更複雜。雖然你在吃下會引起問題的食物後，身體會在最多一個半小時內提高心跳速率作為反應，但等你開始注意到身體有任何異狀後，卻往往已經過了好幾天。記住，我在吃下麩質後到開始感覺出現了影響，中間可是延遲了四十八到七十二小時。確切的延遲時間長短因人而異，不過通常從攝取氪石食物到感覺出現影響之間，都會相隔一段時間。

也許某些可疑食物會讓你好得不得了，要不然就會讓你的表現出問題。也許你就是那個可以吃一堆馬鈴薯還能繼續大放異彩的幸運兒，但你要怎麼確定呢？要確認是哪些可疑食物要為破壞你的表現負責，最好的時機就是在兩週計畫結束之後。這時候，你才剛在前兩週內排除了所有可疑和氪石食物，所以身體基本上是在一個相當乾淨的狀態。完成兩週計畫後，將可疑食物一次只一樣加回你的飲食裡。在含有新可疑食物的餐前和

這個飲食法太棒了，我進行到現在已經大約 8 個月了。我身高 180 公分、體重約 82 公斤的時候，只想甩掉中年肥肚腩、瘦個 5 公斤左右。至今約 4 年的時間，我一週健身 5 天，仍然無法甩掉這些東西。進行防彈飲食才 3 個月，我的肥肚腩就消失了，而我的腹部看起來只要再鍛鍊一下就會輪廓分明。我的體重現在維持在 73 公斤上下，我的目標是 75 公斤。我對這些變化再滿意不過了。——吉姆

餐後，用防彈食物追蹤應用程式檢查心跳速率，這可以讓你清楚知道你對哪些食物敏感，並讓你能夠量身打造專屬的防彈飲食，取得更棒的成效。

一旦你知道你對什麼食物敏感，你就可以準備出去面對挑戰，並做出對身體健康和表現的最好選擇。「餐廳」是執行這項任務最具挑戰的場所之一。好品質脂肪的成本很高，所以多數餐廳並不能端出一盤含有五十%健康脂肪的防彈餐點！你的任務就是要吃得像個國王，盡可能攝取健康脂肪，不過這並不表示你不能出門，並犧牲你的社交生活，畢竟你現在正期待著要炫耀你健美又精壯的身材。其實要讓任何餐廳的餐點變得防彈很簡單，只要你願意自行攜帶「升級道具」，並多加留心一點就可以了。

任何時候我去餐廳，都會帶著三樣東西：一塊草飼奶油、一小罐 C8 MCT 油和高品質的海鹽。如果餐廳沒有提供酪梨，我有時也會自己帶一顆。只要備齊了這三、四樣東西，你就可以輕鬆點一道菜，再「加油添料」一番，以符合你飲食的新標準。以早餐來說，如果我沒在進行防彈間歇性斷食，可能會點水波蛋，然後融化奶油淋上去，再倒上大腦辛烷油，我甚至在四星級飯店餐廳這樣做過。如果主廚有注意到，那我們肯定會展開一段饒富趣味的對話。

旅行時，我總是會執行防彈間歇性斷食，因為這在早上能讓我維持不需要去想食物的最久時間。為了這樣，我會帶上自己的咖啡豆，出差前已經先在家裡磨成粉了。然後我會請人給我一大杯熱水，加些咖啡粉進去，快速攪拌一下，再稍微等幾分鐘，讓粉末沉澱在杯底。接著，我會將黑咖啡輕輕倒入另一個杯子或是我的可密封旅行杯裡，再加入奶油和油，然後用手搖晃或是用小型電動攪拌棒攪均，完成我的精心傑作。我在咖啡店這樣做時，常有人停下來問問題，我都十分樂意分享並讓他們嚐嚐滋味！

這事很重要——永遠要給那個辛苦工作拿熱水給你的人一點小費。小咖啡店的獲利不高，在那工作的員工也不能靠薪水發財。你在咖啡店裡用自己的咖啡豆並不是為了省錢，這樣做是因為店裡的咖啡豆用起來可能很美味，但卻沒有檢測過會不會對身體機能有影響。不要苛待咖啡師！

外食午餐或晚餐時，我會從菜單上選野生魚料理，並要一份不淋醬汁且蒸熟的蔬菜配菜。然後我會在魚上面加一塊奶油，在蔬菜裡加一整顆酪梨。這能讓我吃得夠飽，並在不添加任何氪石食材的情形下，增加攝取的熱量。當然，也許你的朋友看了會取笑你，但等到他們看到你的褲子開始變得合身又有型時，就換你偷笑了。要記得你一天只會吃兩餐，所以餐點份量一定要大且充滿營養。

如果菜單上沒有高品質的蛋白質食物，我有時會選擇吃素，只點白米飯加上蒸熟的蔬菜，再添加奶油、大腦辛烷油和整顆酪梨，而其他時候，我則會在大份量的沙拉中，加進酪梨和大腦辛烷油。最重要的是要避開餐廳的醬汁和沙拉醬，這些醬料通常含有高果糖玉米糖漿、糟糕脂肪和（或）味精。我知道一餐不吃蛋白質不會挨餓，但如果不小心吃下味精，我的表現就絕對

我無意誇大，但防彈飲食真的拯救了我的人生！在進行了一個月的防彈飲食後，我感覺好極了！我的能量、生產力都破表、心情很好、飢餓感和飲食衝動也都消失了。我參加鐵人距離賽已經三年了，卻從沒看過我有腹肌，結果防彈咖啡才喝一個月，加上最少量的訓練和一週跑步一次，我就看到腹肌的輪廓開始浮現，感覺也前所未有地好！——班

會下滑。

不斷做出類似的選擇，優先考慮你的表現而不是方便性，就是「防彈一生」的秘訣。想想如果你充滿前所未有的能量、決心和專注力，你能達成什麼？

結語：升級人生何處去？

WHAT TO DO WITH YOUR UPGRADED LIFE

當你認真執行防彈兩週計畫時，你會感覺很棒——很可能是前所未有的棒，也可以開始做出最好的選擇，而「最好」就將成為你的新基準。你擁有如何一直保持這種很棒感覺所需的一切資訊，也知道要如何找出為什麼你感覺不夠好並搶回主控權，讓自己進入該有的好狀態。這意味著，你不只將會有高水準的表現，也能炫耀更吸引人的好身材，身體還會比你想像中要更強健、更容易恢復。

多數人忘了他們可以擁有這樣美好的感覺，或者從未體驗過。他們過了大半人生，卻完全不知道可以靠防彈飲食得到多高的專注力，他們不知道會有多大差異，但現在你體驗過了，這就是給你的美好禮物。既然你知道防彈飲食能讓精力、體力大增，你現在就該為自己去做些值得花時間做的事，別浪費這新得到的力量，窩在沙發上或甚至一直照鏡子看自己身材有多好（好吧，你每天是可以花幾分鐘做這件事），去做些有意義的事、去改變世界，或是去追求更美好的人生。

我在我的網站放上那麼多免費資訊，不是沒有原因的。因為我花了太多年在生病和疲累，而我的腦袋也根本不照我想要的那樣運作，而現在，我非常感激能擺脫拖垮我的體重和無精打采。我不希望任何人再有跟我一樣的遭遇，而且我能和越多人分享這些資訊，我就越快樂。雖然我很不幸浪費了這麼多時間和金錢破解自己的身體，才發現防彈飲食並瞭解背後運作的原理，但我這麼努力，是為你省下自己去鑽研的功夫，而你可以藉著和朋友分享這些資訊，以及用你靠防彈飲食獲得的全新身心去做些正面的事情，將防彈飲食的觀念傳播出去。

讀到這裡，你已經讀完一整本談論飲食的書了，但其實，防彈飲食並不是真的在談食物。「飲食」

只是你達成目標的手段，而在防彈飲食中，你的目標就是當個更好的父母、更有創意的藝術家、更有效率的執行長或是更有活力的教師。防彈飲食是啟動你的人類腦的方法，讓你能有更多時間處於無所不能的狀態，既不受壓力影響，還能輕鬆拿出好表現。我等不及要聽你和我分享，「防彈」的你達成了什麼驚人成就了。現在就出去大展身手吧！

附錄：防彈食譜

現在你已經知道所有防彈飲食的方法，如何讓你看來棒極了並能在生活各個領域都很活躍，那麼，是時候來實際動手做出一級棒又美味的料理了。以下是我的一些最簡單、最能提升表現力的食譜。當然，成品的品質多少取決於食材的品質，如果你能用找得到的最高品質食材，這些食譜的效果會更好，那也包括有機的草飼動物產品和有機農產品。加油，好好享用吧！

防彈咖啡

當你邊享受一杯香醇濃郁、提振身心的防彈咖啡，邊看又胖又累的同事吃著低脂優格和低脂小點心當早餐——可真是不公平啊。

正統防彈咖啡食譜

升級咖啡豆製成的現煮咖啡二杯
無鹽草飼奶油最多二大匙（以你的肌餓度為準）
大腦辛烷 C8 MCT 油最多二大匙（以你的肌餓度為準）

基本奶油咖啡食譜

低毒素咖啡豆製成的現煮咖啡二杯
無鹽草飼奶油最多二大匙（以你的肌餓度為準）
椰子油最多二大匙（以你的肌餓度為準）

可另外添加：

肉桂（只限最高品質的肉桂）
香草粉
巧克力粉
甜菊、赤藻糖醇或硬木木糖醇，適量調味

作法：照你平常的方法煮咖啡，但盡可能使用金屬濾器，如法式濾壓壺的效果就很好。咖啡在煮的時候，將熱水倒進果汁機裡預熱。咖啡做好時，把果汁機裡的熱水倒掉。將做好的咖啡、奶油和 MCT 油或椰子油倒入果汁機。關好果汁機的蓋子，拿塊布蓋在上面，以防蓋子滲漏噴水（你可不會想要有熱咖啡噴到天花板上！）。打到上層出現像拿鐵咖啡一樣的厚厚一層奶泡即可。如果你喜歡，可以再加肉桂、香草、可可粉或上述的甘味劑。

小提示：如果你沒有果汁機，手持式攪拌棒也是可以，但產生的奶泡就不會像性能強大的果汁機那麼多。

無咖啡香草拿鐵

如果是因為懷孕或其他原因不喝咖啡，這杯濃醇綿密的熱飲是咖啡的完美代替品。香草最早被當作藥用的香草，也擁有比其他食物還要多的抗氧化物。

熱水二杯

香草粉一小匙

無鹽草飼奶油最多二大匙（以你的肌餓度為準）

椰子油、MCT 油或 C8 MCT 油一～二大匙（以你的肌餓度為準）

甜菊或硬木木糖醇適量調味

作法：將所有食材放進果汁機裡，打到質地綿密、有一層厚厚奶泡在上面就行了。和防彈咖啡一樣，如果手邊沒有性能強大的果汁機，用手持式攪拌棒也可以。

酪梨煙燻鮭魚「快速壽司」

這是防彈版的速食餐點，幾乎不需花多少時間就能完成，還能提供大量健康脂肪和蛋白質，讓你能連續好幾個小時都保持超高效率。當我趕時間又需要可以提供足夠能量的東西時，這道餐點就是最佳午餐。

哈斯酪梨（Hass avocado）一顆
冷燻野生紅鮭
海鹽適量

作法：將酪梨切成約一公分厚的薄片，煙燻鮭魚切成條狀。每片酪梨都用一片煙燻鮭魚包起來，再灑上海鹽。

煙燻鮭魚奶油一口吃

這是另一道防彈速食餐點，可以在匆忙之中快速完成。試著在辦公室的廚房做這道小點當午餐，然後看同事一臉困惑，因為你居然在吃了奶油做的午餐後，身材越來越苗條、氣色越來越好！

自選口味的調味奶油（食譜見後頁）
冷燻野生鮭魚（找看看阿拉斯加鮭魚或紅鮭）
黃瓜一條，切片
海鹽適量

作法：將調味奶油切成一茶匙大的小塊，用一片煙燻鮭魚將奶油塊捲起來，再把捲好的每個小塊都放在黃瓜片上，灑上鹽調味，就可以開動了！這道餐點有點像鮭魚包著奶油乳酪的開胃菜，但沒有會引起發炎的食材。

防彈水波蛋佐嫩煎綠蔬

「水煮」是很棒的防彈調理雞蛋方法，因為能保留雞蛋的營養素，也不會破壞蛋白質。這道菜可以是很棒的週末午餐，也可以代替晚餐。試著選購各種不同的新鮮有機綠色蔬菜，回家後就先洗淨，才能在你需要快速完成餐點時就已經準備就緒。

自選的綠色蔬菜（羽衣甘藍、芥藍菜葉、牛皮菜等等）二—三杯
無鹽草飼奶油或酥油二大匙
生腰果或杏仁片二大匙
水波蛋二顆
海鹽適量

作法：在鍋內倒入一兩吋（二．五至五公分）高的水，加入綠蔬煮熟。當蔬菜煮軟，瀝乾水分，加入奶油或酥油，甩動鍋裡的食材直到蔬菜都覆滿了奶油。將蔬菜從熱源上移開，灑上海鹽和堅果。雞蛋應水煮至蛋黃還會流動，而蛋黃裡的營養素還完整無缺。餐廳煮水波蛋的小技巧是在水裡加入二大匙的蘋果醋，並在打入雞蛋前，以繞圈方式攪拌鍋內的水，讓雞蛋可以留在水裡漩渦的中心。在水波蛋上用煮好的蔬菜點綴。

防彈墨西哥塔可沙拉

我在做這道餐點時，喜歡多準備一些肉餡，這樣多的部分可以留著再做另一次餐點，或直接當成第二天的快速午餐。這道十分有飽足感的菜餚也很適合當晚餐。

塔可肉餡

有機草飼肥牛絞肉四、五十公克
無鹽草飼奶油或酥油二大匙
海鹽適量調味
新鮮萊姆半顆、擠汁
乾燥奧勒岡一小匙
卡宴辣椒粉一—二大匙（cayenne powder，警告：這是可疑食材，體質敏感的話就不要用！）

沙拉

春萵苣（spring lettuce）一杯

紫色高麗菜四分之一杯，切碎

胡蘿蔔二根，刨絲

黃瓜一根，切片

酪梨半顆，切片

「滑順」酪梨沙拉醬（參見）

塔可肉醬作法：用中型平底鍋，以中小火將牛肉慢慢煎至軟嫩但有熟透。目標是不要把牛肉表面煎出深棕色，但要加熱到夠熟。燒焦且焦糖化的肉很好吃，但會造成飲食衝動。將多餘的湯汁瀝掉，加入奶油或酥油、萊姆汁、卡宴辣椒粉、奧勒岡和鹽。如果你想試試不同口味，也可以加更多調味料。

沙拉作法：從萵苣開始，將所有沙拉材料都鋪在盤子上，然後放上適量的牛肉，再淋上沙拉醬。

防彈肉丸

這些一口大小的肉丸很適合直接當成午餐，或搭配你自己選的蔬菜作為晚餐也很棒。可以加入切碎的不同香草（羅勒、歐芹、薄荷、奧勒岡、鼠尾草、迷迭香）嘗試，看你最喜歡哪種口味。

放牧雞蛋全蛋一顆

杏仁粉或杏仁醬四分之一杯

海鹽

C8 MCT 油一大匙

薑黃粉一小匙

辣椒粉一小匙

有機草飼牛、野牛或羊絞肉四、五十公克

作法：烤箱預熱至攝氏一百六十度。將雞蛋、堅果、二分之一小匙海鹽、油、薑黃粉、辣椒粉用手揉進絞肉中，混合均勻。將肉揉成乒乓球大小的丸子，在有邊框的烤盤上鋪一層鋁箔紙，再放上肉丸。進烤箱前在肉丸上灑點鹽。根據肉丸大小，烤二十—二五分鐘。

防彈一鍋湯

這道食譜可以好好利用在地產的當季蔬菜或冰箱剩下的蔬菜。做一大鍋，帶去辦公室當午餐吧！

防彈蔬菜，種類自選（芹菜、茴香、白花椰菜、綠花椰菜、菠菜等等）四杯，洗淨隨意切塊

濾淨水或升級骨頭高湯八杯

新鮮的薑一小塊，去皮並切碎

海鹽適量調味

有機草飼絞肉四、五十公克

新鮮奧勒岡和（或）百里香的香草束（bouquet garni）

作法：洗淨切碎蔬菜配料，入鍋水煮，或和薑粒、二分之一茶匙的鹽、奧勒岡、百里香一起燉煮。水滾了，就直接將絞肉下水。當蔬菜煮軟了，肉也充分煮熟的時候，關火，。加點鹽調味就可上桌。

防彈非典型蛋捲

這道菜無論何時吃都很棒，但我喜歡當成簡便午餐。一旦你進入維持模式，不在進行防彈間歇性斷食時，這就會是很棒的早餐。

綠花椰菜、球莖茴香或四季豆（也可混合）切成小塊後約有三杯

放牧雞蛋黃（如果可以就用鴨蛋黃）一—二顆

C8 MCT 油一大匙

檸檬汁或蘋果醋一大匙

新鮮的迷迭香、奧勒岡或百里香

海鹽

作法：將蔬菜蒸熟後，把水瀝乾，同時將熱水倒入果汁機裡預熱。蔬菜煮好時，把果汁機內的熱水倒掉。把三分之二仍熱呼呼的蔬菜倒進預熱好的果汁機，加入油和醋，接著馬上加入雞蛋。以慢速將所有材料打成滑順的奶醬，用蔬菜的熱度緩緩「烹煮」雞蛋。將奶醬倒回剩餘的蔬菜上，灑上香草和鹽調味。

升級羽衣甘藍奶昔／湯

這道升級羽衣甘藍的食譜，不需要加糖、水果或其他碳水化合物就很美味了，而且比單是水果或羽衣甘藍果昔還會讓你感覺更棒。記得在蛋白質禁食日，不要把膠原蛋白還有任何其他蛋白質食材加進這道熱「果昔」。

恐龍羽衣甘藍（dinosaur kale）一把
自選香草（奧勒岡最棒了！）
碳酸鈣五百毫克
海鹽適量調味
無鹽草飼奶油二—四大匙
C8 MCT 油一—二大匙
高品質耐熱蛋白質（我推薦升級膠原蛋白）二大匙
蘋果醋一—四小匙，根據自己的口味調整

作法：用約一杯水將羽衣甘藍蒸熟（約五—七分鐘）。瀝乾水分，但如果你喜歡喝稀一點，可以再加一些乾淨的熱水。用果汁機將瀝乾的羽衣甘藍、碳酸鈣、鹽、香草、醋、奶油、油打到質地非常滑順。最後，想多加一點蛋白質的話，可以加進升級膠原蛋白或其他耐熱蛋白質，輕輕打直到蛋白質均勻混入——或者也可以只加入生放牧雞蛋！

小提示：別在蛋白質禁食日加蛋白質；注意最後才能加入蛋白質，而且只需要輕輕打，你可不想因為打太過頭而破壞了昂貴的蛋白質，這可是會毀了蛋白質！

防彈班乃迪克蛋

你最喜歡的早午餐現在升級為防彈版本了。

菠菜二—三把，洗淨

無鹽草飼奶油一大匙

海鹽適量調味

放牧水波蛋二顆

防彈荷蘭醬（參見下個食譜）

熟透的酪梨一顆

作法：將菠菜和一—二大匙的水放進平底鍋，煎炒至開始變軟。水瀝乾後，加入奶油和一小撮鹽，攪拌直到奶油融化，再把炒好的菠菜盛到盤子裡。將水波蛋放到菠菜上，淋上荷蘭醬。將酪梨對剖切片後盛盤。好好享用吧！

防彈荷蘭醬

濃郁滑順又美味的荷蘭醬和蛋是完美的搭配，但搭配任何你喜愛的蛋白質或蔬菜，也同樣令人滿足。

放牧雞蛋黃二顆

檸檬汁一大匙

海鹽一小撮

無鹽草飼奶油或酥油二分之一杯，融化

卡宴辣椒粉些許（Dash cayenne powder，可加可不加）（警告：這是可疑食材，會敏感的話就不要用！）

新鮮歐芹香草束一小束（可加可不加）

作法：將蛋黃、檸檬汁、鹽和卡宴辣椒粉（如果有用）倒入性能強大的果汁機裡。用慢速打約三十秒後，將奶油或酥油緩緩倒進果汁機，一定要用非常慢的速度倒才有可能產生乳化。全部的奶油或酥油都倒進去後，荷蘭醬也達到一定的濃稠度，就完成了。如果你想的話，可以在上面灑些歐芹。

防彈哈許

在要攝取高碳水化合物的日子，這道可以快速完成的哈許料理（hash）是很棒的午餐或晚餐。想讓料理更豐富的話，可以再加上煮熟切碎的菠菜和（或）半顆切丁的酪梨。（編按：「哈許」通常是將切成小塊的熟肉和蔬菜合炒，是很方便的「清冰箱」料理。）

放牧豬油、培根油或類似的油脂一到三大匙
地瓜一小顆，切丁
薑黃粉或磨碎的薑黃根一小匙
海鹽二分之一小匙
薑粉或磨碎的新鮮生薑二分之一小匙
無鹽草飼奶油或酥油一到二大匙
放牧雞蛋二或三顆

作法：將各種蔬菜洗淨、切碎，水或高湯加入薑、二分之一小匙海鹽、奧勒岡和百里香，蔬菜下鍋。水煮滾時，直接將絞肉加進水裡。當蔬菜都煮軟、肉也熟透時，就可以關火了。用鹽調味後即可上桌。

作法：在煎鍋裡用中火熱豬油，再加入地瓜、薑黃、鹽和薑，煮至地瓜熟軟為止。在另一個煎鍋裡以中火融化奶油，把雞蛋煎成雙面煎蛋或荷包蛋。盛盤時，將蛋放在哈許上，讓蛋黃流進哈許裡。

烤豬五花佐蔬菜

這道食譜會花比較多的時間，但很值得！你可以在星期天晚餐做這道菜，而接下來一週就可以吃這道的剩菜。要確保你買的是最高品質的豬肉，最好是能從在地的農夫市集中買到。如果你找不到品質好的豬肉，也可以用夠肥的草飼牛肉來代替。

放牧豬五花一塊（四五〇—九百公克）
草飼酥油二大匙（分開放），室溫
胡蘿蔔三—四根，削皮，切成五公分長
芹菜莖三根，切成五公分長

球莖茴香一顆，切成半公分薄片

新鮮百里香一大匙，切碎

新鮮鼠尾草一大匙，切碎

薑黃粉一大匙（可加可不加）

海鹽適量

水四分之三杯

蘋果醋一大匙

C8 MCT 油二大匙

作法：烤箱預熱至攝氏一百六十度。在豬肉的表皮和脂肪劃上刀花，但不要切到肉。將一大匙酥油塗抹在豬皮表面。在可進烤箱的平底鍋裡，用剩下的酥油（還是會融化）翻炒胡蘿蔔、芹菜、茴香、百里香、鼠尾草和薑黃（如果有用），並灑上鹽。將五花肉的肉那面朝下放在鍋中的的蔬菜上，在肉上面灑些鹽。將五花肉放進烤箱裡烤一・五小時。然後將醋加水，倒進鍋中，再繼續烤一小時，或直到肉輕撥就分離了。烤好後，將 MCT 油淋到蔬菜上。

可做可不做：最後十分鐘把烤箱轉到低溫炙燒（low broil），可以讓豬皮變得酥脆，但小心不要烤焦了。

防彈烤肉佐球芽甘藍

做這道料理，你會需要一個慢燉鍋，不過這是可疑清單上的東西，因為人們常用慢燉鍋將食物煮過頭，但只要你不這麼做，慢燉鍋就是很棒的工具。我推薦你買一個，因為你可以用慢燉鍋花最少精力做出許多防彈料理。

肉

有機草飼腹部沙朗（下腰）牛肉或裙帶排（側腹橫肌牛排）五〇公克

海鹽二大匙

薑黃粉一大匙

乾燥奧勒岡一小匙

C8 MCT 油二大匙

無鹽草飼奶油三大匙

蘋果醋一．五大匙

球芽甘藍

球芽甘藍四、五十公克，對切
無鹽草飼奶油二大匙
海鹽二小匙
薑黃粉二小匙

牛肉作法：將肉抹上海鹽、薑黃粉和奧勒岡。將調味好的肉放進慢燉鍋，把MCT油倒在肉上。加入奶油，用小火慢燉六—八小時，或直到肉可以撕碎。肉煮好後，加蘋果醋。

球芽甘藍作法：烤箱預熱至約攝氏一五〇度。將球芽甘藍放在可進烤箱的平底鍋中，加入奶油，並灑上鹽和薑黃粉。烤三〇—四十五分鐘。

防彈燉肉

這道經典又營養的防彈版菜餚，會同時滿足你的身心靈。

燉煮用的有機草飼牛肉（牛肩肉）四五〇—九百公克，切成二公分厚塊狀
升級大骨高湯三杯（或用三杯水加三大匙升級膠原蛋白代替）
胡蘿蔔二二五公克，削皮並切成約二公分長
酥油三大匙，分開放
新鮮生薑一小塊，去皮並切成薄片
薑黃粉一大匙
海鹽適量
地瓜二二五公克，削皮並切丁
櫛瓜一大個，對剖成半月狀
無糖椰奶二杯
高品質橄欖油一大匙
新鮮香菜切碎

作法：

- 將鹽輕輕灑到肉塊上。用中火在平底鍋裡融化一到二大匙的酥油。當酥油開始起泡時，

將肉塊的每一面都上色（鍋內只放一層肉，不要疊在一起），小心不要讓肉燒焦了！這裡的重點是要封存肉汁，不是把肉煮熟。加入剩下的酥油和薑，一直翻炒直到聞到香味，約二分鐘。加入薑黃粉，繼續翻炒一分鐘。

- 把高湯或加了膠原蛋白的水倒入，並加進牛肉，將湯煮滾，一邊攪拌，確保食材都沒有黏在鍋邊和鍋底。
- 轉為中小火，蓋上蓋子悶煮四十五分鐘到一小時，偶爾攪拌一下，直到肉變得軟嫩。
- 加進胡蘿蔔和地瓜，再悶煮十五分鐘。加入櫛瓜後再煮五到十分鐘。倒入椰奶和橄欖油並攪拌均勻。用香菜點綴，就可上菜了。

烤羊排佐蔬菜

草飼羊肉是地表最防彈的蛋白質之一，在這道簡單又經典的料理中也好吃極了。

美國（或紐西蘭）有機草飼羊排一塊或八支，約六七五公克
新鮮鼠尾草、百里香、奧勒岡、迷迭香和薑黃粉各一大匙，切碎調味用
海鹽
酥油一大匙
球莖茴香二杯，切片
芹菜二杯，切片
白花椰菜二杯，切好

作法：烤箱預熱至約攝氏一百八十度。將酥油抹在羊排上，在羊肉的脂肪上斜劃刀花。加入切碎的香草和鹽。在可進烤箱的平底鍋中鋪上蔬菜，再將羊肉肥的一面朝上放在蔬菜上。進烤箱烤約四五分鐘，直到溫度計插進羊肉時顯示約攝氏五十二到五四度。將烤箱轉到低溫炙燒再烤幾分鐘，使表皮焦脆，但要避免烤太焦或烤太黑。

防彈手撕肉！

這道料理也需用到慢燉鍋，等你嚐過就會慶幸你有慢燉鍋！可以的話，就用放牧豬肩肉或草飼牛肩肉來做這道菜。

高品質放牧生培根六片

放牧豬肩肉或有機草飼牛肩肉一・八公斤

海鹽適量調味

乾燥奧勒岡二大匙

薑黃粉一大匙

作法：將培根鋪在慢燉鍋的底部。在肉上灑鹽，抹上奧勒岡和薑黃粉，再放入慢燉鍋中。用小火悶煮一四到一六小時，看你想要有多鬆脆的肉。用叉子將肉撕碎。你可以就這樣直接吃，但如果你想增添美味又有勁的酸甜烤肉風味，可以將肉汁混合各二分之一杯的木糖醇和蘋果醋當作醬汁。

烤箱漢堡排

「肉上加肉」，還需要我多作說明嗎？

有機草飼牛或羊絞肉九百公克

乾燥奧勒岡二大匙

乾燥迷迭香一大匙

薑黃粉二小匙

海鹽適量

無防腐劑的放牧培根四大片

作法：烤箱預熱至約攝氏一百六十度。將絞肉捏成八個肉餅，直接將鹽和香草抹在肉餅表面，再放半片培根到每塊肉餅上。烤十五到二十分鐘，或直到培根變成金黃色，漢堡排也熟透了。

防彈烤魚

這道料理的抹料配方，也可以用在豬肉或牛肉上，但我特別喜歡搭配上好的野生烤魚使用。

咖啡豆研磨的咖啡粉四分之一杯

香草粉四分之一小匙

硬木木糖醇適量調味（約三大匙）

薑黃粉一大匙

乾燥奧勒岡一大匙

海鹽二大匙

吳郭魚、鱒魚或其他自選防彈蛋白質食材四、五十公克

作法：將所有調味料混合，大量塗抹在魚肉上。以攝氏一百六十度烘烤直到烤熟。

培根白花椰菜泥

有了這道香濃美味、培根口味的白花椰菜泥，你再也不會想念馬鈴薯泥了！

白花椰菜一大顆，切成小朵

無鹽草飼奶油四大匙

C8 MCT 油二大匙

蘋果醋二分之一大匙

海鹽適量調味

無防腐劑的放牧培根二十二公克

作法：培根切丁，用中小火略為煎過（不要煎到脆，要保留所有脂肪）。將白花椰菜蒸到熟軟，把水瀝乾，然後用性能強大的果汁機把四分之三的白花椰菜和培根以外的材料打勻。加入培根，以低速用一打一停的方式，直到培根打進白花椰菜泥裡，但仍保留塊狀口感。想增添美妙風味的話，可以加一—二大匙的培根油（只要培根在以低溫煎的時候沒有冒煙就可以使用）。

「起司風」奶油瓜

這是道很棒的料理，也可以在你的高碳水化合物日當作主菜，讓你大吃特吃。這道菜的濃郁口感會讓你覺得像在吃起司，但實際卻是一點真的乳製品也沒有加！

奶油瓜（butternut squash）中型一顆，去籽並切成約二公分大小的塊狀（編按：奶油瓜在台灣較少見，可用南瓜代替）

胡蘿蔔中型三—四根，削皮並切成約二公分長

無鹽草飼奶油四大匙

蘋果醋二分之一大匙

蔥一根，切成四段

C8 MCT 油二到三大匙

海鹽適量調味

作法：將奶油南瓜和胡蘿蔔蒸到熟軟，把水分徹底瀝乾，一定要盡可能將水分去除。將煮好的奶油瓜、胡蘿蔔和剩下的材料放進果汁機裡，打至口感滑順為止。

奶油蔬菜

這道菜用的奶油和料理方式，能讓蔬菜不用鮮奶油就能有香濃滑順的口感。你可以把這個方法用在任何你喜歡的防彈蔬菜上。

蘆筍、綠花椰菜和（或）四季豆一把

無鹽草飼奶油三大匙

C8 MCT 油二大匙

蘋果醋二分之一大匙

海鹽適量調味

自選新鮮香草（歐芹、香菜、奧勒岡、蒔蘿、鼠尾草和（或）百里香）一小束

作法：將蔬菜蒸至剛好熟軟。將三分之一蔬菜趁熱拿出來，放進果汁機裡。除了剩下的蔬菜外，把其餘食材加進果汁機，打至滑順濃郁。將蔬菜醬淋在剩餘的蔬菜上。

「薑薑好」烤綠花椰菜

薑黃和生薑為這道配菜增添了額外的抗發炎效果！如果你吃了一些含有營養的氪石食物，那下一餐就吃一大碗「薑薑好」烤綠花椰菜當午餐或晚餐吧。

無鹽草飼奶油或酥油二分之一大匙

香茅一支

新鮮生薑一小塊，去皮並切碎

薑黃粉一大匙

C8 MCT 油二大匙
綠花椰菜一顆，切成小朵
海鹽適量調味

作法：

- 烤箱預熱至攝氏一百六十度。
- 在中型鍋裡加入奶油或酥油、香茅、生薑。用小火慢煮二〇—三〇分鐘，時不時攪拌一下，讓風味充分混合，但小心不要煮滾了！等風味融合後，加入薑黃粉再繼續攪拌。
- 將 MCT 油抹在小朵的綠花椰菜上，並灑上鹽，放進烤箱烤三〇分鐘，每一〇分鐘拿出來攪拌一下。將鍋中的內容物過濾後，淋到綠花椰菜上，或用翻拌的方式讓綠花椰菜都能充分裹上。最後灑上鹽調味。

萊姆香菜白花椰菜「偽白飯」

要做出正確的口感會有點難，所以用磨碎器和（或）食物調理機試試，直到白花椰菜被切碎成差不多像白米的大小和形狀。這是一道很棒的配菜料理，驚人的豐富滋味和魚或肉都很搭。

白花椰菜一顆
無鹽草飼奶油二大匙
萊姆一顆，擠汁
C8 MCT 油二大匙
新鮮香菜二分之一杯，切碎
海鹽適量調味
青蔥一支，切碎（可加可不加）

作法：

將白花椰菜磨碎，或用食物調理機慢慢打到正確的口感。

用中火加熱深煎鍋（sauté pan），將奶油融化。奶油融化時，加入白花椰菜米粒。別擔心白花椰菜會把鍋子塞得太滿，因為這樣能產生像蒸鍋一樣的效果，有助於烹調鍋裡的食材。警告：千萬不要讓花椰菜燒焦。小火煮五到十分鐘，一邊攪拌並時常由下往上翻攪。白花椰菜煮熟後，就關火，再加入萊姆汁、油、香菜和鹽調味。在鍋裡攪拌均勻，再盛入盤中，就可以上桌了。將蔥（如果有用到）放在上面點綴。

防彈生薑地瓜湯

在你的蛋白質禁食日，這道飽足感十足的湯品會是很棒的午餐或晚餐。照食譜做的話，湯的口感會滑順如絲，但如果你比較喜歡帶有塊狀的口感，也可以跳過最後用果汁機打的步驟。

C8 MCT 油二大匙
地瓜三杯，削皮並切塊（約一公分大小）
胡蘿蔔一．五杯，削皮並切片（約半公分厚）
新鮮生薑一大匙，磨碎
水三杯
海鹽二分之一小匙
無鹽草飼奶油二大匙

作法：用中小火把平底深鍋（saucepan）裡的油加熱。加入地瓜丁、胡蘿蔔和生薑，煮二分鐘。加水，蓋上鍋蓋，悶煮三十分鐘或直到蔬菜熟軟為止。加鹽攪拌後，倒進果汁機或食物調理機或用手持式攪拌棒，打至滑順。加奶油再打一下。

升級生菜沙拉

比起其他種類的萵苣，結球萵苣的營養素較少，蛋白質含量也低，不過既然你要在蛋白質禁食日吃這道菜，結球萵苣可說是最佳選擇。你也可以在沙拉裡加入其他蔬菜，只是要留意，有些蔬菜的蛋白質含量比較高。這道食譜特別選用這些食材都是因為蛋白質較少。

結球萵苣一顆，切碎
小蘿蔔一小把，切成薄片
酪梨半顆，切片
橄欖半杯，去核並切碎
黃瓜半條，切成薄片

作法：以上這些食材，你都可以按照自己的喜好調整分量，也可以淋上自己喜歡的防彈沙拉醬（就是下一個食譜）。

防彈沙拉醬

以下所有沙拉醬的作法，都只要把材料全部放進果汁機，打到滑順濃郁就完成了。試試和沙拉、煮熟蔬菜，甚至是烤地瓜搭配著吃。

香濃酪梨沙拉醬

酪梨半顆
C8 MCT 油一—二大匙
蘋果醋一大匙
現擠檸檬汁一大匙
切片黃　一杯
新鮮香菜四分之一杯，切碎
蔥一支（可加可不加）　海鹽適量調味

防彈蜂蜜芥末油醋醬

蘋果醋四分之一杯
特級初榨橄欖油八分之一杯
C8 MCT 油八分之一杯

芥末一大匙

生蜜（或硬木木糖醇）二大匙

香濃羅勒油醋醬

酪梨半顆

特級初榨橄欖油四分之一杯

C8 MCT油二大匙

蘋果醋四分之一杯

新鮮羅勒葉一小把

防彈牧場沙拉醬

防彈美乃滋一杯

新鮮蒔蘿二大匙，切碎

蘋果醋一大匙

大蒜二瓣，和海鹽一起碾碎

海鹽適量調味

打好後都先冷卻幾個小時。

烤胡蘿蔔條

這道很棒的配菜在蛋白質禁食日可搭配任何餐點，平時則可搭配晚餐吃。

胡蘿蔔中型六—八根，削皮並切成條狀

無鹽草飼奶油或自選的調味奶油三—四大匙

海鹽適量調味

作法：烤箱預熱至攝氏一百六十度。將胡蘿蔔條鋪在烘焙紙上，烤到你喜歡的軟度。從烤箱裡拿出來，和奶油一起翻甩，再灑上鹽。在不進行防彈蛋白質斷食法的時後，可以拿這些「薯條」沾防彈美乃滋（就是下一個食譜）一起吃！

防彈美乃滋

防彈美乃滋配上烤胡蘿蔔條、淋在地瓜上或搭配任何你喜歡的蛋白質料理都很美味。如果你的美乃滋沒有乳化，試著加一點酪梨丁、再加一顆蛋黃或加一些大豆卵磷脂。我也喜歡在美乃滋裡加上新鮮香草來增添風味！可惜的是，這個美乃滋的蛋白質含量有點高，不適合在蛋白質禁食日吃。

雞蛋一大顆

特淡橄欖油四分之三杯

C8 MCT 油四分之一杯

現擠檸檬或萊姆汁一—二小匙

海鹽一小撮

作法：將所有材料倒進一個碗裡，讓蛋沉到碗底。用手持式攪拌棒混合所有食材，打到你想要的濃稠度。這個食譜可以製作約一．五杯的美乃滋。如果你的美乃滋無法打成乳膠狀，只要加半顆酪梨，就會有驚人變化。

防彈「無豆」豆泥糊配飯

這道料理是美味的素食餐點，很適合蛋白質禁食日，或是手邊沒有草飼肉品的時候做。

印度香白米（basmati white rice）二杯

胡蘿蔔四根

甜菜一顆

彩虹牛皮菜一杯（或五葉）

綠花椰菜二杯（或一大朵），去莖

新鮮薑黃根二片，切成薄片

生薑二片，切成薄片

無鹽草飼奶油或酥油四大匙

C8 MCT 油二大匙

蘋果醋二分之一小匙

海鹽

卡宴辣椒粉（警告：這是可疑食材，若你會敏感就不要用！）

新鮮香菜洗淨並切碎

作法：

- 米要洗五、六次，不斷用水清洗，直到白色浮沫和混濁物都沒了。瀝乾洗米水，在平底鍋裡倒入煮這些白米所需的濾淨水。將米放上爐子（或放進飯鍋），用中火開始煮。
- 徹底洗淨胡蘿蔔、甜菜、彩虹牛皮菜和綠花椰菜，都切成約一公分的大小。
- 如果有性能強大的果汁機，蔬菜就可以切大塊一點，假如果汁機比較小，蔬菜切成接近丁的大小會比較方便。將蔬菜、薑黃、生薑用濾淨水蒸七—十分鐘。蔬菜最好蒸到不會太爛但叉子能輕易刺進去的軟度，煮過頭會破壞營養素。把所有的蔬菜放進果汁機，加入奶油或酥油、油、醋和二分之一小匙的鹽。打一—二分鐘直到滑順。
- 每碗都裝半碗白飯再倒上一大瓢蔬菜糊。在上面灑點卡宴辣椒粉，可加鹽再調味。最後灑上香菜點綴。

防彈胡蘿蔔茴香湯配飯

這是一道清淡卻美味的湯品，最適合蛋白質禁食日。如果你喜歡的話，可以在湯裡加些白飯一起吃，這樣就會是很有飽足感的晚餐了。可嘗試不同的口感，看你是要滑順，還是仍有塊狀的嚼勁。

芹菜二根
胡蘿蔔九百公克
球莖茴香中型二顆
C8 MCT 油二大匙
新鮮生薑一小塊，去皮並切碎
無鹽草飼奶油或酥油二大匙
煮好的白飯一杯（可加可不加）

作法：將芹菜切碎，胡蘿蔔和茴香則切成約二公分長的塊狀。將油倒進湯鍋，用中火加熱。加入芹菜、胡蘿蔔、茴香和生薑，煮到所有材料都混合並變軟。加入四杯水，攪拌均勻，蓋上鍋蓋，再用中火煮四〇分鐘到一小時。用手持式攪拌棒或一般果汁機打勻。加入奶油後再打一次。如果你想要的話，可以先在碗裡裝半碗白飯，再倒入蔬菜湯。

檸檬飯

這是簡單又美味的白飯變化料理，很適合在蛋白質禁食日當配菜吃，或是一週一到兩次，搭配防彈肉品的晚餐。

無鹽草飼奶油或酥油四大匙，分開放

煮好的白飯二—三杯

海鹽適量調味

現擠檸檬汁二顆（喜歡可再加）

C8 MCT 油一—二大匙

檸檬一顆，切成四塊

作法：在湯鍋內以中小火加熱一半的奶油或酥油。加入白飯攪拌，加鹽調味，再加入四分之三的檸檬汁。煮一—五分鐘，不時攪拌，直到飯熱透。加入剩下的奶油，再煮一分鐘。將飯盛在大淺盤上，淋上剩下的檸檬汁和油。用檸檬塊來裝飾擺盤吧！

烤地瓜

把這道菜當成是你的調色盤，用各種防彈醬料變出你的料理傑作吧！除了培根外，你也可以隨意加入酪梨片、防彈美乃滋、蔬菜、碎肉或只是更多的奶油。

地瓜中型三—四個

無鹽草飼奶油或自選的防彈調味奶油三—四大匙

培根三—四大匙（可加可不加），切碎

海鹽適量調味

作法：烤箱預熱至攝氏一百六十度。洗淨並擦乾地瓜。在有邊框的烤盤上鋪上鋁箔紙，用叉子在地瓜的每一面都戳洞。烤五〇—六〇分鐘，看地瓜的大小決定時間長短。用叉子刺看看有沒有烤熟，熟的話就從烤箱裡拿出來。在地瓜上直切一刀，捏住兩端往內擠。加上你想要的奶油分量、培根（如果有用的話）和鹽。

升級酪梨醬

這是我最喜歡的食譜之一，美味又香濃的酪梨醬加上能多加提升腦力的MCT油，比一般的酪梨醬能讓你飽得更久。可搭配黃瓜或芹菜棒當午餐，或淋在你選擇當作晚餐的蛋白質上。大家都知道我用湯匙就可以吃掉整整一碗！

熟的哈斯酪梨四大顆，去皮
乾燥奧勒岡一大匙
海鹽二小匙（可增加）
蘋果醋或萊姆汁一—三小匙
維生素C粉一撮（可加可不加，可防止酪梨氧化變色）
C8 MCT油二—四大匙（附註：椰子油不適合在此替換，因為風味和酪梨不搭調）

作法：將所有材料用手持攪拌棒打到質地非常滑順。可加入切碎的香菜並拌勻，或是其他你喜歡的香草。

防彈雞胸肉

雞肉和羊、牛、魚肉比起來所含的蛋白質和脂肪較少，而且大部分的雞飼料都充滿了基因改造食品、抗生素以及沒有好好儲藏的穀類，為雞肉增添不少毒素。但雞肉很便宜，而且有些人也很愛吃！一旦你進入維持模式，就試試這道食譜吧，同時用「防彈飲食敏感食物追蹤」（**Bulletproof Food Detective**）應用程式追蹤紀錄身體的反應。

有機草飼雞胸肉二塊，帶骨但去皮
檸檬一顆，擠汁
乾芥末粉一小匙
海鹽適量調味
酥油二大匙
新鮮歐芹、百里香、奧勒岡各四分之一杯，切碎

作法：將雞胸肉洗淨、瀝乾，放旁邊備用。混合檸檬汁、芥末粉、香草和鹽。將雞胸肉放在瓷烤盤（baking dish）裡，淋上混合好的檸檬汁調味料，放進冰箱靜置一小時，過三〇分鐘時將雞肉翻面。每塊雞胸肉上各放一大匙酥油。烤箱預熱至攝氏一百六十度。雞肉烤四五分鐘或至熟透即可。

升級大骨高湯

這道高湯很適合用在各種湯品，至於防彈的中堅份子，你們甚至可以直接飲用這道高湯，當作是能提升表現的健康動物脂肪補給品飲料！

胡蘿蔔中型三根，削皮並切塊
芹菜三根，削皮並切塊
各種牛骨約一・一公斤
蘋果醋一—二大匙
新鮮香草束（可自選奧勒岡、迷迭香、百里香、鼠尾草等等）一束
升級膠原蛋白每公升高湯一杯（可加可不加）
海鹽適量調味

作法：在大湯鍋中將胡蘿蔔和芹菜翻炒幾分鐘，直到蔬菜變透明。加入牛骨和香草束，再倒水直到蓋過牛骨。加入蘋果醋，因為醋可以溶解出骨頭裡的營養素。用小火慢煮（別煮滾）八—一四小時，等到高湯呈現理想的色澤和風味後，就撈出骨頭，把蔬菜過濾掉。加入相應分量的膠原蛋白（如果有用），攪拌到徹底溶解。

可做可不做：在這時候加點鹽調味，再倒入寬口玻璃罐裡保存，留待之後使用。

超濃郁松露巧克力布丁

當你用最高品質的食材，做出的甜點就像這道營養豐富的食物一樣，可以幫你減重，而不是讓你發炎、想吃更多的氪石食物。

小提示：用草飼防彈膠原明膠粉（Grassfed Bulletproof CollaGelatin）就可以提供比一般明膠還要多上兩倍的蛋白質。

無 BPA 汙染的全脂椰奶四杯，分開放
硬木木糖醇或甜菊最多四大匙，調味用
草飼明膠（或草飼防彈膠原明膠粉）一大匙
（明膠粉為二大匙）
香草粉二小匙
可可粉四分之三杯
無鹽草飼奶油四大匙
椰子油或 MCT 油一大匙
夏威夷豆四分之一杯再加上最後裝飾用的量
（可加可不加）

作法：用中火在平底鍋裡加熱一杯椰奶、木糖醇和明膠，直到明膠溶解。將剩下的三杯椰奶和香草粉、可可粉、奶油和椰子油放進果汁機打勻。將椰奶和明膠的熱混合液倒入果汁機，用一打一停的方式直到混合均勻，如果有用夏威夷豆的話，就在這時候加進去。把拌好的布丁糊倒入馬芬烤盤或烤杯，放進冰箱，等一小時定型。最後灑上更多夏威夷豆裝飾（如果有用）。

杏仁松露布丁杯

加了杏仁醬和更多奶油後，這道點心將會讓上一道的松露巧克力布丁提升到全新境界！

〈超濃郁松露巧克力布丁〉一份
生杏仁醬二分之一杯
無鹽草飼奶油二大匙
硬木木糖醇或甜菊二大匙，調味用
海鹽少許

作法：先準備一份〈超濃郁松露巧克力布丁〉，

把布丁糊倒入瑪芬烤盤或烤杯前，將杏仁醬、奶油、木糖醇和鹽混合均勻。在模子裡先倒入一層杏仁奶油糊，再倒上巧克力布丁糊，放進冰箱，靜置一小時定型。

超濃郁椰子藍莓義式奶酪

防彈飲食法最棒的一點，就是每隔一段時間你就可以吃像這道料理一樣的美味甜點。

小提示：用草飼防彈膠原明膠粉就可以提供比一般明膠還要多上兩倍的蛋白質。

藍莓一杯

無 BPA 汙染的全脂椰奶四杯，分開放

香草粉二小匙

無鹽草飼奶油四大匙

椰子油或 MCT 油一大匙

椰子絲二分之一杯

草飼明膠（或草飼防彈膠原明膠粉）一大匙（明膠粉為二大匙）

硬木木糖醇或甜菊最多四大匙，調味用

作法：將藍莓放到一個平底深盤（deep-sided dish）裡。用中火在平底鍋裡加熱一杯椰奶、木糖醇和明膠，直到明膠溶解。將剩下的三杯椰奶和香草粉、奶油和椰子油放進果汁機，徹底打均後，再倒入椰奶和明膠的熱混合液，用一打一停的方式直到混合均勻。把拌好的奶酪糊倒入放了藍莓的深盤裡，放進冰箱，靜置一小時定型。可以在上面放更多藍莓裝飾！

香濃椰子「吃吧！」冰淇淋

這個也適合原始人飲食法（Paleo）的冰淇淋徹底證明了冰淇淋也可以是乖寶寶食物。現在有了這個食譜，冰淇淋就是健康食品。

放牧雞蛋四顆

放牧雞蛋黃四個（不包括在上述的整顆雞蛋內）

香草粉二小匙

無鹽草飼奶油七大匙

維生素C粉一公克（也可用十滴蘋果醋或適量萊姆汁代替）

椰子油七大匙

MCT油三大匙+二小匙

硬木木糖醇或赤藻糖醇五．五大匙（最多可加到一百六十公克，依你的口味，自行調味）

可可粉四分之一—二分之一杯（可加可不加）

水或冰塊約二分之一杯（先少量加入，有必要才繼續慢慢加到所需的量）

作法：將水或冰塊之外的所有食材都放進果汁機，打到質地柔軟又滑順的程度。加入水或冰塊後，再繼續打，直到混合均勻。如果順利的話，應該會得到像優格質地般的滑順冰淇淋，或再多加點水，冰淇淋的口感會更堅實、更冰。將冰淇淋糊倒進冰淇淋機，打開開關，就能做出口感一致的完美冰淇淋，好好享受！

防彈杯子蛋糕

我花了許多年的時間，才終於找到讓烘焙食品也變得防彈的方法。這道甜點一定很快就會成為你最愛的防彈食品之一！

赤藻糖醇或硬木木糖醇一二大匙（兩種糖一：一最好）

八五%或純度更高的巧克力三四〇公克，切塊或切碎

無鹽草飼奶油四分之三杯，室溫

海鹽一小撮

雞蛋六顆，室溫，蛋白和蛋黃分離

香草精（或磨碎香草）二小匙多（磨碎香草一小匙）

可可粉（或咖啡豆研磨的咖啡粉）一小匙

糯米粉一大匙（找不到就別放，千萬不要用一般米粉代替，因為顆粒太粗了）

作法：

- 烤箱預熱至約攝氏一百八十度。將十八個馬芬紙模分別放進烤模裡。如果你只想做一打，就將食譜的分量減少三分之一，如果想做兩打，就增加三分之一。
- 將硬木木糖醇和（或）赤藻糖醇用果汁機打成粉，記得要一打一停，才不會因摩擦產生的熱讓糖融化成黏稠的一團。打成粉後放旁邊備用。在厚重的中型平底深鍋裡用小火融化巧克力和奶油，不停攪拌直到融化均勻。將鍋子從火源上移開，巧克力糊稍微冷卻的期間，繼續攪拌，之後放旁邊備用。
- 將六大匙的硬木木糖醇或赤藻糖醇粉末、鹽、六顆蛋黃，以中高速攪拌約三分鐘，直到混和成顏色較淡且濃稠的糊。將蛋黃糊倒進微溫的巧克力糊，用抹刀切拌混合，再加入香草、可可粉或咖啡粉、糯米粉。
- 在另一個碗裡將蛋白用高速打發至軟性發泡，再慢慢加入剩餘六大匙的硬木木糖醇或赤藻糖醇粉末，繼續打至中硬性發泡。將蛋白糊分三、四次倒進蛋黃巧克力糊，並以輕輕切拌的方式混合。
- 將蛋糕糊倒進杯子蛋糕紙模四分之三滿，烤十一分鐘。旋轉烤盤後，再烤十一分鐘。將烤好的蛋糕放在網架上徹底冷卻。如果你想做糖霜，就混合你喜歡的甘味劑、草飼奶油、可可粉和香草精。

防彈莓果總匯

簡單混合多種低糖水果，任何時候都是輕鬆又美味的點心。

藍莓二分之一杯
覆盆莓二分之一杯
草莓二分之一杯，去除蒂頭並切塊
檸檬二分之一顆，擠汁
新鮮羅勒四分之一杯，切碎

作法：混合所有莓果，將檸檬汁淋在上面，再攪拌混合。最後灑上切碎的羅勒，增添高雅的氣息。

防彈調味奶油

「調味奶油」非常適合肉類和蔬菜料理，也能加進任何熱食，增添更多飽足感十足的健康油脂。你也可以將調味奶油抹在無麩質的Mary’s Gone Crackers有機原味餅乾，做成一道快速午餐，可以讓你飽好幾個小時。調味奶油做好後，可以冰起來之後再用，這也是保存新鮮香草的好方法。在做以下每一種調味奶油時，都先讓奶油退冰至室溫，再用果汁機把所有材料打勻，最後加鹽調味即可。

鹹味調味奶油

無鹽草飼奶油一杯

自選新鮮香草（歐芹、香菜、奧勒岡、蒔蘿、鼠尾草、迷迭香、百里香等）三—四大匙，切碎

海鹽適量調味

莓果調味奶油

無鹽草飼奶油一杯

新鮮莓果四分之一杯（黑莓、草莓或藍莓）

肉桂（只使用最高品質）少許

硬木木糖醇或生蜜，適量增添甜味

海鹽少許

可可調味奶油

無鹽草飼奶油一杯

可可粉三大匙

肉桂（只使用最高品質）少許

硬木木糖醇、甜菊或少許生蜜適量增添甜味

海鹽少許

酥油

在家自己做酥油其實很簡單。從四、五十公克的奶油裡能做出多少酥油，其實取決於你用的奶油品質，而便宜的奶油通常水分較多，也含有一些化學添加物。品質好的奶油有八四%都是脂肪，所以只要你每次都用高品質的草飼奶油，就可以從四、五十公克的奶油中做出約一．五杯酥油！

草飼奶油四、五十公克

作法：將奶油放進鍋中用小火融化，讓乳固形物（milk solid）隨著泡泡浮上表面。將這些泡沫撈除，直到只剩下一層蛋白質在鍋底，繼續煮到稍微上色，但小心不要燒焦！將鍋中的內容物倒到以乾酪濾布（cheesecloth）覆蓋的濾網上，過濾至乾淨的瓶子裡即成。

致謝

我構思這本書已有多年了，不過是兩位朋友讓我真正付諸行動，還讓一切進展得比我想像中要更快。第一位是令人敬佩不已的里克．魯賓（Rick Rubin），除了製作過在我人生中啟發了我的許多音樂之外，還在我提到自己正在寫書的隔天，就很親切地將我引介給一家大出版社。

第二位讓這本書得以出版的朋友，則是紐約時報暢銷書作家J．J．維珍，也是Mindshare Collective的經營者，她將我介紹給她的經紀人席勒絲特．范恩（Celeste Fine），而范恩成為了我的經紀人，也在里克啟動我的寫書計畫後接手。若沒有他們天生這種會提供幫助的待人處事方式，也許這本書還在等著我哪天才會開始動筆。

還有一些尋求我幫助的人，後來都成為我的朋友，也是激勵我完成這本書的幕後推手：世界撲克冠軍黎南（Nam Le）、心靈矇蔽合唱團主唱史帝方．詹金斯（Stephan Jenkins）、《超人》和《綠箭俠》演員布蘭登．羅素（Brandon Routh）、《我家也有大明星》的傑瑞米．皮文（Jeremy Piven）。謝謝你們打電話讓我知道防彈飲食確實幫助到你們。我也要向防彈部落格的數千名讀者獻上誠摯的感謝，謝謝他們願意現身說法，分享現在收入這本書中的防彈原則如何改善了他們的生活。你們完全無法想像知道有人受到防彈飲食的幫助，對我來說是多大的鼓勵和啟發！

提姆．費里斯（Tim Ferriss）和彼得．賽吉（Peter Sage），感謝你們激勵人心的研究，特別是對網路山怪（online troll）心理學的即時意見，這在我寫書時十分有幫助！

超過十五年以來，我從世界上最有趣的思想領袖和抗老、醫療、生物化學、心理學、健康和健身社群的研究者身上蒐集構想，也吸收了成千上萬頁的研究報告，因此要列出所有幫助我完成這本作品的人並不是那麼容易。以下是我盡最大努力完成的名單，如果我不小心忘記你，請讓我知道，並請接受我最誠摯的道歉。我要對丹尼爾・亞曼醫師（Dr. Daniel Amen）致意，他在十二年前的開創性大腦掃描法指引了我通往成為生物駭客的方向，也讓我相信自己有能力改變大腦。

還要感謝海倫・依爾蘭醫師（Dr. Helen Irlen），因為她的研究說明了為何古怪的橘色眼鏡可以用不同於以往的方式啟動我的大腦。菲力普・米勒醫師（Dr. Philip Lee Miller），謝謝你以抗老醫療專家身分完成的突破性研究。還有其他研究學者和作者，有些可能相當有名，有些則較不出名，但每個人都照亮了進行生物駭客的這條路：突然去世的「量化生活」領袖塞斯・羅伯茲（Seth Roberts），之所以在這串名單中先感謝他，主要是因為我們曾談論過碳水化合物和睡眠無數次；其他給予我幫助超乎他們想像的人有在我快寫完書時不幸過世的瑪莉・安寧格博士（Dr. Mary Enig）、道格・馬克葛夫博士（Dr. Doug McGuff）、羅伯・費金（Rob Faigin）、溫斯頓・普萊斯基金會（Weston A. Price Foundation）、理奇・修馬可博士（Dr. Ritchie Shoemaker）、馬克・海門博士（Dr. Mark Hyman）、莎拉・哥特菲帝博士（Dr. Sara Gottfried）、佩德姆・修杰雅博士（Dr. Pedram Sholjai）、凱特・洛姆布魯博士（Dr. Kate Rheaume-Bleue）、湯姆・歐布萊恩博士（Dr. Tom O'Bryan）、羅伊・迪特曼（Roy Dittman）、A・V・康士坦丁尼博士（Dr. A.V. Constantini）、傑克・克魯斯博士（Dr. Jack Kruse），謝謝馬克・希森（Mark Sisson）不懈地領導著原始人飲食法的推廣，柯克・帕斯利博士（Dr. Kirk Parsley）、多明尼克・達戈斯提諾（Dominic D' Agostino）、泰瑞・瓦爾斯博士（Dr. Terry Wahls）、艾倫・克里斯汀森博士（Dr. Alan Christianson）、威廉・戴維斯博士（Dr. William Davis）、大衛・帕洛馬特博士（Dr.

David Perlmutter）、艾伯托・維洛多（Alberto Villodo）、葛麗絲・劉博士（Dr. Grace Liu）、莎莉・法隆、瑪莉・紐波特博士（Dr. Mary Newport）、奧茲・賈西亞博士（Dr. Oz Garcia）、史帝方・蓋伊乃博士（Dr. Stephan Guyenet）、羅伯・沃夫（Robb Wolf）、文森・霍恩（Vincent Horn）、克里斯・馬斯特強（Chris Masterjohn）、保羅・傑米內特博士（Dr. Paul Jaminet）、艾蜜莉・狄恩斯博士（Dr. Emily Deans）、奧布里・德格雷（Aubrey de Grey）、雷・克羅奈斯（Ray Cronise）、不屈不撓的 Fat Burning Man 部落格經營者艾伯・詹姆斯（Abel James）、理查・尼可利（Richard Nikoley）、泰特・提姆・史提爾（Tater Tim Steele）、約翰・格雷（John Gray）、莫可拉博士（Dr. Mercola）、凱斯・諾瑞斯（Keith Norris）、丹尼斯・明格（Denise Minger）、凱特・香那翰博士（Dr. Cate Shanahan）、諾拉・蓋德哥德斯（Nora Gedgaudas）、紳士吉米・摩爾（Jimmy Moore）、克里斯・奎瑞瑟（Chris Kresser）、老普林尼（Pliny the Elder）以及艾伯拉德・林西（Abelard Lindsay）。蓋瑞・陶布斯（Gary Taubes）的《好卡路里，壞卡路里》（Good Calories, Bad Calories）一書是寫得最簡練巧妙的非小說作品，所以謝謝你。感謝強納森・貝勒（Jonathan Bailor）花了很多時間彙整超過一千筆參考資料，完成了《卡路里迷思》(*The Calorie Myth*)。我很感謝從你們身上學到許多，也相當享受和其中多數人面對面的會談。

謝謝麥可・費什曼（Michael Fishman）、喬・波利許（Joe Polish）、丹・蘇利文（Dan Sullivan）、麥可・洛維奇（Michael Lovitch）、布蘭登・布奇德（Brandon Burchard）、傑森・葛利納德（Jason Griegnard）、尼克・奧爾特納（Nick Ortner）、傑夫・斯賓塞（Jeff Spencer）、拿破崙・希爾（Napoleon Hill）以及奧布里・馬庫斯（Aubrey Marcus）為創業提供諮詢，感謝你們無私分享知識。

感謝丹・考克斯（Dan Cox）在咖啡產業數十年的領導，而且願意和我分享一切。

謝謝九十多位防彈大使的每個人，謝謝世界級優秀的你們分享確實有效的防彈原則。

謝謝了不起的防彈團隊成員，每一天都給了我多到不行的前進動力和後援。沒有你們，我們就幫助不了這麼多人。查克、帕莎和尼奇，謝謝你們為了讓這本書出版而付出的額外努力。

席勒絲特・范恩所做的遠遠超出一個經紀人該做的事，還用了令人難忘的名稱「香辣肉丸」來稱呼本書的提案。羅代爾（Rodale）出版社的編輯瑪莉莎・薇吉蘭提（Marisa Vigilante）馬上和防彈觀念有了共鳴，和她合作非常愉快。我永遠不會忘記自己曾為她和紐約市羅代爾的整個驚奇團隊製作防彈咖啡。裘蒂・利普（Jodi Lipper）整日整夜都和我工作，讓書的內容可以恰恰好，才能——我希望有——在如何實際動手的資訊和生硬科學之間達成完美平衡。

我的太太拉娜品嘗過許多防彈料理，她和我的兩個孩子艾倫和安娜，在防彈料理還沒真正發展好時，都會假裝很享受。我很感謝他們的支持，也謝謝他們幫我擠出時間來寫這本書。吃晚餐時，能和受訓於卡羅琳學院的醫生以及兩個小生物駭客聊聊生物駭客的技術真的很美妙。謝謝你們，我的家人，我很愛你們！

矽谷健康研究所是有二十年歷史的非營利組織，已經邀請超過一百位抗老和人體健康的頂尖專家來和大眾分享他們所擁有的知識。我在那裡擔任領導階層的職位約有十年的時間，期間所學到的知識幫我建構出防彈原則。沒有了矽谷健康研究所董事會不懈的貢獻，這些寶貴的知識就不會那麼容易取得。請上 svhi.com 來支持他們非營利的研究工作，和我一起感謝他們。麥克・柯瑞克（Mike Korek），我們會想念你的；史帝夫・法克斯（Steve Fowkes），你的明智生物駭客建議一如往常是改變世界的等級，也謝謝你在矽谷健康研究所的成果，還有在手稿上留下很有幫助的意見；蘇珊・道恩斯（Susan Downs），謝謝你擔任主席的工作；賴瑞、比爾、勞雷爾們、迪克、道格、羅伯特、雪倫和菲爾，也謝謝你們這幾年下來努力不懈地分享這些珍貴的知識。

我也要謝謝改革家麗莎・佩翠森（Lisa Petrison），也是另一個我支持非營利組織「典範變遷」（Paradigm Change）的創辦人，這個組織出版關於黴菌毒素和人體健康的研究。

感謝卡莉・賽門斯（Carrie Simons）和她在 Triple 七公關公司的很棒團隊，他們讓這個世界發現了這本書，尤其是萊恩・哈樂戴（Ryan Holiday）和塔克・麥克斯（Tucker Max）為推廣這本書更是赴湯蹈火。

感激是面對壓力時的最強解藥。我非常榮幸也很感激，有這麼多棒透的人陪著我，支持我。

原書附註

編按：以下為原書附錄。在內文中以藍色數字標示。

第 1 章

1 Aggarwal BB, Shishodia S, Sandur SK, Pandey MK, and Sethi G. Inflammation and cancer: How hot is the link? Biochemical Pharmacology 2006;72(11):1605–1621.

2 Giugliano D, Ceriello A, Esposito K. The effects of diet on inflammation: Emphasis on the metabolic syndrome. Journal of the American College of Cardiology 2006;48(4):677–685.

3 Zhang J. Yin and yang interplay of IFN-gamma in inflammation and autoimmune disease. Journal of Clinical Investigation 2007;117(4):871–873. www.medscape.com/viewarticle/776988

4 www.springerlink.com/content/la19dubvrja6l84v

5 www.biomedcentral.com/1472-6823/5/10

6 www.ncbi.nlm.nih.gov/pubmed/10395614

7 www.ncbi.nlm.nih.gov/pubmed/14726276

8 www.ncbi.nlm.nih.gov/pubmed/7759018

9 www.springerlink.com/content/43254u3310042577

10 www.ncbi.nlm.nih.gov/pubmed/16129731

11 www.ncbi.nlm.nih.gov/pubmed/15111494

12 www.ncbi.nlm.nih.gov/pubmed/9316457

13 www.ncbi.nlm.nih.gov/pubmed/20150284

14 www.ncbi.nlm.nih.gov/pubmed/22289055

15 www.ncbi.nlm.nih.gov/pubmed/20566347

16 www.ncbi.nlm.nih.gov/pubmed/11192627

17 www.sciencedirect.com/science/article/pii/S096399699600066X

18 www.sciencemag.org/content/328/5975/228.abstract

19 www.nature.com/nature/journal/v444/n7122/abs/4441022a.html

20 www.ncbi.nlm.nih.gov/pubmed/21587065

第 2 章

1 www.nytimes.com/2011/08/21/magazine/do-you-suffer-from-decision-fatigue.html

2 www.nytimes.com/2007/10/09/science/09tier.

3 www.ncbi.nlm.nih.gov/pmc/articles/PMC2673878

4 www.ncbi.nlm.nih.gov/pubmed/16366738

5 www.ncbi.nlm.nih.gov/pubmed/18395289

6 www.fasebj.org/cgi/content/meeting_abstract/27/1_MeetingAbstracts/951.1

7 www.jnutbio.com/article/S0955-2863(14)00020-5/abstract

8 www.ncbi.nlm.nih.gov/pmc/articles/PMC3153489

9 http://ajh.oxfordjournals.org/content/25/7/727.short

10 www.ncbi.nlm.nih.gov/pubmed/18640459; http://onlinelibrary.wiley.com/doi/10.1111/j.1365-2362.2012.02719.x/abstract

11 www.mayomedicallaboratories.com/test-catalog/Clinical+and+Interpretive/80308

12 Alice Feinstein, ed. Prevention' s Healing with Vitamins. Emmaus, PA: Rodale, 1996.

第 3 章

1 http://annals.org/article.aspx?articleid=1846638

2 www.jissn.com/content/3/2/12

3 www.ncbi.nlm.nih.gov/pubmed/16500874

4 www.ncbi.nlm.nih.gov/pubmed/18641180

5 www.ncbi.nlm.nih.gov/pubmed/7096916

6 Bird AR, Brown IL, Topping DL. Starch, resistant starch, the gut microflora and human health. Current Issues in Intestinal Microbiology. 2000;1:25-37.

7 www.sciencedirect.com/science/article/pii/S0306452210012947

8 www.nature.com/ejcn/journal/v62/n4/abs/1602866a.html

9 www.allergykids.com/index.php?id=4

10 aje.oxfordjournals.org/content/147/4/342.short

ajpheart.physiology.org/content/293/5/H2919

www.ncbi.nlm.nih.gov/pubmed/17854706

www.karger.com/Article/Abstract/73797

www.ncbi.nlm.nih.gov/pubmed/18636564

11 www.ncbi.nlm.nih.gov/pubmed/9872614

12 www.ncbi.nlm.nih.gov/pubmed/6299329

13 www.ncbi.nlm.nih.gov/pubmed/17003019

14 http://onlinelibrary.wiley.com/doi/10.1002/oby.20501/abstract

15 www.ncbi.nlm.nih.gov/pubmed/11024006

16 http://onlinelibrary.wiley.com/doi/10.1002/oby.20501/abstract

17 www.ncbi.nlm.nih.gov/pubmed/21094734

18 L.J. Harris. Vitamins in Theory and Practice. New York: Macmillan, 1935, p. 224.

19 www.specialnutrients.com/pdf/book/Mycotoxins%20and%20mycotoxicosis%20in%20humans%20and%20animals%20Book%20Gimeno%20security.pdf, p. 70.

20 www.ncbi.nlm.nih.gov/pubmed/3265709

21 www.sciencedirect.com/science/article/pii/S1053811906006902

第 4 章

1 http://rsna2005.rsna.org/rsna2005/V2005/conference/event_display.cfm?em_id=4418422

2 http://news.aces.illinois.edu/content/caffeine-may-block-inflammation-linked-mild-cognitiveimpairment

3 www.ncbi.nlm.nih.gov/pubmed/21046357

4 www.nutritionj.com/content/pdf/1475-2891-10-61.pdf

5 www.ncbi.nlm.nih.gov/pubmed/21037214

6 http://well.blogs.nytimes.com/2011/09/26/coffee-drinking-linked-to-less-depression-in-women

7 www.ncbi.nlm.nih.gov/pubmed/21949167

8 www.mendeley.com/research/protective-effects-kahweol-cafestol-against-hydrogen-peroxideinducedoxidative-stress-dna-damage

9 www.mendeley.com/catalog/cafestol-extraction-yield-different-coffee-brew-mechanisms

10 http://microbewiki.kenyon.edu/index.php/Gut_Microbiota_and_Obesity

11 www.ncbi.nlm.nih.gov/pmc/articles/PMC524219

12 www.jnutbio.com/article/S0955-2863%2814%2900020-5/abstract?elsca1=etoc&elsca2=email&elsca3=0955-2863_201404_25_4&elsca4=nutrition_dietetics

13 www.ncbi.nlm.nih.gov/pubmed/21627318

14 www.mdpi.com/2072-6643/3/10/858

15 www.mendeley.com/catalog/stimulation-mild-sustained-ketonemia-mediumchain-triacylglycerolshealthy-humans-estimated-potential

16 Eat, Fast, and Live Longer. Episode 3, "Horizon." BBC, 2012–2013. www.bbc.co.uk/programmes/b01lxyzc. [television series]

17 www.ncbi.nlm.nih.gov/pubmed/12558961

18 www.ncbi.nlm.nih.gov/pubmed/23512957

19 www.ncbi.nlm.nih.gov/pmc/articles/PMC524219

20 www.ncbi.nlm.nih.gov/pubmed/19945408

第 5 章

1 http://health.ucsd.edu/news/2002/02_08_Kripke.html

2 www.ncbi.nlm.nih.gov/pubmed/12123620

3 www.ncbi.nlm.nih.gov/pubmed/14737168

4 www.ncbi.nlm.nih.gov/pubmed/11511309

5 www.webmd.com/sleep-disorders/excessive-sleepiness-10/diabetes-lack-of-sleep

6 www.ncbi.nlm.nih.gov/pubmed/20051441

7 www.medicalnewstoday.com/releases/74081.php

8 www.alzforum.org/news/research-news/brain-drain-glymphatic-pathway-clears-av-requires-water-channel

9 www.cell.com/cell-metabolism/abstract/S1550-4131%2813%2900454-3

10 www.ncbi.nlm.nih.gov/pubmed/18716175

11 www.livinghoney.biz/the-honey-revolution.html

12 http://blog.sethroberts.net/2013/11/05/honey-at-bedtime-improves-sleep

13 www.ncbi.nlm.nih.gov/pubmed/22891435

14 www.ncbi.nlm.nih.gov/pubmed/3508233

15 www.ncbi.nlm.nih.gov/pubmed/20300016

16 www.sciencedirect.com/science/article/pii/003193849090300S

17 www.ncbi.nlm.nih.gov/pmc/articles/PMC2596047/

18 www.ncbi.nlm.nih.gov/pubmed/9760133

19 http://jn.nutrition.org/content/136/2/390.full

20 www.jbc.org/content/285/1/142

21 www.fda.gov/downloads/AdvisoryCommittees/CommitteesMeetingMaterials/MedicalDevices/MedicalDevicesAdvisoryCommittee/NeurologicalDevicesPanel/UCM291557.pdf

22 www.townsendletter.com/May2010/earthing0510.html

23 www.ncbi.nlm.nih.gov/pubmed/24007813

第 6 章

1 http://resulb.ulb.ac.be/facs/ism/docs/behaviorBDNF.pdf

2 www.ncbi.nlm.nih.gov/pubmed/21330616

3 www.onlinecjc.ca/article/S0828-282X(13)00258-4/abstract

4 http://care.diabetesjournals.org/content/25/9/1612.short

5 http://cebp.aacrjournals.org/content/15/6/1170.abstract

6 www.nejm.org/doi/full/10.1056/NEJMoa011858

7 www.neurology.org/content/70/19_Part_2/1786.abstract

8 www.ncbi.nlm.nih.gov/pmc/articles/PMC2615833

9 http://europepmc.org/abstract/MED/8164529

10 http://journals.lww.com/acsm-msse/pages/articleviewer.aspx?year=2005&issue=12000&article=00003&type=abstract

11 http://health.usnews.com/health-news/family-health/brain-and-behavior/articles/2009/05/29/postexercise-glow-may-last-12-hours

12 www.ncbi.nlm.nih.gov/pmc/articles/PMC1540458/

13 www.ncbi.nlm.nih.gov/pubmed/12797841

14 www.ncbi.nlm.nih.gov/pubmed/12457419

15 www.ncbi.nlm.nih.gov/pubmed/20837645

第 7 章

1 http://jn.nutrition.org/content/early/2011/08/26/jn.111.142257.short

2 www.ars.usda.gov/SP2UserFiles/Place/12355000/pdf/0506/usual_nutrient_intake_vitD_ca_phos_mg_2005-06.pdf

3 www.ars.usda.gov/is/pr/2000/000802.htm

4 www.ncbi.nlm.nih.gov/pubmed/10668486

5 www.ncbi.nlm.nih.gov/pubmed/10022226

6 www.ncbi.nlm.nih.gov/pubmed/19190501

7 www.nytimes.com/2013/06/09/opinion/sunday/dont-take-your-vitamins.html?pagewanted=all

8 http://ajcn.nutrition.org/content/85/1/269S.long

9 http://cdn.marksdailyapple.com/wordpress/wp-content/uploads/2010/12/McAfeeGrassfedbeefbettern3thanconventionalbeefBJN2011-2.pdf

10 www.ncbi.nlm.nih.gov/pubmed/15537682

11 www.ncbi.nlm.nih.gov/pubmed/12949381

12 www.ncbi.nlm.nih.gov/pmc/articles/PMC1448351

13 www.ncbi.nlm.nih.gov/pubmed/16570523

14 http://ods.od.nih.gov/factsheets/VitaminA-HealthProfessional/

15 www.ars.usda.gov/SP2UserFiles/Place/12355000/pdf/0910/Table_1_NIN_GEN_09.pdf

16 http://lpi.oregonstate.edu/infocenter/vitamins/fa/

第 8 章

1 www.udel.edu/chem/C465/senior/fall00/Performance1/epinephrine.htm.html

2 Food and Agriculture Organization of the United Nations. Safety Evaluation of Certain Mycotoxins in Food. FAO Food and Nutrition Paper 74. Geneva: World Health Organization, 2001.

3 www.ncbi.nlm.nih.gov/pubmed/2721782

4 www.ncbi.nlm.nih.gov/pubmed/7759018

5 www.ncbi.nlm.nih.gov/pubmed/14726276

6 Jorge E. Chavarro, Walter Willett, and Patrick J. Skerrett. The Fertility Diet. New York: McGraw-Hill, 2007, p. 73.

7 www.ajog.org/article/S0002-9378(07)02025-X/fulltext

8 www.sciencedirect.com/science/article/pii/S1878764912001155

9 http://ajcn.nutrition.org/content/56/1/148.full.pdf+html

10 www.wholehealthinsider.com/newsletter/nutrient-spotlight-zinc/

11 www.ncbi.nlm.nih.gov/pubmed/7271365

www.ncbi.nlm.nih.gov/pubmed/1183629

12 www.ncbi.nlm.nih.gov/pubmed/20300016

13 www.ncbi.nlm.nih.gov/pubmed/16097981

14 http://ezinearticles.com/?The-Magic-Bullet-Series:--L-Arginine-and-Fertility!&id=415520

15 www.ncbi.nlm.nih.gov/pubmed/6820754

www.ncbi.nlm.nih.gov/pubmed/6080242

www.ncbi.nlm.nih.gov/pubmed/4803052

16 http://jn.nutrition.org/content/137/6/1650S.full

17 http://books.google.com/books?hl=en&lr=&id=7jPRZnISH4wC&oi=fnd&pg=PA175&dq=role+of+glutathione&ots=4JEj7M6pCn&sig=R5mIbIrCT1JyZe7oU8q_xWT5Yik#v=onepage&q=role%20of%20glutathione&f=false

18 www.azcentral.com/health/news/articles/2009/06/13/20090613bloodsugar-spikes-send-testosteronelevels-down.html

19 www.ncbi.nlm.nih.gov/pubmed/15741266?dopt=Abstract

20 http://jap.physiology.org/content/82/1/49

21 www.ncbi.nlm.nih.gov/pubmed/15741266

22 www.ncbi.nlm.nih.gov/pubmed/9029197?dopt=Abstract

23 www.jstor.org/discover/10.2307/4091796?uid=3650123514&uid=3739808&uid=2&uid=3&uid=67&uid=308998841&uid=62&uid=3739256&sid=21104509843447

24 http://chej.org/wp-content/uploads/Frequently-Asked-Questions-About-Dioxin-and-Food.pdf

第 9 章

1 www.ncbi.nlm.nih.gov/pubmed/11988104

2 www.diindolylmethane.org

3 www.ncbi.nlm.nih.gov/pubmed/17652276

4 www.ewg.org/foodnews/summary

5 www.ncbi.nlm.nih.gov/pubmed/20198430

6 www.westonaprice.org/health-topics/nightshades/

7 www.healingcancernaturally.com/garlic-brain-toxin.html

8 www.ncbi.nlm.nih.gov/pubmed/16910057

9 www.inspirationgreen.com/bpa-lined-cans.html

10 http://olivecenter.ucdavis.edu/research/files/oliveoilfinal071410updated.pdf

11 www.motherearthnews.com/real-food/free-range-eggs-zmaz07onzgoe.aspx

12 www.sciencemag.org/content/261/5129/1727

13 www.ewg.org/research/us-gives-seafood-eaters-flawed-advice-on-mercury-contamination-healthyomega-3s

14 www.ncbi.nlm.nih.gov/pubmed/2818911

15 www.orthomolecular.org/library/jom/1990/pdf/1990-v05n03-p138.pdf

16 www.ncbi.nlm.nih.gov/pubmed/21611739

17 www.ncbi.nlm.nih.gov/pubmed/22555630

18 www.mercola.com/article/soy/avoid_soy.htm

19 www.sciencedirect.com/science/article/pii/S0956713508002442

www.ncbi.nlm.nih.gov/pubmed/23140362

www.sciencedirect.com/science/article/pii/S0956713508002442

20 Pusztai A. Dietary lectins are metabolic signals for the gut and modulate immune and hormonal functions. European Journal of Clinical Nutrition 1993;47:691–699; Hamid R & Masood A. Dietary lectins as disease causing toxicants. Pakistan Journal of Nutrition 2009;3:293–303

21 http://chriskresser.com/raw-milk-reality-is-raw-milk-dangerous

22 http://wageningenacademic.metapress.com/content/5151j377v8v12260/#.U5NbvpSwKJ0

23 Pavelka S. Metabolism of bromide and its interference with the metabolism of iodine. Physiologica Research. 2004;53 Suppl 1:S81–90

第 10 章

1 www.ncbi.nlm.nih.gov/pubmed/8212938

2 www.ncbi.nlm.nih.gov/pubmed/10598070

3 www.ncbi.nlm.nih.gov/pubmed/14527787

4 www.ncbi.nlm.nih.gov/pubmed/8480455

5 Martin, WeidenbOrner. Encyclopedia of Food Mycotoxins. New York: Springer, 2001: p. 177.

6 www.ncbi.nlm.nih.gov/pubmed/11400738

7 http://eur-lex.europa.eu/LexUriServ/LexUriServ.do?uri=OJ:L:2003:168:0033:0038:EN:PDF

8 www.ncbi.nlm.nih.gov/pubmed/7410300

9 www.ncbi.nlm.nih.gov/pubmed/21374488

10 www.ncbi.nlm.nih.gov/pubmed/22864056

11 www.ncbi.nlm.nih.gov/pubmed/21594711 http://www.ncbi.nlm.nih.gov/pubmed/22919440

12 http://care.diabetesjournals.org/content/27/2/436.full

13 http://link.springer.com/chapter/10.1007%2F978-1-62703-167-7_29#page-1

14 www.ncbi.nlm.nih.gov/pubmed/17917911

www.organicconsumers.org/documents/huber-glyphosates-2009.pdf

15 www.sciencedirect.com/science/article/pii/S095671351300251X

16 www.cholesterol-and-health.com/Goitrogen-Special-Report.html

17 www.ncbi.nlm.nih.gov/pubmed/9149115

18 www.ncbi.nlm.nih.gov/pubmed/10799367

19 www.nature.com/ncb/journal/v11/n11/full/ncb1975.html

20 http://newswise.com/articles/view/539490/

21 www.ncbi.nlm.nih.gov/pubmed/15219719

第 11 章

1 http://care.diabetesjournals.org/content/27/1/281.full

2 www.ncbi.nlm.nih.gov/pmc/articles/PMC1785201

3 www.ncbi.nlm.nih.gov/pubmed/15771190

http://aem.asm.org/content/36/2/252.full.pdf
4 www.sciencedirect.com/science/article/pii/0009279795036849
5 www.sciencedaily.com/releases/2007/10/071030102210.htm
6 www.sciencedirect.com/science/article/pii/S2210523914000348
7 www.ncbi.nlm.nih.gov/pubmed/12784390
8 http://onlinelibrary.wiley.com/doi/10.1002/ejlt.201300279/abstract
9 www.sciencedirect.com/science/article/pii/S0926669012004992
10 www.smellandtaste.org/_/index.cfm?action=research.sexual
11 www.orac-info-portal.de/download/ORAC_R2.pdf
12 http://labs.mcdb.lsa.umich.edu/labs/haoxingx/Research_files/Xu,RamseyTRPV3.pdf; Joshi N. The TRPV3 receptor as a pain target: A therapeutic promise or just some more new biology? Open Drug Discovery Journal 2010;2:89–97; http://web.archive.org/web/20090624003638/http://vanillaexchange.com/RVCA_Handout.htm www.ncbi.nlm.nih.gov/pubmed/17365147; George A. Burdock. Fenaroli' s Handbook of Flavor Ingredients. Boca Raton, FL: CRC Press, 2004, p. 277.
13 www.ncbi.nlm.nih.gov/pubmed/20968113
14 www.sciencedirect.com/science/article/pii/S0956713511005640
15 www.ncbi.nlm.nih.gov/pubmed/18539350
16 www.sciencedirect.com/science/article/pii/S0956713511005640
17 www.ncbi.nlm.nih.gov/pubmed/11229375
18 www.ncbi.nlm.nih.gov/m/pubmed/20526682/
19 www.ncbi.nlm.nih.gov/pmc/articles/PMC1285340/
www.ncbi.nlm.nih.gov/pubmed/16007907
20 www.fda.gov/Food/FoodScienceResearch/LaboratoryMethods/ucm2006949.htm
21 www.ncbi.nlm.nih.gov/pubmed/21994147
www.sciencedaily.com/releases/2007/02/070215113450.htm
www.ncbi.nlm.nih.gov/pubmed/11721142
22 www.sciencedirect.com/science/article/pii/S2090123210000330
23 www.ncbi.nlm.nih.gov/pubmed/24436139
24 www.ncbi.nlm.nih.gov/pmc/articles/PMC2892765/#!po=35.7143
25 www.ncbi.nlm.nih.gov/pmc/articles/PMC3856475/
26 www.ncbi.nlm.nih.gov/pubmed/20166324
27 http://nopr.niscair.res.in/bitstream/123456789/12615/1/IJEB%2049%289%29%20689-697.pdf
28 www.intechopen.com/books/soybean-pest-resistance/mycotoxins-in-cereal-and-soybean-based-foodand-feed#T1
29 http://lpi.oregonstate.edu/infocenter/phytochemicals/resveratrol/
30 http://wine.wsu.edu/research-extension/2008/02/mycotoxins/

第 12 章

1 www.ncbi.nlm.nih.gov/pubmed/1782728

2 www.ncbi.nlm.nih.gov/pubmed/23317342

3 www.aaimedicine.com/jaaim/apr06/hazards.php

第 13 章

1 www.soilandhealth.org/02/0201hyglibcat/020108.coca.pdf

防彈飲食（三版）
矽谷生物駭客抗體內發炎的震撼報告
The Bulletproof Diet: Lose up to a Pound a Day, Reclaim Energy and Focus, Upgrade Your Life

作　　者	戴夫・亞斯普雷（Dave Asprey）
譯　　者	魏兆汝
社　　長	陳蕙慧
編　　輯	何珮琪（初版、二版）、翁淑靜（三版）
譯　　校	王婉卉
封面設計	比比司工作室
內頁排版	活字
行銷企劃	陳雅雯、余一霞、汪佳穎、林芳如（特約）
讀書共和國集團社長	郭重興
發行人暨出版總監	曾大福
出　　版	木馬文化事業股份有限公司
發　　行	遠足文化事業股份有限公司
	231新北市新店區民權路108-4號8樓
電　　話	（02）22181417
傳　　真	（02）86671065
電子信箱	service@bookrep.com.tw
郵撥帳號	19588272木馬文化事業股份有限公司
客服專線	0800-221-029
法律顧問	華洋國際專利商標事務所 蘇文生律師
印　　刷	呈靖彩藝有限公司
初　　版	2016年7月
二　　版	2017年8月
三　　版	2022年6月
定　　價	480元
I S B N	978-626-314-185-8（紙本書）
	978-626-314-190-2（EPUB）
	978-626-314-189-6（PDF）

防彈飲食：矽谷生物駭客抗體內發炎的震撼報告／戴夫．亞斯普雷 (Dave Asprey) 著；魏兆汝譯．-- 三版．-- 新北市：木馬文化事業股份有限公司出版：遠足文化事業股份有限公司發行，2022.06

面；　公分

譯　自：The bulletproof diet : lose up to a pound a day, reclaim energy and focus, upgrade your life

ISBN 978-626-314-185-8(平裝)

1.CST: 健康飲食

411.3　　　　111006151

特別聲明：書中言論不代表本社／集團之立場與意見，文責由作者自行承擔